P.I.T.T. FORCE®

PROFESSIONAL INTENSITY TRAINING TECHNIQUES

www. pitt-force.com

PITT-Force® Training – einfach, sauber, sicher, smart! Ein Übungsbuch

von Karsten Pfützenreuter

Gesamtgestaltung: Karsten Pfützenreuter

"Ich danke Peter Günzel für die redaktionelle Bearbeitung des Manuskripts." (schriftlicher Teil)

Herstellung und Verlag: Books on Demand GmbH, Norderstedt

ISBN 978-3-8482-0374-1

Haftungsausschluss:

Der Inhalt dieses Buches basiert auf meinen persönlichen Erfahrungen als Athlet und Trainer. Bevor Sie die in diesem Buch gemachten Trainingsempfehlungen in die Praxis umsetzen, ist es empfehlenswert, Ihre Gesundheitstauglichkeit durch einen Arzt untersuchen zu lassen. Der Herausgeber, die Firma Books on Demand in Hamburg-Norderstedt, und ich als Autor übernehmen keinerlei Haftung für eventuelle Schäden, die durch unsachgemäße Anwendung der Inhalte in diesem Buch auftreten können.

Folgende PITT-Force® Champions sind auf dem Cover:

Nicole Pfützenreuter, u.a. Landesmeisterin im Bankdrücken, zweifache Deutsche Meisterin im BB, dritte Siegerin WM, IFBB Profi Bodybuilderin

Peter Baers, u.a. mehrfacher Gesamtsieger, Landesmeister, Deutscher Meister. WM Finalist und vierter Sieger Arnold Classic Europe im Bodybuilding Schwergewicht IFBB

Armin Memic, u.a. IFBB Classic BB Athlet, zweifacher Deutscher Meister der GNBF, Natural Profi BB

Claudio Seck, u.a. Vize-Champion Excalibur Classic, zweifacher Landesmeister, zweifacher Vizedeutscher Meister IFBB

+ eine 80 Kg „Heavy Duty" Kompakthantel und die „PITT-Hooks" von Peter Baers.

An dieser Stelle möchte ich mich noch einmal bei den Athleten für ihr Vertrauen und ihr Engagement bedanken und dass sie mit ihren außergewöhnlichen Erfolgen die Effektivität von PITT-Force® Training untermauern. Mein Dank gilt auch den Einrichtungen, in welchen ich die Aufnahmen für dieses Buch machen durfte: die Fitness-Factory in Düsseldorf, dem AC Bochum e.V. in Bochum, Jörg Korneffel und sein Home Gym „Olympic Dungeon", dem „Gladiators Gym" in New York, dem „Optima Forma" in Gran Canaria, IFBB Pro Jorge Barrios sein „American Fitness Gym" in Las Palmas, dem „Get Fit" in Teneriffa, Carsten Jürgensen sein Studio in Gelsenkirchen, dem „Olympic Beach Gym" in Playa del Ingles, dem „Gym Style" in San Fernando und dem „Golds Gym" in Las Vegas. Danke auch an Heiko Kissheuer (shirtstation.de), Mark Baumgart, Tom Geel, Lucy Dominguez und Jan Kralle.

Inhaltsverzeichnis

Das Einfachste ist immer die Lösung

Bodybuilding - Die Hummel, die nicht weiß warum sie fliegen kann

PITT-Force® Training – einfach, sauber, sicher, smart!

Ratschläge für die Praxis

Quellenverzeichnis und Literaturempfehlungen

Die besten 100 Übungen für alle Muskelgruppen

Übungen für starke Beine

Übungen für eine gewaltige Brust

Übungen für einen gigantischen Rücken

Übungen für mächtige Schultern

Übungen für massive Arme

Übungen für kräftige Waden Bauch Unterarme

50 Beweglichkeitsübungen

Der Autor in Bildern

Übungsverzeichnis

Das Einfachste ist immer die Lösung.

Eine nicht ganz so typische Story: Ihr Autor fing 1985, motiviert durch die Epoche der Conan und Rocky Filmhelden, mit nicht einmal 50 Kg Körpergewicht mit dem Training an. Damals betrieb ich noch Judowettkämpfe in der Gewichtsklasse bis 49 Kg und ich war so dünn, dass ich mich selbst im wärmsten Sommer nicht traute, in kurzen Hosen rumzulaufen. Dass mein größter Wunsch mehr Muskelmasse war, braucht man unter diesen Umständen sicherlich nicht ausführen. Ich hatte damals jedoch das große Glück, nicht in einer der typischen Fitnesseinrichtungen der heutigen Zeit, sondern in einem richtigen Leistungszentrum für Gewichtheben und Kraftdreikampf, in welchem auch Wettkampfbodybuilder trainierten, anzufangen.

Neulinge wurden von den erfolgreichen Hebern des Vereins in die wichtigsten Übungen eingewiesen und es war unumstößliche Bedingung, dass man diese technisch perfekt ausführen musste. Etwas Besseres konnte mir gar nicht passieren. Aber obwohl ich den besten Start hatte, den man sich vorstellen konnte und zudem bereits wirklich sehr viel über Training gelesen hatte, schien nicht nur rein gar nichts wirklich anzuschlagen, sondern zudem sah die Situation bzgl. der Trainingsmethodik teilweise gänzlich anders aus, als sie in der Welt des Papiers beschrieben war. Zu meiner großen Verwunderung war es zudem so, dass die vorhandenen Athleten und Leistungstrainer von den propagierten Empfehlungen der Muskelmagazine absolut nichts hielten.

Die z.B. oftmals gelesene Aussage, dass ein Trainierender die ersten Jahre auf jeden Fall zulegen würde, entpuppte sich bei mir zudem als ein alptraumhafter Scherz. Nach einem Jahr sehr guten Trainings, hatte ich mein Körpergewicht auf gerademal 53 Kg erhöhen können. Erst ein weiteres erfolgloses Jahr später stieß ich auf ein altbewährtes Insider Training[1], welches von seinem Entwickler, der Kraftsportlegende Joseph Curtis Hise bereits in den 40er Jahren populär gemacht wurde: Atemkniebeugen, also Kniebeugen mit hoher Wiederholungszahl und viel Atmung. Das Training funktionierte so gut, dass ich es auch auf Kreuzheben und andere Übungen, wo problemlos Pausen zwischen jeder Wiederholung eingefügt werden konnten, umlegte und somit mein Körpergewicht im Laufe der nächsten fünf Jahre verdoppeln konnte.

Das Training mit den Pausen zwischen den Wiederholungen brachte nicht nur jeweils die mit Abstand besten Resultate, sondern es machte zudem tierischen Spaß. Für z.B. Beine und Rücken brauchte ich teilweise nur die beiden Übungen Kniebeugen und Kreuzheben machen und es war generell mit einem geringen zeitlichen Aufwand verbunden. Da es jedoch in seiner ursprünglichen Version nur für kurze Trainingsphasen umsetzbar war und vor allem parallel dazu, der Aufwand und Ertrag bei vielen anderen Muskelgruppen wie z.B. der Brust in einem sehr schlechtem und teilweise sogar mit Verletzungen begleiteten Verhältnis stand, suchte ich lange nach einem Weg, wie man daraus eine dauerhafte Methode für alle Muskeln und Leistungsstufen machen konnte. Aber erst durch die Kumulation einiger Umstände kam ich auf die ganz einfache Lösung.

Ich war mittlerweile selber aktiver BB und KDK Athlet und renommierter Trainer und war sogar zuletzt als Sportwart und Betreuer für die Athleten des Leistungskaders amtlich tätig. Jahr für Jahr tauchte ich immer tiefer in den Wettkampfsport ein, in welchem mir das Kennenlernen der Leistungspraxis erfolgreicher Athleten nach und nach genau die fiktiven Praktiken aus dem Kopf schlug, welche, entgegen ihrer scheinlogischen Versprechungen auf dem Papier, nur weiter das Drama forcierten, welches zu der tragischen Situation führt, die ein motivierter Trainierender gerade nicht anstrebt. Nämlich, dass statt einer Beschleunigung der Ergebnisse, diese sich eher noch verlangsamen oder gar böse ausgebremst werden. Parallel dazu lernte ich immer mehr das Training internationaler Elite-Athleten kennen. Es war paradoxerweise genau das Training, welches in der Muskelliteratur als falsch dargestellt wird, aber welches unbeabsichtigt, und vor allem nicht selten gewaltsam, eine physiologische Hürde durchbricht. Tragischer Weise basiert es halt, neben seiner Komplexität und schweren Erlernbarkeit, auf dem Prinzip mit dem Kopf durch die Wand. Genau darauf hatte ich unterdessen nach einer schweren Verletzung doch nun absolut und gar keine Lust mehr.

---

[1] Aus dem Magazin: „Vitasport“ 1987 Kolumne „Eberhard Schneider beantwortet Leserfragen.“

Als ich es dann noch schaffte, mich durch den sprichwörtlich gefallenen Groschen, welcher zufällig beim „Sonnenbaden“ fiel (später im Buch dazu mehr), von genau dem Denkfehler im Training zu lösen, welcher sich unweigerlich durch die überregionale Lieblingsübung Bankdrücken ergeben hatte, war der Weg endgültig für den knotenlösenden gedanklichen Entwicklungsprozess frei geworden. Somit war durch das allmähliche Wegschneiden und der Elimination aller scheinlogischen Lösungen und Irrtümer die Auswahl extrem reduziert und ich entschied mich für die einfachste Methode, welche die wenigsten Hürden enthält und dauerhaft umsetzbar ist. Ich entwickelte endgültig das Training, welches die Erkenntnisse und Fakten aus beiden Ansätzen vereinte und bei welchem nur eine kleine Änderung in der Ausführung ein Quantensprung im Training ausmachen kann, sich seit seiner Entwicklung auf allen Ebenen erfolgreich bewährt und in den letzten Jahren sowohl unter Athleten und jenen, die es werden wollen, als auch ernsthaft trainierenden sog. „Hardgainern“, wie ein Lauffeuer verbreitet hat.

Die Hummel, die nicht weiß warum sie fliegen kann.

Wenn auch das Training der eigenen Muskulatur wohl mit das normalste, smarteste und sinnvollste ist, was ein Mensch tun kann, so ist und bleibt es eine sehr anstrengende Angelegenheit. Das hohe Maß an Anstrengung wird aber auf der anderen Seite durch die Tatsache ausgeglichen, dass es sehr einfach ist. Einfach, im Sinne von unkompliziert, denn es müssen, im Gegensatz zur geläufigen Meinung und Methodik, und vor allem den damit teilweise begleitenden Missverständnissen und Irrtümern, nur sehr wenige Parameter erfüllt sein, damit sich Muskeln durch Kraft und Umfangszunahme anpassen. Doch obwohl es somit wirklich jeder problemlos könnte und trotz der Tatsache, dass dieses natürliche Streben nach mehr Entwicklung in jedem höher entwickelten Organismus, als festes Programm unterstützend und motivierend verankert ist, kommt es bei nüchterner Betrachtung der Studiolandschaft schon beinahe einem Wunder gleich, dass heutzutage überhaupt noch jemand Erfolg hat. Der Anblick im modernen Freizeittreff ist erschreckend: Es wird unproduktiv wild und wahllos drauf lostrainiert, die einfachsten Grundlagen sind nicht bekannt, Übungen werden kaum wirklich beherrscht und das Programm wird in gut gemeinter Absicht alle paar Tage nicht selten gänzlich über den Haufen geworfen. Oftmals erhält man dann als Trainer das erschreckende Gefühl, dass mancher wirklich alles vorsätzlich verkehrt machen will, was man nur verkehrt machen kann.

Wenn vor allem zwei Dinge in der Trainingswelt zu den am meisten fehlverstandenen Inhalten gehören, dann sind es die Umschreibungen Volumen und Intensität. Es steht jedoch völlig außer Frage, dass jedes zielorientierte Training immer ein gewisses Volumen und immer eine gewisse Intensität hat. Intensität ist aber einfach DER Faktor, da es sich sonst gar nicht um Widerstandstraining bzw. Muskelaufbautraining handeln würde. Die Missverständnisse ergeben sich eher aus ganz anderen Gründen. Zum einen sind in der Literatur die trainingsrelevanten Determinanten meist ungenügend dargestellt[2] und dies lässt sich auch nicht mal eben für all die vielfältigen Übungen, Maschinen und Ausführungsarten exakt erklären und schon gar nicht für jeden Einzelfall pauschalisieren. Zum anderen ist es einfach sehr schwer über das geschriebene Wort, dass „Wie“ man Gewichte optimal bewegt, ausreichend darzustellen. Zu ersteren Gründen wird bei den praktischen Ratschlägen am Ende des Buches ein hilfreicher Lösungsansatz für die individuellen Verhältnisse vorgeschlagen und zu letzteren, werde ich nun versuchen einige Dinge zu (er)klären, deren Fehlinterpretationen vor allem durch eine zu einseitige und vor allem zu überzogene Auslegung der Trainierenden, zustande kommen.

Machen wir es relativ kurz und schmerzlos. Zwei Dinge wird man in Bezug auf Training zum Muskelaufbau an jeder Ecke, in Stein gehauenen Geboten gleich, zu hören und zu lesen bekommen. Egal welches Buch oder Magazin im Bodybuilding der letzten mehr als vier Jahrzehnte man aufschlägt, man wird diese zwei folgenden Aussagen beinahe ständig finden: Das ist zum einen, dass man „korrekt“ trainieren soll und zum anderen, das man bis zum „Versagen“ trainieren soll. In Verbindung mit diesen beiden Empfehlungen wird man dann oftmals auf Umschreibungen wie „ohne Ruck oder Schwung“, „sekundenlangsame Ausführung“, „voller Bewegungsradius“, „über das Versagen hinaus“, „die negative Phase ist wichtiger als die positive Phase“ usw. finden. Wenn man sich jedoch erfolgreich Trainierende, also athletisch muskulöse Körper, beim Training anschaut oder gar so manchen

---

[2] Siehe Artikel „Trainingsrelevante Determinanten der molekularen und zellulären Skelettmuskeladaption“ M. Toigo 2006

Bodybuilding-Star in seinen Videos beobachtet, wird man seltsamerweise nie oder nur ganz selten fündig, was den Wahrheitsgehalt auf genannte Ratschläge angeht. Wieso das so ist? Das kann man in einem ganz einfachen Satz zusammenfassen: Weil es gar nicht funktioniert. Oder mal nur ein klein wenig ausführlicher: Weil es zumindest bei den Themen Training auf maximale Hypertrophie, Muskelaufbau auf lange Sicht bzw. Dauer, ab einem gewissen Kraftlevel und vor allem bei freien Gewichtsübungen einfach nicht gehen kann!

Heißt das nun im automatischen Umkehrschluss, dass man falsch trainieren soll?! Sicherlich nicht! Um das Rätsel zu lösen, sollte man vielleicht einfach mal faktisch klar stellen, wie seit ewigen Zeiten im Leistungsbodybuilding trainiert wird, und dann die Katze aus dem Sack lassen, wie und wieso überhaupt so trainiert wird: Es wird mit Schwung trainiert. Im netten Fall würde man das positives Beschleunigen nennen und im weniger nett ausgedrückten Fall würde man das „Abfälschen“ nennen. Das Kind nennt man natürlich ungerne so beim Namen zumal das böse Wort Abfälschen etwas ist, dass man wiederum in über vier Jahrzehnten Literatur mit dem ewigen Rat zu Lesen bekommt, dass man dies auf gar keinen Fall tun darf und aus dem Mund eines grundehrlichen Bodybuilders wird man dies schon mal gar nicht hören. Aber egal wie man es dreht und wendet, es wurde und wird abgefälscht.

In sportwissenschaftlich nüchterner Literatur, wird man zum Thema Schwung und Beschleunigung usw. eher fündig werden. Dort wird man nicht nur viel über verschiedene Arten und Abstufungen der Beschleunigung in Form vieler unterschiedlicher Umschreibungen wie „ballistisch“, „explosiv“, „reaktiv“, „plyometrisch“, „reversible“ usw. u.v.m. finden, sondern in dieser Literaturrichtung wird man sogar Werke mit ganzen Abhandlungen, über das WIE man ein Gewicht richtig beschleunigt entdecken können. In Vladimir M. Zatsiorskys beinahe 290 Seiten starkem Buch „Krafttraining“ und in den im Anhang genannten Literaturquellen und Empfehlungen wird man nicht nur massig Anleitungen und Erklärungen finden, sondern man wird zudem auch erkennen können, dass dieses Thema eine sehr hohe Aufgabe für den Trainierenden darstellt, weil es einfach eine sehr anspruchsvolle und für den ungeübten Trainierenden komplizierte Technik ist. O.K., diese Werke haben aber statt vorrangig mit Bodybuilding eher einen Bezug zum olympischen Gewichtheben oder anderen Sportarten, in denen Krafttraining eine Rolle spielt. Also jenen Aktivitäten, welche mit Lernen, sprich einem hohen Zeitaufwand verbunden sind.

Das Wort „Zeit“ und das verwandte, und vor allem ganz fürchterlich klingende Wort „Geduld“, hat aber ein regulärer Pumper nicht und etwas Anspruchsvolles lernen oder gar stundenlang lesen müssen, schon mal gar nicht. Dafür ist man viel zu sehr mit dem Studieren von Werbeanzeigen der Muskelmagazine, Kalorien zählen oder halt mit seinem Körper beschäftigt. Und dass Trainierenden in einem modernen Studio generell stundenlang die richtige Technik bei den vielen einzelnen freien Gewichtsübungen gezeigt wird, stellt leider eine Ausnahmesituation dar und sollte man besser sofort vergessen. Zudem, und das hört sich jetzt vielleicht etwas überzogen, hat niemand in dieser Gesellschaft etwas davon, dass ein Bodybuilder Erfolg hat oder wesentliche Dinge weiß oder gar dass Sie lieber Leser, Erfolg haben oder ein paar Dinge wissen, die man Ihnen besser nicht erzählt, da Sie sonst womöglich in Zukunft weder Ihre Zeit noch Ihr Geld in das „Richtige“ investieren.

Kommen wir wieder zurück zum Abfälschen und den Grund, warum es im Bodybuilding auf Leistungsebene gemacht wird: Weil es korrekt laut Papier einfach nicht dauerhaft umsetzbar ist. Oder deutlicher: Wenn ein Bodybuilder korrekt im Sinne des geduldigen Papiers, also ganz langsam, ohne Schwung, mit Kadenz, vollem Bewegungsumfang usw. u.vm. trainieren würde, dann würde er einfach vorzeitig versagen. Er würde dann gar nicht erst nicht den Bereich des Satzes gelangen, in welchem die Sorte Wiederholungen liegt, welche den Unterschied zwischen Stillstand und Wachstum ausmachen. Leistungsbodybuilder fälschen also ab, um vorzeitiges Versagen zu vermeiden oder um es im Höchstfall so lange wie möglich hinauszuzögern bzw. um sich so nahe wie möglich im Bereich dieser unüberwindbaren Grenze aufzuhalten.

Um schon mal etwas Licht ins Dunkle zu bringen, wollen wir das Ganze mal mit einem kleinen Beispiel verdeutlichen: Ein regulärer und hochmotivierter Trainierender im Studio macht die Übung Bankdrücken. Er hat ein hohes Gewicht gewählt, welches er gerade fünf Mal mit Ach und Krach bzw. Ruck und Schwung bewältigen kann. Jetzt feuert ihn sein Trainingspartner lautstark an, dass er noch die sechste versuchen solle. Doch egal, wie hochrot sein Kopf auch wird, und egal, wie stark er kämpft und sich unter der Last windet und verbiegt, er schafft diese Wiederholung nicht, bricht im nächsten Moment unter der Last zusammen und sein Partner hilft ihm nun dabei, sich und die Hantel nach oben zu bringen. Ob er gescheitert ist, steht außer Frage, aber ob er in einem Sinne versagt hat, dass der Muskel auf optimale Weise stimuliert wurde, ist eine ganz andere Frage. Was passiert war, ist folgendes: Ein kleines Organ im Muskel, welches die Muskelzelle vor Überlastung durch zu hohe Spannungszustände und vor allem ernstem Schaden schützen soll, das sog. „Golgi Organ", hat sich einfach eingeschaltet und die Mission gestoppt. Mehr war nicht passiert.

Um noch weiter auszuholen, erweitern wir das Beispiel unseres Trainierenden. Er nimmt diesmal ein um ein paar Kilogramm reduziertes, leichteres Gewicht, als im ersten Fall, welches er nun sehr betont und mehrere Sekunden lang absenkt und im ebenso langsamen Tempo, ohne Abfedern von der Brust und ohne jeglichen Ruck oder Schwung wieder nach oben bringt. Wieder einmal scheitert er nach bereits nur einigen Wiederholungen und auch in diesem Falle muss der Trainingspartner aktiv eingreifen. Was war nun passiert? Die sog. „anaerobe Energiebereitstellung" war zum Erliegen gekommen. Auch hier bleibt es nicht nur fraglich, ob Wachstum stimuliert wurde, sondern ob überhaupt ein Zustand erzielt wurde, der mit der Zielsetzung der Empfehlung bis zum Versagen trainieren zu sollen, einhergeht.

Wenn man sich obiges Szenario nun noch gedanklich mit einem Trainierenden vorstellen würde, der auf traditionelle Weise bzw. nach Anleitung der Muskelmagazine und vor allem nach allgemeinem Bildungsgut im Fitnessstudio trainieren würde, dann wäre das Szenario schnell gelöst: Unser Trainierender würde einfach immer mehr Sätze ausführen, stärker Schwung holen und in der Bewegung abfedern bzw. abfälschen oder der Trainingspartner würde jeweils dabei aktiv mithelfen, dass noch mehrere qualvolle Wiederholungen erzielt werden könnten oder er würde gar alles zusammen machen und das solange bis er der Überzeugung ist, dass der Muskel ausreichend „frische Reize" erhalten hat. Über jeden zeitlich verzögerten Muskelkater, also dem Kater, der mehrere Tage nach dem Training anhält und am zweiten Tag schlimmer ist, als am ersten, würde sich zudem jedes Mal gefreut, als würde das Weihnachtsfest unmittelbar bevorstehen. Dieses Vorgehen würde er bei allen anderen Übungen im Training genauso handhaben. Das nennt er dann in seiner Weltanschauung „korrekt trainiert und bis zum Versagen" und wundert sich die nächsten Jahre, wieso er nur schrittweise, wenn überhaupt, vorwärtskommt und wird parallel dazu, im relativ harmlosen Fall, sein Heil in exotischen Diätempfehlungen und wundersamen Nahrungsergänzungsmitteln suchen.

Im weniger harmlosen Fall würde er im verführerischen und riskanten Thema Doping die schnelle Lösung suchen, sich nach und nach alles in seinen Körper jagen, was ein gigantischer Schwarzmarkt an harter Chemie für den unbedarften Hausgebrauch zu bieten hat, und evtl. sogar so weit kommen, dass er einmal bei einem kleinem Wettkampf teilnehmen wird. Aber schon bevor die eigentliche Karriere begonnen hat, ist sein Körper ruiniert, nicht selten mit Schmerzmitteln vollgedröhnt und die Laufbahn qualvoll beendet. Dann hört man einige Jahre später aus seinem Mund die oftmalige Äußerung: „Ich habe das ja auch mal gemacht, aber jetzt hab ich alle Knochen im Eimer." Auch wenn dieses fiktive Beispiel sicherlich und leider Gottes keinen Ausnahmezustand darstellt, aber dies kann es nicht sein, dies ist es nicht und es geht vor allem auch anders.

Versuchen wir kurz zu klären, was es mit der Versagenstheorie eigentlich auf sich hat, um anschließend zu klären, was damit ursprünglich gemeint ist. Die These vom Training bis zum Versagen und darüber hinaus geht davon aus, dass in der absolut letztmöglichen Wiederholung eines Trainingssatzes alle Muskelfasern maximal angespannt wurden, so dass anschließend keine weitere Kontraktion mehr möglich ist und damit verbunden der Muskel maximal zum Wachstum gereizt wurde. Eine schöne Theorie auf dem Papier, nur hakt sie leider an einigen Stellen. Der Muskel ist nicht in der Lage mal eben alle Fasern gleichzeitig und maximal anzuspannen. Es bleibt u.a. aus Selbstschutz immer eine Reserve, welche man auch „Kraftdefizit" nennt und welches man z.B. bei einem Training, welches auf die Verbesserung der reinen Maximalkraft bei der Zielsetzung der Kraftsportarten Kraftdreikampf und Gewichtheben zum Wettkampf hin, durch eine entsprechende Methodik zu aktivieren versucht. Man nennt diese Methode auch maximale Krafteinsätze oder auch Methode zur Verbesserung der intramuskulären Koordination.

Dieses Training hat jedoch mit einem Training auf Hypertrophie nicht viel zu tun. Von der schweren Erlernbarkeit, der fehlenden Umsetzbarkeit auf Dauer und den vielfältigen Risiken ganz abgesehen.

Ein anderer Haken ist das sog. „bilaterale Defizit", welches nichts anderes ausdrückt, als das z.B. mit nur einem Arm mehr Kraft bei einer Curlübung aufgebracht werden kann, als wenn beide Arme gleichzeitig arbeiten. Ihre Muskeln trifft bei diesen beiden Defiziten keine Schuld. Denn das hat u.a. mit dem sog. „Zentralen Nervensystem", auch kurz „ZNS" zu tun. Ihre Muskeln sind nur die ausführenden Organe des ZNS. Wenn jedoch das ZNS überlastet wird und zu hohe Belastungen gewählt wurden oder ,wie in den vorigen Beispielen mit dem Bankdrücken, schon das Golgi Organ das Spiel bzw. die Kontraktion vorzeitig beenden muss, dann ist dies negativer Stress für das Nervensystem, von welchem sich entsprechend lange erholt werden muss. Es ist dann bildhaft ungefähr damit zu vergleichen, dass gleichzeitig voll auf das Gaspedal aber auch gleichzeitig mit aller Kraft auf die Bremse getreten wird. Dies ist ein wachstumslimitierender Faktor, denn das ZNS braucht wesentlich länger, um sich von Überlastungen zu erholen, als die Muskulatur. Maximale Belastungen und vor allem Überlastungen des ZNS sind also einfach eher hinderlich. Sowohl beim Training mit submaximalen Gewichten mit vielen Wiederholungen zur Verbesserung der Hypertrophie als auch bei dem zuvor angesprochenen Training mit maximalen Gewichten zur Verbesserung der Maximalkraft bzw. der Leistung im sehr niedrigen Wiederholungsbereich.

Zudem provozieren Überlastung und letztere Methode nicht nur einen starken und wachstumshemmenden Verschleiß, der selbst durch eine über Marketingpropaganda angeratene „Eiweißmast" nicht kompensiert werden kann, sondern es wird einfach bei diesem Training Muskelmasse abgebaut bzw. sozusagen „eingeschmolzen". Die Sache mit den zu hohen Gewichten ist aber im Bodybuilding auf hoher Ebene sehr lange bekannt, zumal diese Info auch im Verbandssport, selbst im Leistungskader, von u.a. der Bodybuilding Koryphäe in Sachen Wissen, Prof. Dr. med. Beuker (u.a. langjähriger IFBB Präsident und Betreuer der EM und WM Teams), den betreuten Athleten vermittelt wird[3]. Man wird nicht umsonst nur selten Topathleten finden, die ihre maximalen Leistungen je oder zumindest regelmäßig bei vereinzelten Kraftwettbewerben ausgetestet haben. Arnold Schwarzenegger, Franco Colombo und auch in letzter Zeit Ronnie Coleman, der immer wieder in Interviews betont hat, dass Muskelmasse eher durch viele Wiederholungen forciert wird, gehören zu den wohl bekanntesten und wenigen Ausnahmen.

Zudem stimmen zwei Dinge einfach nicht und zwar zum einen, dass nach einem Versagen der Muskel nicht mehr kontrahieren kann und zum anderen, dass Muskelversagen generell und unbedingt nötig wäre. Denn in obigen Beispielen unseres Trainierenden könnte schon nach nur wenigen Sekunden des Scheiterns bereits weiter trainiert bzw. die trainierten Muskeln angespannt werden. Und ob es nötig ist, dass sich alle Fasern anspannen, um anschließend zu versagen?! Nun, abgesehen davon, dass wenn sich denn alle Fasern tatsächlich angespannt hätten, die Wiederholung ja abgeschlossen und das Gewicht zur Hochstrecke gebracht werden würde, ist es einfach nicht der Fall, dass Versagen mit einer Wachstumsstimulation gleichzusetzen ist. Oder um es nochmal zu wiederholen: etwas wurde einfach sinnlos und gewaltsam überlastet, was aus Selbstschutz dann vom Golgi Organ beendet wurde oder aufgrund mangelnder Energiebereitstellung einfach das angestrebte Ziel verfehlen ließ. Es wurden einfach erst gar nicht ausreichend, geschweige denn alle Fasern aktiviert, und schon gar nicht optimal stimuliert. Spielende und null Treffer.

Wer allerdings auf unnötige und unendlich große Schmerzen und immer langsamere oder gar ausbleibende Resultate steht, der kann dies alles natürlich gerne machen. Ich kann Ihnen diese Empfehlung jedoch nicht geben, weil es zum einen nicht nötig ist und zum anderen ich in meiner gesamten Laufbahn nicht einen einzigen, und vor allem auf Dauer erfolgreichen Athleten kennen gelernt habe, der so was macht. Vor allem nicht bei schweren Grundübungen und schon gar nicht, wenn keine Videokamera mitläuft!

Ich mache es auch hier noch einmal kurz und schmerzlos: Leistungsathleten im BB trainieren gar nicht bis sie völlig versagen, sondern im Höchstfall nur so weit, wie sie eine Übung aus eigener Kraft und nach ihrer Definition von korrekt für den angestrebten Wiederholungsbereich gerade eben abschließen können. Dies nennt man zwar

---

[3] Univ.-Prof. Dr. med. F. Beuker, 1990, Artikelserie „Bodybuilding, Training und Ernährung", Masseaufbau 1+2

oftmals positives Versagen und es ist zwar verdammt nah dran, aber selbst das ist so nicht ganz optimal dargestellt, weil gar nicht wirklich versagt wurde, sondern nur ein Bewegungsmuster und ein energetischer Weg ausgereizt wurde. Falls mit Partner trainiert wird, kann dies schon mal so aussehen, dass bei den letzten Wiederholungen geholfen wird, aber auch hier wurde nicht versagt, sondern nur die Satzdauer auf Kosten der Belastungshöhe verlängert und eine fragliche und schwer dosierbare Technik angewandt. Das Gewicht wurde durch die Partnerhilfe einfach leichter und damit verbunden war es für den Muskel weniger anstrengend.

Oder mal deutlicher: Wenn es eine unbedingte Voraussetzung wäre, dass immer bis zum Versagen oder darüber hinaus trainiert werden müsste, dann wäre kein Bodybuilder jemals auf das Siegertreppchen gestiegen. Oder mal ganz deutlich: Kein erfolgreicher Bodybuilder, der sein Training auf Dauer ausführen möchte oder gar sein Geld mit seiner Passion verdient, wäre heutzutage noch so dumm, als dass er sich vorsätzlich im Training durch überzogenen Einsatz ruinieren würde. Sie werden einfach niemanden finden, der in überzogener Interpretation des Versagensbegriffes regelmäßig und über einen längeren Trainingszeitraum beim z.B. Beugen mit der Hantel zusammenbricht oder vom Gewichtsschlitten der Beinpresse begraben wird oder aber dem das Gewicht beim Bankdrücken auf den Brustkorb saust. In wilden Geschichten werden Sie hingegen nach dem Motto „Chinese Whisper" alles Mögliche lesen und hören, nur in der realen Welt des Leistungssports gibt es das alles einfach nicht. Hat es nicht, gibt es nicht und geht nicht. Ende eines gigantischen Irrtums.

Die Frage ist also eher, was mit der Empfehlung ursprünglich gemeint ist. Tauschen wir das Wort Versagen einfach mal aus, und zwar durch die Umschreibung „Erschöpfung des Kontraktionsvorgangs". Und nennen wir das Ziel mal nicht, dass man unter dem Gewicht erschlagen werden soll, sondern dass einfach ein sog. „Wiederholungsmaximum" erzielt werden soll. Denn diese beiden Umschreibungen sind nicht nur treffender und man wird auch hier in nüchterner Literatur nicht nur eimerweise fündig, sondern sie spiegeln exakt das wieder, was im Grunde schon immer angestrebt wurde und worum es beim Hypertrophietraining u.a. gehen sollte. Ich sage bewusst u.a. und sollte, denn wenn, neben der Thematik dieses Buches, also dass die Mehrheit der Trainierenden dieses Wiederholungsmaximum gar nicht aus den erörterten Gründen bzw. mit traditioneller Vorgehensweise nur selten oder gar nicht erreicht, eines ohnehin immer Fakt ist und gerade in der Fitnessbranche gerne und wenn überhaupt, in klitzekleinen Buchstaben an die Tafel bzw. unter die Jahresmitgliedschaft geschrieben wird, dann der Fakt, dass Muskelaufbau eine langwierige Sache ist und auf Dauer beständig und progressiv, also mit ständig steigenden und dem gestiegenen Kraftlevel angepassten Belastungen im Wiederholungsbereich, betrieben werden muss! Die Abkürzung durch Versagenstraining hört sich zwar verlockend schön an, aber ist leider nur genau auf das zwanghafte Klientel zurechtgeschnitten, welches weder Geduld noch Talent hat, um es auf Dauer überhaupt so weit zu bringen, wie es ihm möglich ist oder wie es für den nächsten Badeurlaub angestrebt wurde.

Es wird also bis zu einem gewissen Grad der Erschöpfung und im Satz im Bereich eines Wiederholungsmaximums mit einem Trainingsgewicht, also submaximalen und NICHT maximalen Trainingsgewicht, trainiert. Muss man also bis zum Versagen trainieren? Nein. Denn es ist neben dem Abfälschen mit einer der Gründe, warum Trainierende beim Muskelaufbau scheitern. Man muss sich verdammt hart anstrengen, stärker werden und sich in dem schmalen Bereich vor der Versagensgrenze aufhalten und das ist auf Dauer schon Prüfung und „tough" genug. Aber das Ziel heißt nicht Versagen, sondern es so oft wie nötig bis möglich schaffen. Möglichst viele bis alle Fasern gegen ein hohes Gewicht ausreichend oft und hart anspannen und erschöpfen bzw. stimulieren. Es ist einfach viel eher die Frage, auf welchem Wege man das angestrebte Wiederholungsmaximum bzw. die Erschöpfung des Kontraktionsvorgangs am effizientesten bzw. smartesten erreicht, ohne dabei gleichzeitig eine hemmende Überlastung zu provozieren. Worüber im Grunde dieses Buch bzw. Training handelt.

Die bildhafte Umschreibung Versagen sollte nur die Schwere eines harten Satzes in den produktiven letzten Wiederholungen bildhaft verdeutlichen und der Begriff wurde unter die breite Masse bzw. die Fitnesstrainierenden gestreut, damit sich so manch stinkend fauler Zeitgenosse im Studio, doch zumindest auch mal für nur eine kleine Schweißperle im Jahr anstrengt. Mit steigender und produktiver Intensität, der Begriff für einen Parameter, welcher oftmals den Versagensratschlag einiger Autoren begleitet, sollte sich die Qualität des Trainings erhöhen und damit verbunden sich der Aufwand, also das Volumen und die Häufigkeit verringern. Was wiederum einen wahren und richtigen Kern hat bzw. einfach ein Fakt ist (siehe auch z.B. M. Mentzer „...Der Schlüssel zum Erfolg...liegt gerade darin, dass man mit einem Minimum an Aufwand ein Maximum an Muskelentwicklung anregt! Trainingsphysiologen wissen schon seit langem, dass die Muskelarbeit, die tatsächlich nötig ist, um Kraft und Masse maximal zu entwickeln, geradezu lächerlich gering ist, wenn nur die Trainingsintensität sehr hoch ist." Sport und Fitness Magazin, Ausgabe 2, 1985, Artikel „Schultern – ein Attribut der Männlichkeit"). Das war und ist der ganze Hintergrund und so war es gemeint und sollte es sein. Mehr nicht! Alles andere ist Mythos, böser Überlieferungsirrtum oder destruktive Fehlinterpretation.

Sollte man denn nun korrekt trainieren?! Auf jeden Fall, nur ist es dann halt wieder die Frage, was man unter diesem Begriff versteht. Wenn korrekt bedeutet, dass sie bei freien Hantelübungen das Gewicht im Zeitlupentempo ab und vor allem auf bewegen, dann sollte man besser nicht korrekt trainieren, weil man es sich nicht produktiv schwerer, sondern nur beinahe unmöglich macht und damit verbunden auf Dauer unter seinen Möglichkeiten bleibt bzw. sich nur selber ausbremst, also abermals einfach vorzeitig versagt. Nochmals zur Wiederholung: die anaerobe Ausdauer kann nur wenig oder kaum verbessert werden! Zudem ist sie individuell extrem verschieden und genetisch festgelegt. Sie ist u.a. der Grund, warum ein Sprinter mehr auf seine Gene angewiesen ist, als ein Marathonläufer. Mit steigender Muskelmasse und Leistung am Eisen wird sie sogar relativ gesehen schlechter. Sie werden also in Sachen sichtbare Veränderung des Körpers nicht weit kommen, wenn Sie Ihre unüberwindbare anaerobe Wand zu durchbrechen versuchen.

Sollte man denn versuchen es ohne Abfälschen zu schaffen? Also, nennen wir es vorab schon mal, „sauber" zu trainieren? Auf jeden Fall! Gehen wir nochmal zum traditionellen Training im Bodybuilding zurück, also dem Abfälschen. Beim Abfälschen wird in der individuellen und durch den Schwung gestreckten anaeroben Spanne trainiert und, u.a. durch die hohe Beschleunigung erzeugten Spannungsabsenkungen, wird u.a. ein Versagen durch unbewusste Pausen möglichst vermieden bis maximal lange hinausgezögert. Beim Abfälschen wird nun das Gewicht mittels Schwungholen über die Spannungsspitzen gewuchtet und die sog „Federfunktion" der elastischen Anteile des Muskels im Zusammenspiel mit den kontraktilen Anteilen wird nicht selten extrem ausgereizt und dies ist sogar nötig, um überhaupt einen Effekt mit der gewählten Übung zu erzielen. Der Bodybuilder ist somit im Grunde die Hummel, die nicht weiß, warum sie fliegen kann, denn zum einen sind diese Umstände regulären Pumpern weder bewusst, noch würde, wie schon mal erwähnt, kein Bodybuilder jemals von seinem Training sagen, dass dieses etwas mit Schwung oder gar Abfälschen bzw. reaktivem Training zu tun hat. Also irgendwie eine Form der Tragikomödie, die weltweit im Sport Ihresgleichen sucht und u.a. eine jahrzehntelange anhaltende Diskussion um Intensität vs. Volumen begründet.

Das mit dem Schwung und dem optimalen Maß an Beschleunigung klingt alles recht kompliziert? Das ist es auch! Aber die Theorie hinter den sportphysiologischen Grundlagen ist nur halb so kompliziert wie die Umsetzung in der Praxis. Denn es gibt, von der Version bei welcher nur heiße Luft produziert wird und welche man täglich in diversen Fitnessgroßanlangen bei blutigen Anfängern bestaunen kann, beinahe ein halbes Dutzend verschiedene Arten des Abfälschens im Leistungsbodybuilding. Diese ist, je nach Übung, Leistungsstand, Zielsetzung, Wiederholungsbereich, Trainingsgerät usw., sehr unterschiedlich. Mal wird es sich vorsätzlich schwerer mal unbewusst leichter gemacht, je nach Technik, Gewicht und vor allem Erfahrung. Die Spanne reicht im Grunde von „korrektem Abfälschen" im Sinne einer produktiven eigenen und schwer erlernbaren Technik bzw. Methodik, über die Kunst, welche je nach Anwender intuitiv richtig und individuell völlig unterschiedlich gestaltet ist, bis hin zum anderen Extrem, dem „unkorrekten" Abfälschen, also der Brechstangenmethode, welche wirklich jeder im Grunde verurteilt und wo quasi die Gewichtsbelastung auf alle Muskeln des Körpers abgerollt wird, aber oftmals der zu trainierende Muskel nur kaum bis gar nicht stimuliert wird. Das ist alles nicht ganz „falsch" bzw. wenn die Mehrheit so trainiert, dann kann man es nicht als etwas partout Schlechtes darstellen. Selbst wenn das Kind, sei es nun aufgrund fehlender Aufklärung oder aus Unwissen- oder Sturheit, halt nie bei seinem Namen genannt wird. Aber es ist und bleibt schwer erlernbar und kompliziert. Also nicht einfach!

Ich kann Ihnen auch hier nur bedingt bis eher nicht empfehlen so zu trainieren, denn ganz abgesehen davon, dass es sehr schwer erlernbar und oftmals extrem belastend für Gelenke, Bänder, Sehnen und Knochen usw. ist, hat es zwei ganz einfache und logische Gründe, warum ein einfacheres und saubereres Training zu bevorzugen ist. Der erste Grund ist, dass je mehr abgefälscht wird, also je stärker die Ausführung in Richtung „reaktiv" tendiert, sich umso mehr der Effekt auf die Hypertrophie verringert! Durch die beinahe explosive Beschleunigung zu Beginn des Abfälschens, fliegt das Gewicht förmlich für einen kurzen Augenblick und es müssen dadurch für dieses Stück weniger Muskelfasern angespannt werden. Wäre das Gewicht nicht so schwer und gäbe es da nicht noch Reibungs-, Gravitations- und halt die Muskelkräfte würde es sich beinahe endlos eigendynamisch fortbewegen. Man muss also entweder mit immer mehr Gewicht geschickter „schleudern" oder immer mehr Sätze machen und so dreht sich die Spirale unmerklich auf negative Weise und durch die Macht der Gewohnheit immer mehr nach unten. Es wird immer mehr quantitativ gemacht und vor allem verschlissen, ohne wirkliche Stimulierung der Muskelfasern, und die Kraft- und Massezuwächse bleiben immer mehr aus. Ich wiederhole es nochmal: Abfälschen ist neben einem überspannten Training zum Versagen, mit der hauptsächliche Grund, warum Trainierende beim Thema maximaler Muskelaufbau scheitern. Der zweite Grund ist einfach der, dass es schlichtweg nicht nötig ist, weil es auch einfacher geht. Nur weil viele abfälschen oder es gar den Anschein hat, es würde nur so laufen, stimmt es noch lange nicht, dass es nicht auch unkompliziert und sauber funktioniert.

Warum das unter einigen Insidern des Sports und in der Sportwissenschaft alles relativ bekannt und zugänglich ist, aber in der Fitnesswelt nicht auf diese Weise erklärt wird? Nun, dass hat sicherlich viele Gründe. Z.B. ist es so, dass in anderen Sportarten die Zielsetzung Muskelmasse bzw. Hypertrophie einfach kein vorrangiges Ziel ist. Und um diese Sportarten kümmert sich ein Sportwissenschaftler nun Mal viel eher bzw. hauptsächlich. Es geht eben selbst bei den Kraftsportarten oder Sportarten wo Krafttraining eine kleine Rolle spielt, nicht um maximale Muskelmasse, sondern Kraft in seinen unterschiedlichen Erscheinungs- und Anwendungsformen (Schnelligkeit, Explosivität, Maximalkraft usw.) und deren speziellen Methoden. Das Thema ist dort, abgesehen davon, dass gerade das BB nicht gerade den besten Ruf hat und es somit dort ohnehin niemanden so extrem interessiert, einfach nicht sonderlich relevant. Und abgesehen davon, dass ein „typischer Kunde" im Studio, der alles haben will und dies am besten sofort, aber kaum etwas dafür tun will, sowieso kaum Geduld hat und lieber machen möchte, was ihm mehr Spaß macht (z.B. die Gewichte rumschleudern und stundenlang „Kommunizieren") gibt es noch einen Grund:

Das schon ewig aufgezogene und testosterontriefende Spektakel um immer mehr, härter, brutaler, öfter usw. dient vor allem dazu einer bestimmten Sorte Trainierender die faule Möhre vor die Nase des inneren Esels zu spannen. Es ist genau auf eine bestimmte Einstellung eines Zielklientels zurechtgeschnitten, welche nicht nur übermotiviert und ungeduldig ist, sondern Training als eine moderne Art der Folter ansieht. Mit Sport oder progressivem Aufbautraining hat das nicht viel zu tun. Oder mal deutlicher: Man wird nicht selten Personen im Studio treffen, welche sich aufgrund diverser und teilweiser überzogener Idealvorstellungen, nicht nur zu dick, zu dünn, zu schwach, zu muskellos oder zu hässlich fühlen, sondern welche zudem dies mit einer selbstzerstörerischen Form der Selbstbestrafung am Eisen nun gewaltsam und am besten über Nacht begradigen will. Man könnte hier das böse, ungern verwendete, und vor allem in der Muskelbranche selten gelesene, Wort „zwanghaft" einbringen.

Erschreckenderweise wird obiger Grund auch oftmals durch eine Fehlinterpretation bzw. einem Bestätigungsfehler unbeabsichtigt untermauert. Dieser begründet sich dadurch, dass manch lesender Trainierender Abhandlungen von vereinzelt vorkommenden verirrten bis verwirrten Theoretikern, welche nach dem Motto „in einer Untersuchung an zehn Probanden hat sich herausgestellt, dass innerhalb von vier Wochen der Muskelaufbau um unglaubliche 0,01% durch Trainingsmethode XY verbessert hat usw." ablaufen, einfach nicht optimal zuordnen kann und dann in völlig missverstandener und überzogener Weise auf das eigene Training ummünzt. In solchen Experimenten an oftmals freiwilligen menschlichen Versuchskaninchen, wurde einfach nur irgendwas für eine nur bedingt bis gar nicht aussagekräftige Dauer ausprobiert. Typisches gemeinsames Merkmal solcher Vorgehensweisen ist, dass irgendein Parameter extrem nach oben verschoben wird, um dadurch irgendwelche handfesten Schlüsse ableiten zu wollen. Nur findet sich hier oftmals ein gewaltiger Logikfehler, denn: sicherlich kann es sein, dass mancher für eine kurze Dauer von ein paar Wochen viel zu viel, viel zu hart, zu oft, zu schwer u.v.m. trainieren oder gar evtl. dies sogar völlig unbeschadet überstehen kann, nur ist die Frage doch, was kommt denn nach diesen vier Wochen? Und vor allem nach vier Monaten und Jahren. Denn in der Praxis sieht es dann nicht nur oft so aus, dass die wundersamen

0,01% Zuwachs nicht nur wieder verschwunden sind, sondern irgendwann einfach aufgrund von schweren Übertrainingszuständen gar nicht mehr zum Training gegangen wird. Oder mal so: Es tut mir leid, wenn ich evtl. derjenige bin, der Ihnen, lieber Leser das sagen muss, aber in vier Wochen oder gar Monaten hat es wirklich noch niemand bisher in der Geschichte der Menschheit geschafft, die Verwandlung vom Hungerhaken zum muskelstrotzenden Superhelden zu erreichen. Weder auf dem Papier noch in realen der Welt der eisenbiegenden Leistungsathleten.

Für den Fall, dass die Botschaft dieses Buches bis jetzt noch nicht durchgekommen ist: Es geht nicht darum, wer wenige Wochen am härtesten oder meisten trainiert, sondern wer ein optimales, intensives und produktiv anstrengendes Training absolviert, welches auf lange Dauer toleriert werden kann, ohne dass man sich dabei vorzeitig, durch den Muskelaufbau hemmende Praktiken und Faktoren, aus dem Rennen schießt. Es geht im Endeffekt nur schneller, wenn man nicht versucht, etwas mit Gewalt zu forcieren, was sich einfach nicht beschleunigen lässt. Optisch sichtbare Veränderungen brauchen einfach etwas Zeit, ehrliche Anstrengung und vor allem Geduld. Sorry.

Ich will Ihnen, lieber Leser, mal Tacheles sagen, wie es im Sport wirklich ist: Die große Mehrheit der wirklichen Spitzenathleten trainiert zwar sehr hart und auch relativ schwer, aber vor allem beständig und „vernünftig" bzw. einem für ihre Verhältnisse tolerierbaren und individuell dosiertem Rahmen. Sie machen einfach einen richtigen Sport, der vor allem mit sehr großen Leistungen und sehr schweren Gewichtslasten und einem Höchstmaß an Disziplin und extremer Willensstärke einhergeht. Eine kleine Minderheit, welche in Relation gesehen, gerade Mal mehr als eine Handvoll aller weltweiten und bisherigen Aktiven gesamt darstellt, hält dagegen, zumindest in den Publikationen für den Fan, für das her, was man eher in den Bereich „großes Kino" bzw. eher in die Richtung „Show" eingliedern könnte. Was diese Genetik-Wunder am Eisen vollbringen und vor allem überleben, ist nicht nur im wahrsten Sinne des Wortes als „übermenschlich" bzw. unnormal einzustufen, sondern es ist leider, nach dem gnadenlosen Spiel der Selektion, auch mit der Grund, welcher nicht nur ihren schnellen Aufstieg, sondern ihren tragischen und meist noch schnelleren, durch schwere Verletzungen bedingten Fall begründet. Diese vereinzelten berserkerhaft trainierenden Athleten bzw. nennen wir sie mal etwas überspitzt „Trainingsmonster", inspirieren aber nicht nur den neu ins Spiel gekommenen Fan, sondern mittels deren Vermarktung wird sein Geld in die Industrie gezogen. Denn wer dauerhaft zu viel und zu hart trainiert, der wird zwangsläufig sein Heil in diversen Wunderprodukten finden wollen, welche seit eh und je im Bodybuilding angeworben werden. Gepaart mit der Mär von der alles entscheidenden Spezialernährung, wird auf einem gigantisch und stark expandierenden Mark wirklich alles angeboten, was im Großteil weder nötig ist noch auch nur irgendwas wirklich Vorteilhaftes bewirkt.

Sicherlich muss man sehr viel und gut essen. Das steht außer Frage, aber dies ist im Grunde nochmal eine Nummer einfacher, als es die Thematik Training an sich schon ist. Was aber im Sport selbst auch wieder mal jeder weiß. Oder mal ganz deutlich: Wer in der Branche etwas verdienen will, tut das mit jenen, die ohnehin zu faul sind, sich auch nur eine Woche anzustrengen, aber naiv genug sind, dass man ihnen wirklich alles andrehen und erzählen kann. Somit entsteht aus dieser irgendwie bitteren Sichtweise zumindest noch ein Nutzen. Der „Kollateralschaden", sprich, die übermotivierten und potentiellen Nachwuchstrainierenden, die haben irgendwo entweder leider Pech gehabt oder haben das heute selten gewordene Glück und geraten irgendwann an die entsprechenden wenigen echten Leistungstrainer oder entsprechend nüchterne Informationen.

Aber es hagelt für die finanzielle Basis nun mal förmlich das Ausweich-Credo: lieber alle zwei Stunden einen Zaubertrank trinken, eine Handvoll schöner bunter Kapseln einwerfen, den halben Tag mit Ernährungsplanungen verbringen, nicht lange nachdenken worüber man teilweise skrupellos am Eisen tut und weiter leidend, aber motiviert hoffen, statt für die eigenen Verhältnisse angepasst trainieren, dementsprechend Erfolg haben und auf eine Einstellung verzichten müssen, welche einen nur im eigenen Mangel bestätigt. Die Trainingsmonster hören sich zudem nicht nach langweilig klingenden und fürchterlichen Dingen wie „vernünftig und korrekt trainieren" oder „Geduld, Progression und Beständigkeit" an. Sie sind der Identifikationsfaktor, wenn es um das Bild vom gnadenlosen und ultraharten Training bis zum bitteren Ende geht. Sie sind die fleischgewordene Inkarnation des Wortes „Schmerz". Nur hakt die Macho Logik hier wieder einmal mehr, denn einen gewissen Grad an Schmerzen erfahren auch die „vernünftig" Trainierenden, welche genauso erfolgreiche und mindestens genauso massive Athleten sind. Nur mit dem Unterschied, dass die regulär Trainierenden beim spätestens letzten und völlig ausreichenden Rot stoppen, während die „Maniacs" selbst noch nach überfahren der letzten Ampel blindwütig weiter Vollgas geben.

Somit ist wohl auch der Schmerz eine relative Angelegenheit, genauso wie es das Versagen, korrekt, intensiv, schwer u.v.m. auch sind. Womit wir bei einer Trainingsweisheit sind, die einen wahren Kern hat, aber welche gerade durch die Fehlprogrammierung überdrehter Trainierender oftmals verrutscht und zwar: „Wachstum geht nur über Schmerzen."Auch hier wird die gute Absicht hinter einem leicht esoterisch angehauchten Rat, also genau wie bei dem Begriff Versagen, einfach fehl- und vor allem überinterpretiert. Wenn Muskeln sich gegen erzwungene Dehnung durch Kontraktion wehren bzw. intensiv kontrahieren, sich also gegen schwere Gewichte hart anspannen müssen, dann hat man zwar aus einer gewissen Sichtweise sicherlich eine Form von Schmerzen, aber diese sind eher im Bereich einer sehr intensiven und relativ positiven Sinneserfahrung anzusiedeln, als die Art des Schmerzes, welches sich blindwütig Trainierende vorsätzlich und teilweise in voller, aber gefährlicher Überzeugung aussetzen. Diese positive Form der Schmerzen, nennen wir sie ab hier einfach mal, wenn auch sicherlich leicht überzogen tituliert, „Lustschmerzen", nehmen mit steigender Leistung an den Gewichten und vor allem zunehmender Muskelmasse zu und dementsprechend fällt die beglückende und wachstumsfördernde hormonelle begleitende Reaktion im Körper des Trainierenden aus. Es ist somit absolut kein Zufall, dass z.B. der erfolgreichste und bekannteste Bodybuilding Vertreter aller Zeiten (muss man den Namen, den wirklich jeder kennt, noch ausschreiben?) bzw. die österreichische Eiche, schon vor beinahe vierzig Jahren diesen Zustand, äußerst treffend als eine Art sexuellen Höhepunkt beschrieb (siehe auch „Pumping Iron" 1977 Buch + Film).

Nur gibt es einfach eine Linie zwischen dieser positiven Empfindung, welche als Zusatzbonus hinter die produktive Anstrengung gelegt wurde und vielerlei physiologische und psychologische Gründe hat (z.B. das sog. „Belohnungsprinzip") und der Sorte Schmerz, welche leider das genaue Gegenteil signalisiert und die man dringlich vermeiden sollte. Diese Grenze verbal zu umschreiben würde egal wie künstlerisch es formuliert ist, sicherlich keine großartige Hilfe für eine praktische Anwendung darstellen. Es würde sich zwar unterhaltsam anhören, wenn man nun sagen würde, dass das eine Gefühl von gerade jenen Trainierenden regelmäßig angestrebt wird, welche genau aus diesem Grund ihr Leben lang dem Eisen verbunden bleiben und darin evtl. eine hohe Form der Selbstbefriedigung sehen und das andere, oftmals verletzungsbegleitende Gefühl eher einem höchst unangenehmen Tritt in der Leistengegend gleicht, aber wesentlich weiter wäre man dann auch nicht wirklich. Zudem wüsste man dann immer noch nicht, wie man nun trainieren soll und wie sich das nun anfühlt, wenn erfolgreiche Athleten von „den Muskel intensiv spüren" schwärmen.

Es gibt jedoch einen ganz einfachen praktischen Weg, um zu erkennen, ob man die blaue oder rote Pille des Morpheus für seine zukünftige Trainingseinstellung und Gestaltung wählt. Eine sehr anstrengende, aber bewährte Technik, aus welcher dann nicht nur aus direkter Folge eine optimale Dosierbarkeit der Parameter entwickelt werden kann, sondern wo der Trainierende zudem genau den Erregungszustand in den Muskelfasern erreicht, also letztlich es am eigenen Leib erfährt, wovon sonst alle immer nur reden oder schreiben. Gewissermaßen das Herstellen des intensiven Kontaktes, zu den Zielmuskeln im Satz. Durch dieses tiefe Spüren bzw. Erfahren, „weiß es dann der Trainierende" bzw. hat endlich eine Art Referenzwert für zukünftige Einheiten erhalten. Zudem kann dadurch das trainiert werden, worum es beim Kampf mit den schweren Gewichten im Grunde schon immer ging und geht: „MUT" bzw. Entschlossenheit am Eisen. Danach kann man sich immer noch entscheiden, ob man nun endlich wirklich wachsen will oder ob sich wieder dem Wesentlichen ausweichend, suchend zurück in die Welt des Fantastischen begeben wird, spätestens alle paar Wochen ratlos der Trainingsplan über den Haufen geworfen wird und man weiter nach der magischen Satzformel sucht, um womöglich irgendwann im ungünstigsten Fall das vollständige Opfer einer Marketingstrategie zu werden, welche früher oder später so manchen Trainierenden noch weismachen wird, dass der stündliche Verzehr von „anabolen" und „muskelschützenden" getrockneten Kuhfladen in Kapselform in Verbindung mit auf astrologisch ausgependelter Basis erstellten Satz und Wiederholungskombinationen alle Muskelwunder wahr machen soll.

PITT-Force® Training – einfach, sauber, sicher, smart!

Die hier vorgestellte Methode wird Ihnen, lieber Leser, auf einfache, wenn auch schweißtreibende Weise sicherlich einiges an fordernder Selbstüberwindung und zäher Willensstärke kosten, aber das ist eben immer der faire Preis für etwas sehr Wertvolles im Training und in einem dynamischen Leben allgemein. Zudem, um noch mal kurz bzw. vorab auf die zuvor persiflierte Satzformelsuche zu kommen, ist fortan bisheriges Zweifeln bzw. allgemein großes Trainingsplanungsproblem ein erleichtert abgehaktes Kapitel der Vergangenheit. Denn wenn man dieses Training versteht und optimal anwendet, braucht es keine (Mehr)Sätze mehr, sondern nur noch eine effiziente und ausreichende Kumulation an produktiven intensiven Wiederholungen. Aber dazu später mehr.

Gehen wir hierfür nochmal zu den ersten Beispielen dieses Kapitels zurück. Diesmal wird jedoch die Übung Kniebeuge ausgeführt und diesmal wird ein Gewicht gewählt, bei welchem ein Trainierender bisher irgendwo im Bereich zwischen der allerfrühestens achten und ca. spätestens zwölften Wiederholung den Satz regulär beenden würde. Es wird jedoch nun so ablaufen, dass unser Trainierender instruiert wird, dass er jede Wiederholung so ruhig, schön und kontrolliert wie möglich ausführen soll. Eine soll der anderen möglichst bis auf das Haar gleichen und wie von der Schnur gezogen ausgeübt werden. Die negative Phase der Kniebeuge soll langsam und die positive mit nur nötiger Beschleunigung absolviert werden. Das Besondere: Sämtliches bisher im Laufe eines Satzes erfolgtes hektisches Aneinanderreihen und kumulierendes Beschleunigen der Wiederholungen wird durch eine ganz einfache Maßnahme unterbunden: Nach jeder ausgeführten Wiederholung wird im Stehen kurz pausiert ohne die Hantel abzulegen! Die Pause soll unseren Trainierenden daran hindern, dass er dem sonst üblichen Spiel „Was kommt eher? Versagen oder gesetzte Wiederholungszahl?“ bzw. dem traditionellen Rennen gegen die Ermüdung nicht mehr nachgibt und somit weder abfälschen bzw. immer schneller beugen noch vorzeitig aufgeben muss. Er wird einfach an der anaeroben Wand bzw. einem vorzeitigen Versagen entlang trainieren. Diesmal ohne eine Brechstange zur Hand, um die Ermüdung über den Satz zu strecken, und dies solange bis eine ausreichende Anzahl an wachstumsstimulierenden Kontraktionen erfolgt ist.

Damit die Pausen nicht endlos werden und es wieder nur eine Ausweichoption für die innere Trägheit wird, sollte das Gewicht die ganze Zeit auf den Schultern bleiben! Die ersten Pausen sollen in diesem Probesatz so kurz wie möglich gehalten werden und sobald das Gewicht durch die steigende Erschöpfung schwerer und die Ausführung dadurch etwas langsamer wird, wird die Pause angepasst bzw. etwas verlängert. Diese schweren Wiederholungen sind das Ziel und Herzstück eines jeden Hypertrophietrainings, weil sie Wachstum anregen. Er kann im Laufe des Satzes also auf zweierlei Weisen mit dem Gewicht spielen: Entweder mit einer aufstockenden Pause, also für den Fall, dass die Gewichtsbelastung wieder den Charakter der ersten bzw. relativ leichten und relativ schnellen Wiederholungen annimmt, um es sich somit wieder produktiv schwerer zu machen, oder mit einer nachgebenden Pause, welche er dann einsetzt, wenn er merken würde, dass er in der nächsten Wiederholung aufgrund starker Erschöpfung zu sehr von der sauberen Ausführung abweichen oder gar versagen würde. Zum Ende des Satzes wird er zwar relativ lange Pausen machen und wie eine alte Dampflok schnauben, aber er wird nach und nach eine schwere und schöne Wiederholung nach der anderen absolvieren und jede Faser erstmalig intensiv spüren. Mehr als zwanzig Wiederholungen brauchen und sollten es aber nicht werden, denn sonst waren die Pausen entweder zu lang und das Gewicht zu hoch oder das Gewicht wurde zu leicht gewählt und dies wird, vor allem auf Dauer, nicht die Resultate bringen, welche angestrebt sind. Zudem heißt das Ziel auch hier und immer und ewig: dosierte Anstrengung und NICHT Überanstrengung, Stimulieren und NICHT Terminieren!

Um das Training vollendet zu verstehen, empfiehlt es sich das gleiche Spiel bei einer Übung mit positivem Start auszuführen. Vorzugsweise dem Kreuzheben, aber es geht auch mit jeder anderen Übung, welche so modifiziert wird, dass positiv gestartet wird. Falls Sie, lieber Leser sich für das Kreuzheben entscheiden, dann sollten Sie dies bitte NIEMALS zusammen an einem Tag mit der Kniebeuge ausführen! Kreuzheben ist die zweite Übung neben der Kniebeuge, welche extremes Wachstumspotential für den gesamten Körper besitzt. Falls Sie jedoch weder Kniebeugen noch Kreuzheben ausführen wollen oder es evtl. sogar nicht dürfen, werden Sie in diesem Buch sicherlich viele andere geeignete Übungen für den Probesatz finden. Für ein Höchstmaß an Verständnis, empfiehlt sich jedoch zumindest eine von beiden Übungen, da man dadurch automatisch alle Prinzipien dieses Trainings und die Dosierung der Belastungsparameter generell besser und mit praktisch nur einem Satz versteht. Auch hier wird eine saubere Wiederholung mit nur nötiger Beschleunigung gemacht, diesmal das Gewicht allerdings eher kontrolliert fallengelassen (falls Sie Kreuzheben in ihrer Einrichtung nicht machen dürfen, wählen Sie bitte eine andere Übung und lassen das Gewicht gewohnt langsam herab), ohne dass es dabei vom Boden abspringt oder sich gewaltsam aus den Händen löst! Dann wird kurz pausiert, wieder eine Wiederholung gemacht, kurz durchgeatmet, wieder eine Wiederholung gemacht, kurz pausiert oder z.B. gedanklich „1001" gesagt (es kann sich natürlich auch jedes Mal „Wachsen" oder andere positive Affirmationen gedacht werden oder es wird gar nicht gedacht und sich vollständig in den Muskel versetzt), wieder eine schöne Wiederholung gemacht, einmal geatmet, nächste Wiederholung, bereits zweimal durchgeatmet, Wiederholung, ein paar Mal durchgeatmet usw. Wenn das Gewicht in den Bereich hochgedrückt wurde, in welchem es durch kumulierende Belastungsschuld anstrengender wird, dann werden wieder die Pausen entsprechend angepasst, damit es schwer bleibt aber nicht versagt wird. Dass bei diesem Training sehr viel geatmet wird bzw. es zu einer hohen Plusfrequenz kommt, sollte als positiv betrachtet werden, da hiermit, neben einer vermehrten Ausschüttung anaboler Hormone, die Kreislaufleistung verbessert wird, was sich wiederum positiv auf Erholungsfähigkeit und Muskelwachstum auswirkt[4].

Der positive Start bietet zudem sehr viele Vorteile. Es wird zum einen nicht nur abermals produktiv anstrengender, weil der sog. „Dehnungsreflex" kontrolliert wird, sondern weil es zum anderen somit möglich ist, eine Tendenz zu einem reaktiven Training auszubremsen. Man kann nicht mehr durch übermäßigen Schwung abfälschen. Durch diese Zwangsregulation wird endlich bei allen möglichen Übungen forciert sauber trainiert! Die positive Phase ist die einfachste und sicherste Option den Muskel auf produktive Weise zu stimulieren, da diese Phase für den Muskel am anstrengendsten ist und vor allem die wirkliche und reine Kraft des Muskels darstellt.

Was wiederum mit einem Irrtum bzgl. negativer Wiederholungen aufräumt bzw. wenn es so wäre, dass die negative Phase generell besser, wichtiger oder gar essentieller in Bezug auf die Hypertrophie wäre, oder gar ohne die negative Phase keine Muskeln aufgebaut würden, dann hätte weder jemals ein Athlet im Kreuzheben auch nur irgendwas gezogen bzw. erreicht und kein Athlet im Bodybuilding, welcher Kreuzheben im Programm hat (und die besten Bodybuilder der Welt waren alle tierisch stark im Kreuzheben und analog dazu sah ihr überlegener Rücken aus Punkt!) hätte jemals das Siegertreppchen bestiegen. Also falls Sie, lieber Leser, schon mal den Gedanken daran verschwendet haben sollten, reine oder gar erschwerte negative Wiederholungen ausführen zu wollen, tun Sie sich selber einen Gefallen: Vergessen Sie das! Erschwerte negative Wiederholungen auszuführen, ist nicht nur kontraproduktiv und sehr gefährlich, sondern es ist zudem einfach extrem Unsinnig. Dies ist aber zum Glück, zumindest im Sport Bodybuilding, schon lange bekannt[5]. Zumal gerade die negative Phase für den sog. „zeitlich verzögerten Muskelkater" verantwortlich ist. Diesen gilt es eh generell beim Training zu vermeiden und schon gar nicht zu provozieren. Oder deutlicher: Wenn man nur chronischen Muskelkater forcieren müsste, um alle Muskeldimensionen zu sprengen, dann könnten sich die Studios vor begnadeten Körpern und erfolgreichen Trainierenden nicht retten. Dem ist aber einfach nicht nur so, sondern es ist keine traurige Ausnahme in der Praxis, dass manche Trainierende teils über Jahre, wenn nicht gar Jahrzehnte, ständig Muskelkater haben, aber kaum bis gar keine Resultate erzielen. Einzig der irrige Glaube bzw. das krampfhafte Festhalten an diesem Fehlindikator hat sie bisher von einem Nachdenken und vor allem einem Umlenken abgehalten.

Durch den Start mit der positiven Phase wird die Kontraktion der Muskulatur zudem zu einer sog. „Unterstützungskontraktion". Eine isometrische Kontraktion ist der auxotonischen Kontraktion vorgeschaltet und dies hat abermals Vorteile bei der Kraft- und Muskelentwicklung. Zudem wird die Spannungsdauer der Wiederholung auf produktive Weise verlängert, was abermals die Intensität und den Effekt auf die Hypertrophie verstärkt. Durch das erzwungene Verlangsamen der Bewegungsgeschwindigkeit mittels der Unterstützungskontraktion kann der Muskel hohe Kraft entfalten bzw. auf optimale und einfache Weise ein hoher Spannungszustand der Muskelfasern erreicht werden. Die kontraktilen Elemente des Muskels können hier besser Kraft entwickeln, weil aus der Dehnung und langsamer Kontraktion heraus, eine größere „Überlappung" der sog.

---

[4] Siehe auch: E. Schneider „Krafttraining für Kung Fu und Karate" Seite 87, 17. Auflage 2009

[5] Dr. Franco Colombo 1987 Artikel: „Training neu überdacht – NEGATIV – Dieses Prinzip hat einen Haken!

„Aktin- und Myosinköpfe“ möglich ist. Im Grunde wird auf diese Weise die Kontraktion zur ersten Phase der sog. „zwei Phasen Technik“ der Gewichtheber (die zweite Phase ist allerdings, zumindest für unsere Zwecke, nicht von Bedeutung, weil es uns vorranging um Hypertrophie geht. Wir bleiben möglichst durchgehend bei gleicher und nur nötiger Beschleunigung). Würde man jetzt noch die Muskelanatomie und die Spannungskurven grafisch darstellen, würde man zudem sehen, dass der Muskel aus seiner sog. „Ruhelänge“ heraus kontrahiert, was abermals seine stärkste Option ist und die Übungen würden, wenn wie im Buch bildhaft vorgeschlagen, den Charakter einer sog. „Längs bis Mittelkontraktion“ erhalten. Zudem hat sich nicht nur die physikalische Arbeit für den Muskel durch die Verlängerung des Weges (auch sog. volle „ROM“), sondern auch der Energieverbrauch der Muskelzelle vergrößert. Denn nicht nur das Anspannen der Muskelfaser kostet Energie, sondern auch die jeweilige kurze Entspannung. All diese Faktoren und die bewusst eingesetzten Pausen, machen dieses Training aus einer bestimmten Sichtweise heraus zu dem wohl einfachsten, saubersten, sichersten und smartesten Training. Aber sie machen es auch, aus der gleichen Sichtweise heraus, zu dem schwersten Training, denn es bedarf einer sehr hohen „Kongruenz“, von Wollen und Handeln. Es verlangt vor allem bei bereits länger Trainierenden eine große Portion Selbstüberwindung bzw. zusätzlichen willentlichem Kampf, um mit der Macht der traditionellen Gewohnheit durchgehender Wiederholung und deren Techniken zu brechen.

Was war nun eigentlich bei dieser schweißtreibenden Feuertaufe geschehen? Zum besseren Verständnis ein paar Infos was es mit dem Muskelwachstum generell auf sich hat. Muskeln sind biologisch gesehen nichts anderes als lebende Materie. Wenn mehr Muskelmasse durch Training aufgebaut wird, ist das ganz nüchtern formuliert die Erzeugung von mehr Leben am eigenen Körper. Und Leben ist nochmal eine Nummer trockener formuliert nichts anderes als eine in sich funktionierende und geschlossene Ansammlung von Kohlenstoffverbindungen. Oder mal als kleiner Textauszug verdeutlicht:

„Vor etwa 100 Jahren definierte Engels Leben als „Daseinsweise der Eiweißkörper, deren wesentliches Moment im fortwährenden Stoffwechsel mit der äußeren sie umgebenden Natur besteht.“ Er wies darauf hin, dass das „Eiweiß die unbeständigste Kohlenstoffverbindung ist, die wir kennen. Es zerfällt, sobald es die Fähigkeit verliert, die ihm eigentümlichen Funktionen, die wir Leben nennen, zu vollziehen...“.[6]

Es finden also ständig, in jeder Sekunde energiefordernde Auf- und Abbauprozesse im menschlichen Körper ergo den Muskeln statt. In jedem Moment geht es darum, dass Gewebe zerfällt und wieder aufgebaut wird. Tag und Nacht, wenn auch im mikroskopisch kleinem Rahmen. Sobald Sie nun intensiv trainieren, kommt es durch die hohen, langen und oftmaligen Spannungszustände bzw. mit steigender Wiederholungszahl im Satz u.a. zu einem höheren Energie- und einem stärkeren Proteinabbau, welcher in der anschließenden Ruhephase überkompensiert wird. Der Muskel will sich auf diese Weise vor weiteren Angriffen dieser Art schützen. Dadurch wird auf Dauer erreicht, dass sich das Verhältnis von Aufbau und Abbau der Kohlenstoffverbindungen zu Gunsten einer Zunahme an Muskelmasse verschiebt. Neben den kontraktilen Strukturen sind von diesem Anpassungsvorgang vor allem beim Hypertrophietraining im Bodybuilding auch noch die Energieträger (Phosphatverbindungen, Glykogen), die energieproduzierenden Zellen (Mitochondrien) und die Blutgefäße (Kapillare) betroffen. In all diesen Bereichen kommt es zum Abbau und anschließendem Wieder- bzw. Mehraufbau.

Der in Bezug auf längerfristige Hypertrophie angestrebte Proteinabbau tritt aber nur ein, wenn die Anstrengung, sprich die Gewichtshöhe und damit verbunden der Energieverbrauch während der Kontraktion ausreichend hoch ist. Zudem ist es gleichzeitig das Kunststück die goldene Mitte zu treffen, also dass sich weder vor optimaler Stimulation ausgebremst wird noch dass eine zu starke Auslastung oder gar ein übermäßiger Schaden, welcher durch das Training im Bereich der verschiedenen Strukturen des Muskels erzeugt wird, entsteht und welcher die regenerativen Energien überfordert und somit das Wachstum verlangsamt. Es gilt also bei allen Belastungen der Spruch: Die Dosis macht das Gift! Der Muskel erledigt alle Vorgänge immer nach dem Prinzip der Dringlichkeit und nach dem Prinzip des geringsten Einsatzes. Wenn nun Erholung von Übertraining und zu hohem Verschleiß

---

[6] Engels, F.: Dialektik der Natur. Berlin: Dietz 1955, S.231 und 320

mehr Energien benötigen bzw. es quasi mehr ums „nackte Überleben" statt um Aufbau geht, dann wird dies einfach für die Energieverteilung vorrangig sein.

Im Beispiel mit dem Bankdrücken war es so, dass vor Reizsetzung versagt wurde und es durch Versagen zudem zu einer sinnlosen Überlastung des ZNS kam. Ein Erreichen des Bereiches, in dem der Muskel veranlasst wird sich durch Muskelmassezunahme anzupassen, war gar nicht eingetreten und das einzige, was nun passieren wird, ist, dass sich von Verschleiß und Übertraining erholt werden muss. Der Unterschied zwischen dem Bankdrücken und den beiden Übungen Kniebeuge und Kreuzheben liegt einfach in einer kleinen aber entscheidenden Besonderheit: Während der Muskelkontraktion kommt es zu einer sog. „Okklusion", das heißt, der Muskel schnürt sich selber immer stärker während der Kontraktion von seiner Versorgung ab. Das geschieht so etwa ab 15% der maximalen Kraftleistung und ab ca. 50% ist der Muskel von der aeroben Versorgung komplett abgeschlossen. Das ist zunächst einmal weder etwas Schlimmes noch Besonderes. Der Muskel löst dieses Versorgungsproblem damit, dass er auf anaerobe Weise weiter funktionieren kann. Statt wie bisher bei überwiegend aerober Arbeitsweise der Fall mit Sauerstoff, werden nun verstärkt phosphatreiche Verbindungen zur Energiegewinnung herangezogen. Diese Phosphatreserven sind jedoch begrenzt und auch dies wird abermals durch einen weiteren Mechanismus überbrückt, bei welchem sog. „Laktat" (Milchsäure) eine Rolle spielt.

All diese Vorgänge wären nicht weiter tragisch, da sich alle diese Prozesse durch die Spannungsabsenkungen bzw. kurzen Pausen während sportlicher Aktivitäten generell, für eine gewisse Zeitspanne untereinander abwechseln und ergänzen. Nur ist es z.B. bei den Kniebeugen so, dass in der aufrechten Position die Muskeln zwischen den Kontraktionen sich dadurch, dass wieder phosphatreiche Energien gebildet und Milchsäure verwertet wurde, wieder kurz für eine weitere Wiederholung erholen können, während beim Bankdrücken die Muskelgruppen während der gesamten Übung, also selbst in der ausgestreckten Position der Arme, immer noch den sehr hohen Spannungszuständen ausgesetzt sind und somit völlig „zu" sind. Die Okklusion ist also je nach Übung unterschiedlich hoch und lang, genauso wie die Auxotonie einer Kontraktion jeweils verschieden ist. Das Spiel geht, je nach Gewichtshöhe, Ausführungsart, Beschleunigung und individueller anaerober Ausdauer schon bereits nach ca. sechs bis acht Sekunden dem Ende zu und das, obwohl der Großteil der in den Muskelgruppen vorhandenen Energien gar nicht aufgebraucht ist und noch nicht ausreichend Fasern optimal erreicht, geschweige denn erschöpft wurden. Zudem und noch einmal: Muskelfasern werden über das ZNS unterschiedlich schnell bzw. langsam rekrutiert und, wie schon erwähnt, ist die Methode, bei welcher alle Fasern innerhalb von Sekunden maximal und für nur einen kurzen Augenblick aktiviert werden müssen, ein beinahe völlig anderes Kapitel, als ein Training auf Muskelmasse.

Die anaerobe Energiebereitstellung kommt also im Gegensatz zu den Kniebeugen, viel zu früh zum Erliegen, was einen vorzeitigen Abbruch der Übung zur Folge hat und was es beim Bankdrücken somit sehr fraglich macht, ob überhaupt in den Bereich der optimalen Reizauslösung gelangt bzw. eine ausreichende Stimulation der Hypertrophie erzielt wurde. Den Kampf gegen die steigende Ermüdung kann man ohnehin nicht gewinnen bzw. diese ist aufgrund der Kombination Spannungsdauer x Spannungshöhe unüberwindbar, aber wenn die Dichte der Einzelreize zu hoch ist bzw. keinerlei Spannungsabsenkungen oder Pausen erfolgen, macht man es sich einfach schwieriger als nötig und im ungünstigsten Fall, wurde der Muskel in Sachen produktive Wiederholungen unterfordert bei gleichzeitiger Überanstrengung. So brauchen bei zu schweren Belastungen z.B. neben dem ZNS, die sog. „bradytrophen" Strukturen (also schlecht durchblutetes Gewebe wie Bänder, Sehnen, Knorpel usw.) und die Mitochondrienproteine wesentlich länger zur Erholung als die Muskelproteine.

Je länger eine zu starke Ermüdung hinausgezögert wird und je weniger Risiken und hemmende Einflüsse das Spiel behindern, desto eher sind ausreichend produktive schwere Kontraktionen möglich. Das Einzige, wofür man dann noch sorgen muss, ist, dass nicht zu viel trainiert wird, weil sonst die Muskelbildung abermals eingeschränkt wird. Hypertrophietraining ist nämlich kein reines Kraftausdauertraining. Oder mal in Bezug auf die zuvor angeführte

Vorgehensweise im Training in Zahlen: In Untersuchungen von Arthur Jones[7] wurde ein Gewicht gewählt, bei welchem die trainierende Personen bei einer durchgehenden Ausführung nur sechs Wiederholungen erreichten. Bei einer Pause von einigen Sekunden zwischen den Wiederholungen schafften bei gleichem Gewicht nun die Teilnehmer wesentlich mehr Wiederholungen und eine Person erreichte gar vierunddreißig Wiederholungen. Wie wir später sehen werden, ist aber eine so starke Auslastung bzw. Erschöpfung weder ein Muss noch ein Ziel bzw. ein zu starkes Ausreizen eines Wiederholungsmaximums, ist der Sache schon eher wieder hinderlich. Mehr ist genauso wenig automatisch besser wie zu schwer oder zu hart.

Oder mal etwas deutlicher und mikroskopischer, wenn auch sicherlich etwas sehr vereinfacht, dargestellt (Anmerkung: Unzählige Enzyme, Hormone und Substanzen spielen bei der Proteinneubildung eine Rolle, der versierte Leser möge mir die folgende, sehr grobe Einteilung verzeihen): Sobald Stress auf eine Muskelzelle in Form von hoher Anspannung einwirkt, kämpfen je nach Belastungsprofil zwei Prozesse um die Vorherrschaft bei den anschließenden regulierenden Anpassungsvorgängen. Zwei Substanzen spielen hierbei eine wichtige Rolle. Das Enzym „mTOR“ sorgt dafür dass die Proteinsynthese direkt nach der Stimulation aktiviert wird, aber das Enzym „AMPK“ sorgt dafür, dass diese Synthese evtl. gehemmt wird, weil es dafür zuständig ist, dass die Zelle immer auf einem hohen Energielevel ist[8 9]. Wenn das Energieniveau in der Zelle zu niedrig ist, sei es nun durch übermäßige Auslastung, Übertraining, Versagen, ZNS Überlastung usw. oder aber z.B. auch durch z.B. zu wenig Nahrung, dann wird der Muskelaufbau gehemmt, weil dieser zweitrangig geworden ist. Denn die Neubildung von Muskelgewebe braucht ebenfalls sehr viel Energie. Das vorrangige Ziel der Zelle ist aber immer zu überleben und auf hohem Energielevel zu sein. Wenn keine Energie vorhanden ist, kann keine dafür verwendet werden, etwas aufzubauen, was im Augenblick einfach nicht nötig ist. Auf der anderen Seite kostet aber die Reizsetzung durch schweres Training ein gewisses Maß an Energie, denn sonst könnte man sich gar nicht ausreichend genug anstrengen. Es entsteht also eine sehr empfindliche und scheinbar widersprüchliche Situation, wenn intensiv trainiert wird. Ist der Reiz unterschwellig, wird sich also nicht ausreichend angestrengt, wird kein Enzym aktiviert um Wachstum auszulösen, ist der Reiz hingegen jedoch nur geringfügig zu hoch, wird das Wachstum schon wieder gehemmt. Ziel muss also sein mTOR so hoch wie möglich und AMPK so gering wie möglich zu halten. Da das eine ohne das andere nicht sein kann bzw. es keine Sonne ohne Schatten gibt, sollte Ihnen, lieber Leser, einmal mehr bewusst werden, dass eine effiziente und durchdachte Trainingsplanung und Reizdosierung oberste Priorität hat.

Das hört sich mit der richtigen Beschleunigung, den unterschiedlichen Kontraktionsarten, der Energiegewinnung und den Enzymen vielleicht sehr kompliziert an, aber wenn man sich die Zusammenhänge verdeutlicht, ist es relativ einfach zu verstehen. Kategorisieren wir dazu die Intensität des Trainingsreizes in die drei groben Parameter Spanungshöhe (Gewicht), Spannungsdauer (Anzahl der Wdh, Dauer der Wdh) und Spannungsdichte (Pause zwischen Kontraktionen) und stellen wir den mikroskopisch kleinen Ablauf auf eine große gedankliche Leinwand anhand von drei Metaphern bildhaft dar:

Stellen Sie sich im ersten Bild sehr viele Männer vor, welche ein hohes Gewicht mittels eines langen Seils ziehen sollen, ähnlich wie beim Tauziehen. Ist das Gewicht zu hoch und die Männer ziehen zu ruckartig, werden sich einige, statt der üblichen Schwielenbildung, die Handinnenflächen aufreißen und verletzen. Dies geschieht z.B. wenn mit Ruck und Schwung abgefälscht wird und es zu Schäden an der Stelle zwischen den kontraktilen Proteinen und der sog. „Z-Scheibe“ bzw. zu einem zu starken Muskelkater kommt. Angenommen die Männer ziehen mit Bedacht und langsam, aber selbst dann bekommen sie das Gewicht nicht stark genug bewegt, weil einige Männer am Seil noch gar nicht mitbekommen haben, dass gerade gezogen wird bzw. noch „schlafen“, oder aber, weil die Männer sich untereinander noch nicht optimal aufeinander abgesprochen haben. Dies würde z.B. der Fall sein, wenn noch nicht alle Fasern über das ZNS aktiviert wurden, weil sie dafür länger brauchen, oder aber,

---

[7] Arthur Jones, X-Exercise Files Spring 2000, Vol. 1, Issue 1 „The AE Factor – The relationship between strength and anaerobic endurance“
[8] Artikel Team Andro 25.05.2010 „Starke Signale für schwache Muskeln: Der mTOR Signalweg“ von „fakedeath“
[9] Artikel vom 22.11.2011 „AMPK: Der Hauptregulator des Stoffwechsels“ von Lyle McDonald (weiterführende wissenschaftliche Verweise und Referenzen in beiden Artikeln)

wenn zunächst die Koordination, also wie bei einem Training mit maximalen Lasten, geschult werden muss. Das ZNS wäre in diesem Fall also der Koordinator und Antreiber des Spiels. Beschleunigen alle zusammen am Seil sehr explosiv und gemeinsam oder ist das Gewicht gar zu leicht, dann ist es wieder nicht anstrengend genug und es wurde zwar oft und viel bewältigt, aber kein ausreichender Reiz erzielt. Wenn nun optimal beschleunigt bzw. gezogen wird, und das möglichst oft und auch aus einer günstigen Position heraus (Ruhelänge), dann wird es, vor allem wenn keine kurzen Verschnaufpausen gemacht werden und das Gewicht sehr hoch ist, so sein, dass immer mehr Männer vorzeitig zu versagen drohen, bis schließlich die Aktion durch eine Aufsichtsperson abgebrochen werden muss. Bei zu schwerem Gewicht wäre das das Golgi Organ und bei durchgehender Ausführung die Begrenzung durch die anaerobe Energiebereitstellung. Die Männer wären „erstickt“ oder hätten keinen „Saft“ mehr. Optimal wäre also, wenn alle so ziehen, dass sie es oft schaffen, ohne sich dabei übermäßig zu verletzen, aber ausreichend ermüden, ohne zu versagen. Nach und nach bzw. bei erfolgter Anpassung würde dann das Gewicht am Seil steigen, weil es keine Herausforderung mehr darstellt und so geht das Spiel mit höherem Gewicht wieder von vorne los.

Nächstes Beispiel: Sonnenbaden. Wenn sich ein sehr hellhäutiger Mensch sehr starker Sonnenstrahlung aussetzt, dann braucht er nur kurze Zeit, um sich einen schweren Sonnenbrand zu holen. Legt er sich jedoch in einer Gegend in die Sonne, wo die Sonnenstrahlung zu schwach ist, wird er gar nicht erst brauner werden. Bei einem bereits gebräunten Sonnenanbeter ist es so, dass er sich wesentlich länger oder gar einer sehr intensiven Sonnenstrahlung aussetzen kann, ohne Schaden zu nehmen. Aber auch er kann sich in Bezug auf die Strahlungsintensität, Dauer und Häufigkeit schnell verbrennen, wenn er es gedankenlos übertreibt. Wenn statt stundenlang in der Sonne zu braten, zwischendurch in den Schatten gegangen wird, dann kann sich insgesamt wesentlich länger und öfter in der Sonne aufgehalten oder einer stärkeren Strahlung ausgesetzt werden. Zudem zehren kurze aber oftmalige kurze Sonnenduschen den Körper nicht so aus, weil es weniger belastend für den Organismus (z.B. Wasser und Mineralienhaushalt) ist. Wenn also die Intensität hoch ist, muss zwangsläufig die Dauer kurz sein oder von Pausen unterbrochen werden, da es sonst selbst bei nur ein paar Minuten zu viel zu einem schweren Sonnenbrand kommen kann. Wenn man sich einen Sonnenbrand geholt hat, muss sich die Haut erst vom Brand erholen, es kann die nächsten Tage nicht in die Sonne gegangen werden und jegliche positive Reizung geht zwischenzeitlich verloren bzw. „pellt“ sich mit ab. Trainiere ich also zwar kurz und intensiv, aber trainiere mit durchgehenden Wiederholungen bis zum Versagen oder gar darüber hinaus, dann wurde einfach sinnlos übertrainiert bzw. sich verbrannt. Es kommt dann auf das Gleiche raus, wie wenn zu lange oder zu viel trainiert bzw. sonnengebadet wurde. Kommen wir zur letzten und Metapher, welche die Vorgänge im Satz noch stärker verdeutlichen soll, und zwar dem „Feuerlaufen“:

Eine Strecke aus glühenden Kohlen (Anm.: Dieses Spektakel basiert auf ganz einfachen physikalischen Gegebenheiten und ist durch diese relativ leicht erklärbar. Es geht hier also nicht um irgendeinen einen Voodoo-Kram[10]) wird ausgelegt und die Teilnehmer sollen nun im Sinne einer Mutprobe bzw. motivierenden Zeremonie über die Kohlen laufen. Der Trick ist der, dass wenn man im richtigen Tempo über die Kohlen geht, die Fußsohlen für den kurzen Moment des Kontaktes zwar evtl. sehr heiß werden, aber nicht verbrennen. Würde jedoch zu langsam oder zu schnell gegangen werden, würde sich der Teilnehmer sofort nach nur wenigen Schritten die Füße verbrennen. Das Gleiche würde passieren, wenn der Teilnehmer immer schwerer werden würde (analog zum Gewicht der Hantel) und damit verbunden immer tiefer in die Kohlen einsinken würde. Wenn es nun hieße, dass die Temperatur mit „angepasster Hornhaut“ der Füße erhöht würde, müsste ein Teilnehmer ab einer gewissen Hitzeentwicklung stellenweise aus der Aschebahn herausgehen, damit er sich nicht verbrennt, aber trotzdem so Stück für Stück die Strecke schafft. Ist das Trainingsgewicht also zu hoch gewählt und/oder wird es vor die anaerobe Wand trainiert, wird sich „verbrannt“. Würde zu viel trainiert werden, also analog dazu zu lange auf den Kohlen spaziert werden, wäre es aufgrund der Dauer völlig egal, wie schnell oder langsam gegangen würde, es würde sich am Ende auch böse verbrannt werden. Würde hingegen mit einem schweren Gewicht langsam trainiert werden und keine Pausen zwischen den Wiederholungen gemacht werden, würde der Muskel abermals vorzeitig versagen bzw. verbrennen.

[10] Siehe auch: http://de.wikipedia.org/wiki/Feuerlauf

Der Sinn dieser Metaphern zum Thema „Zerfall von Kohlenstoffverbindungen" soll sein, dass man die Zusammenhänge erkennt. Und vor allem, dass man sieht, dass die gleiche Ursache bzw. der gleiche Reiz in Form eines Trainingsgewichtes, je nach Ausführung bzw. der Kombination von Höhe, Dauer und Dichte, zwei völlig gegenteilige Wirkungen haben kann. Bis zu einem gewissen Grad ist es stimulierende Anstrengung, ab einer gewissen dünnen Grenze bereits sinnlose Schädigung. Denn obwohl es nur Bilder sind, treffen sie die Sache im Kern. Nur dass man es im Gegensatz zum Tauziehen, zur Haut und den Füssen nicht sofort sehen kann, dass optimal trainiert oder halt übertrieben und sich geschadet wurde. Wenn man dieses gedankliche Spiel versteht, dann ist es völlig einfach zu erkennen, wo der Unterschied zwischen Aufbau und Überforderung besteht. Zudem erklärt sich dadurch auch, dass es dem menschlichen Körper unmöglich ist, zwei Pferde gleich stark anzubinden. Wenn dies gehen würde, dann wäre es möglich, dass jemand sowohl bei einem Kraftwettbewerb als auch bei einem Marathonlauf gleichermaßen erfolgreich wäre.

Obiges Beispiel mit dem Feuerlaufen erklärt z.B. auch das PITT-Prinzip „the bigger you are the faster you burn" bzw., wieso bei regulären Methoden mit steigender Anstrengung durch gestiegene Kraftlevel entweder immer schneller bzw. reaktiv trainiert wird, oder aber eher, wie bei diesem Training, immer bewusster die Belastungen mittels Pausen klug dosiert werden sollten. Durch eine simple Pause zwischen den Wiederholungen ist dies auf optimale Weise für jeden leicht umsetzbar. Wenn alle Übungen so modifiziert werden, dass sie wie Kniebeugen und Kreuzheben ausgeführt werden können, ist es möglich Intensität und Ermüdung smart zu regulieren, die hemmenden Prozesse so gering wie möglich zu halten und es bedarf keiner Brechstange mehr. Keine maximalen Gewichte, kein Versagen, kein Abfälschen, kein zu hohes Volumen und es braucht nur noch eine ausreichende Anzahl an anstrengender und stimulierender Wiederholung pro Übung, um dauerhaft auf optimale Weise Hypertrophie auszulösen. Ganz einfach.

Ratschläge für die Praxis: Halten sie rein koordinative Gewinne so gering wie möglich. Die Muskelfasern des Muskels und die beteiligten Muskelgruppen untereinander lernen in Verbindung mit dem ZNS sozusagen die erste Zeit bei einer neuen Übung, bei einem neuen Gewicht oder bei zu extremen Wechsel im Wiederholungsbereich, die Situation untereinander besser zu koordinieren. Werden nun das Programm und Übungen zu oft, zu schnell oder gar ständig gewechselt, kann man sich anstrengen bis man grün und blau wird, es werden höchstens koordinative Gewinne erzielt. Einen echten Zuwachs wird man aufgrund unterbundener Progression nicht oder wesentlich langsamer erzielen. Bleiben Sie also hartnäckig und beständig bei einem gewissen Satz an schweren Grundübungen, welche sehr viele Muskelgruppen zugleich belasten. Neue Reize werden durch höhere Anforderung in Form von mehr Gewicht, mehr Wiederholungen oder höherer Dichte (kürzere Pausen) erzielt und nicht durch bloßes oder wahlloses Umwerfen des Programms.

Sicherlich ist die isolierte Belastung einzelner Muskelgruppen wichtig und richtig aber dieses Ziel sollte vorrangig mit Grundübungen erreicht werden. Das ist dann die hohe Kunst, die es anzustreben gilt, dass man hauptsächlich bemüht ist, die Übung so auszuführen, dass genau der Muskel im Kontraktionsvorgang erschöpft wird, den man entwickeln will. Wenn z.B. für die Muskelgruppen des oberen Rückens gerudert wird, dann helfen die Muskeln der Arme, des unteren Rückens und der Beine nur unterstützend, aber nicht hauptsächlich mit. Isolationsübungen sollten dann hinzugezogen werden, wenn man es nicht schafft, den Zielmuskel mit einer Grundübung zu entwickeln.

Wenn man z.B. bei einer Drückübung für die Brust, die Belastung eher in Schultern und Armen spürt, empfiehlt es sich eine Isolationsübung für die Brust hinzuzufügen. Zudem sollte man sich von dem Irrtum lösen, dass man die maximale Anzahl an verfügbaren Übungen für eine Muskelgruppe, welche man im Studio vorfindet, auch machen muss. Es geht weder darum, wer am meisten macht, noch wer sich die längste Zeit im Trainingsraum aufhält. Oder deutlicher: Wenn Sie nur sinnlos Energie verbrennen wollen und kaum Muskelaufbau anstreben, sollten Sie so viel wie möglich und so lange wie möglich trainieren. Wenn zu viel trainiert wird, kann man nicht stärker werden, geschweige denn Muskelmasse aufbauen. Wenn Sie also wirklich besser werden wollen, halten Sie die Übungsauswahl gering. Selbst bei großen Muskelgruppen reichen ein bis maximal drei Übungen aus.

Je komplexer der Muskel, je weiter fortgeschrittener der Trainierende, umso mehr nähert sich die Anzahl dem oberen Wert (drei Übungen), je geringer das Kraftlevel und je eher man unter den Begriff „Hardgainer" fällt, umso mehr reduziert sich die Auswahl dem unteren Wert (eine Übung). Die Brust braucht weniger Übungen als die Beine und die Beine brauchen weniger Übungen als der Rücken. Schultern und Arme brauchen am wenigsten Übungen.

Die Muskeln der Arme gehören zu dem am meisten übertrainierten Muskelgruppen. Bei den Grundübungen werden die Arme ausreichend mitbelastet. Direktes Armtraining sollte somit niemals übertrieben werden. Hier empfiehlt sich ein oftmaliges Variieren einfach für den „Kopf". Zudem kann bis sollte das Training generell zu zehn Prozent aus reinem „Pumpen" bestehen. Die Pumpsätze sollten an das Ende des Trainings gesetzt werden. Dies fördert aktiv die Erholung, macht Spaß und regt die Kapillarisierung an. Der Pump im Muskel sollte zudem generell ein Indikator sein, ob eine Übung und der Satz produktiv sind.

Maschinen, welche ihre höchste Belastung in der Endposition bzw. Gipfelkontraktion haben, eignen sich gut um den Kontakt zu Schwachstellen herzustellen. Zudem kann man bei diesen Maschinen mit einer Kadenz, also betont langsamen Ausführung arbeiten, da die Okklusion aufgrund der Belastungskurve deutlich geringer ausfällt. Bei fortgeschrittener Entwicklung empfiehlt sich bei diesen Maschinen die Technik „ RAW", also als Teilwiederholung absolviert. Dadurch verlagert sich die Belastung auf den mittleren Teil der Kontraktion. Maschinen mit Längs- und Mittelkontraktionen sind dann zu wählen, wenn für die jeweilige Muskelgruppe die analoge Langhantelübung bzw. Grundübung nicht die erwünschten Ergebnisse bewirkt. Versuchen Sie es aber mit einer freien Grundübung zu allererst und beherzt.

Atmen Sie bei Belastung (das Gewicht wir überwunden) aus und bei Entlastung (das Gewicht wird abgesenkt) ein. Atmen Sie viel in den Pausen und halten Sie niemals den Atem während einer Kontraktion an. Dieses Training unterbindet eine gefährliche Pressatmung und kann sogar erfolgreich bei Bluthochdruck angewandt werden. Trotzdem sollten Sie auf die Atmung achten und niemals zu stark pressen. Ich persönlich empfehle sogar, eher die Atemzüge zu zählen, statt Sekunden. Kontrollieren Sie vor allem das Gewicht. Bei Übungen mit dem Start der negativen Phase (z.B. Kniebeugen und Bankdrücken) sollte die negative Phase langsam und kontrolliert ausgeführt werden und niemals nachgefedert werden.

Bei Übungen mit dem Start der positiven Phase sollte die erste Phase (isometrisch) bewusst eingeleitet werden. Wenn Sie bei einer Übung mit Start positiver Phase die Möglichkeit haben, das Gewicht in der negativen kontrolliert fallen zu lassen, dann sollten Sie das so tun, dass dadurch keine Nachteile für Sie entstehen. Dieses Training reduziert die Belastung für die passiven Strukturen, also machen Sie diesen Vorteil nicht durch eine schlampige bzw. zu unkontrollierte negative Phase wieder zunichte. Wenn Sie sich nur schwer vom regulären Bankdrücken lösen können, kein Powerrack, keinen helfenden Partner oder eine entsprechende Maschine haben, kann diese Übung auch im „Hardcore" Modus ausgeführt werden. Also mehrere durchgehende Wiederholungen, dann Pause, dann wieder Drücken.

Machen Sie immer so viele Aufwärmsätze wie nötig. Auch wenn dieses Training sehr stark macht, sollten Sie sich, so paradox sich das jetzt anhören mag, möglichst langsam steigern. Man kann im Jahr ca. 5Kg Muskelmasse aufbauen und dies geschieht dadurch, dass analog bei den Grundübungen die Leistung schrittweise und progressiv um ca. 20-30Kg gesteigert wird. Halten Sie die Pausen so kurz wie möglich, aber mindestens bei einer Sekunde und nur so lang wie nötig. Bei den letzten Wiederholungen können das, vor allem bei Kniebeugen und Kreuzheben schon mal 10 bis 15 im absoluten Höchstfall 20 Sekunden werden. Sie brauchen weder jedes Mal ein Wiederholungsmaximum anstreben noch immer die 20 Wiederholungen voll machen. Halten Sie sich natürlich und synergistisch periodisierend im Bereich von 10-20 Wiederholungen auf. Steigern Sie zunächst die Wiederholungszahl. Versuchen Sie es dann mit kürzeren Pausen. Wenn die Belastung dann keine Herausforderung mehr darstellt, sollte erst das Gewicht erhöht und von vorne angefangen werden. Sie können auch im Vorfeld mit einer etwas längeren Pause beginnen, um somit die 20 Wiederholungen immer voll machen zu können. Versuchen Sie aber auch hier schrittweise die Pausen zu verkürzen, bevor das Gewicht gesteigert wird. Teilen Sie das Training generell in leichte und schwere Einheiten und leichte und schwere Trainingsphasen auf. Je intensiver Sie trainieren und je stärker sie werden, umso wichtiger wird eine ausreichende Erholung und das Einbringen leichter Trainingsphasen.

Führen Sie vor allem ein Trainingstagebuch. Das ist ein wirklicher Vorteil und es ist eine der wenigen echten Hilfen auf dem Weg.

„Ich wünsche Ihnen, lieber Leser, alles Gute, einen starken Willen, viel Erfolg am Eisen und das Sie Ihre Ziele erreichen. Möge Ihnen das hier vorgestellte Training mindestens die gleichen Resultate und viel Spaß bringen."

Dream big, live intense, train with passion and stay strong!

Sportlichen Gruß, Karsten Pfützenreuter , Gran Canaria 2012

Quellenverzeichnis für u.a. alle physiologischen Aussagen im Text + weiterführende Literatur:

Bredenkamp, A.: Trainieren im Sportstudio, Bünde 1990

Friedmann, Dr. Karl: Trainingslehre – Sporttheorie für die Schule, Reutlingen 2008

Gündill, M.: Artikel „Muskelerschöpfung" Teil 1, Sport Revue Oktober 2002, Heft 406

Hartmann J.; Tünnemann H.: Modernes Krafttraining, Berlin 1988

Hatfield, Dr. F. C.: Artikel „Anaerobe Ausdauer", Sport Revue Dezember 1989, Heft 252

Hatfield, Dr. F. C.: Bodybuilding: A Scientific Approach, Chicago, Illinois 1984

Letzelter, Helga und Manfred: Krafttraining – Theorie, Methoden, Praxis, Hamburg 1986

Markworth, P.: Sportmedizin, 1. Physiologische Grundlagen, Hamburg 1983

Schneider E.: Krafttraining für Kung-Fu und Karate, Burg Fehmarn 1983

Zatsiorsky Vladimir M.: Krafttraining – Praxis und Wissenschaft, Champaign-IL, USA, Aachen 2000

Die besten

ÜBUNGEN

für alle

MUSKELGRUPPEN

Folgender Übungskatalog stellt eine kleine Auswahl an effektiven Übungen dar, welche sich seit Jahrzehnten in der Praxis bewährt haben. Durch die, bildlich dargestellte, kleine Änderung in der Ausführung, können diese Übungen nun wunderbar im eigenen PITT-Force® Training integriert werden.

Achtung: Es sollten NICHT alle empfohlenen Übungen für einen Muskel, oder gar alle Übungen an einem Tag, auf einmal gemacht werden!

**Ich wünsche schon mal vorab viel Spass
und einen „geilen" Pump,**

**Stay strong & Never surrender
Karsten Pfützenreuter**

PITT-Force® Training - einfach, sauber, sicher, smart!

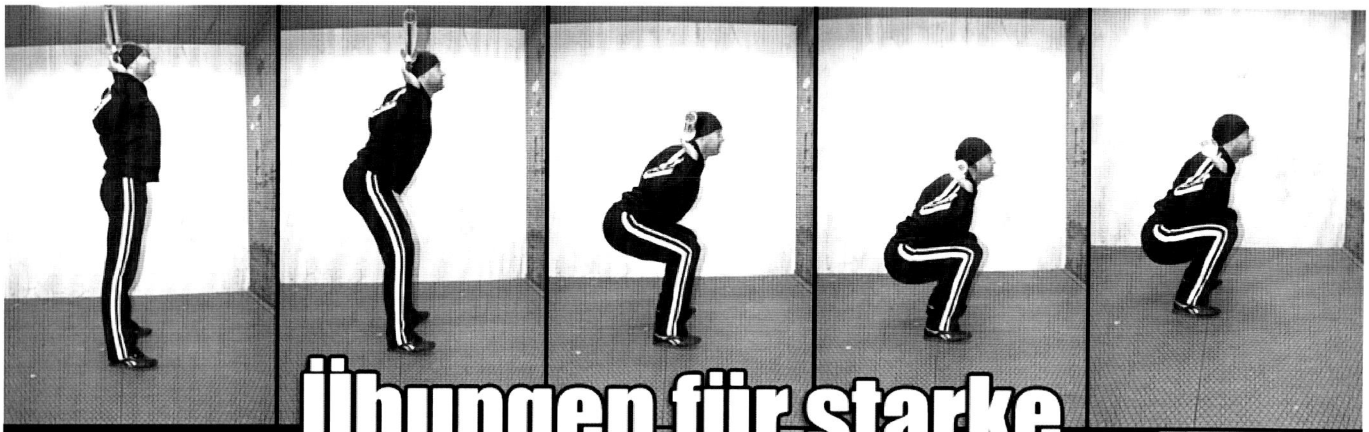

Übungen für starke

Beine

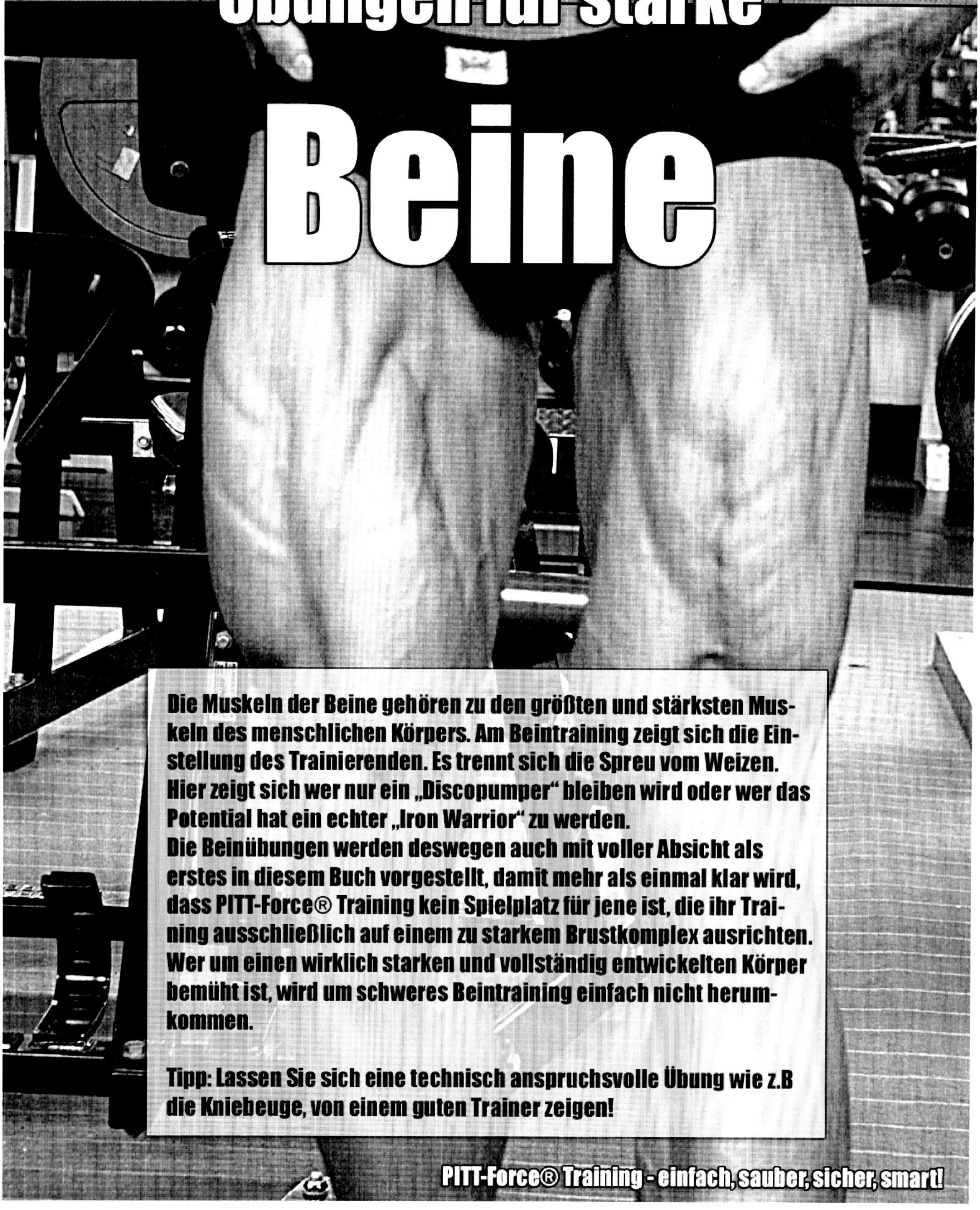

Die Muskeln der Beine gehören zu den größten und stärksten Muskeln des menschlichen Körpers. Am Beintraining zeigt sich die Einstellung des Trainierenden. Es trennt sich die Spreu vom Weizen. Hier zeigt sich wer nur ein „Discopumper" bleiben wird oder wer das Potential hat ein echter „Iron Warrior" zu werden.
Die Beinübungen werden deswegen auch mit voller Absicht als erstes in diesem Buch vorgestellt, damit mehr als einmal klar wird, dass PITT-Force® Training kein Spielplatz für jene ist, die ihr Training ausschließlich auf einem zu starkem Brustkomplex ausrichten. Wer um einen wirklich starken und vollständig entwickelten Körper bemüht ist, wird um schweres Beintraining einfach nicht herumkommen.

Tipp: Lassen Sie sich eine technisch anspruchsvolle Übung wie z.B die Kniebeuge, von einem guten Trainer zeigen!

PITT-Force® Training - einfach, sauber, sicher, smart!

Basic-Übung:
Kniebeuge

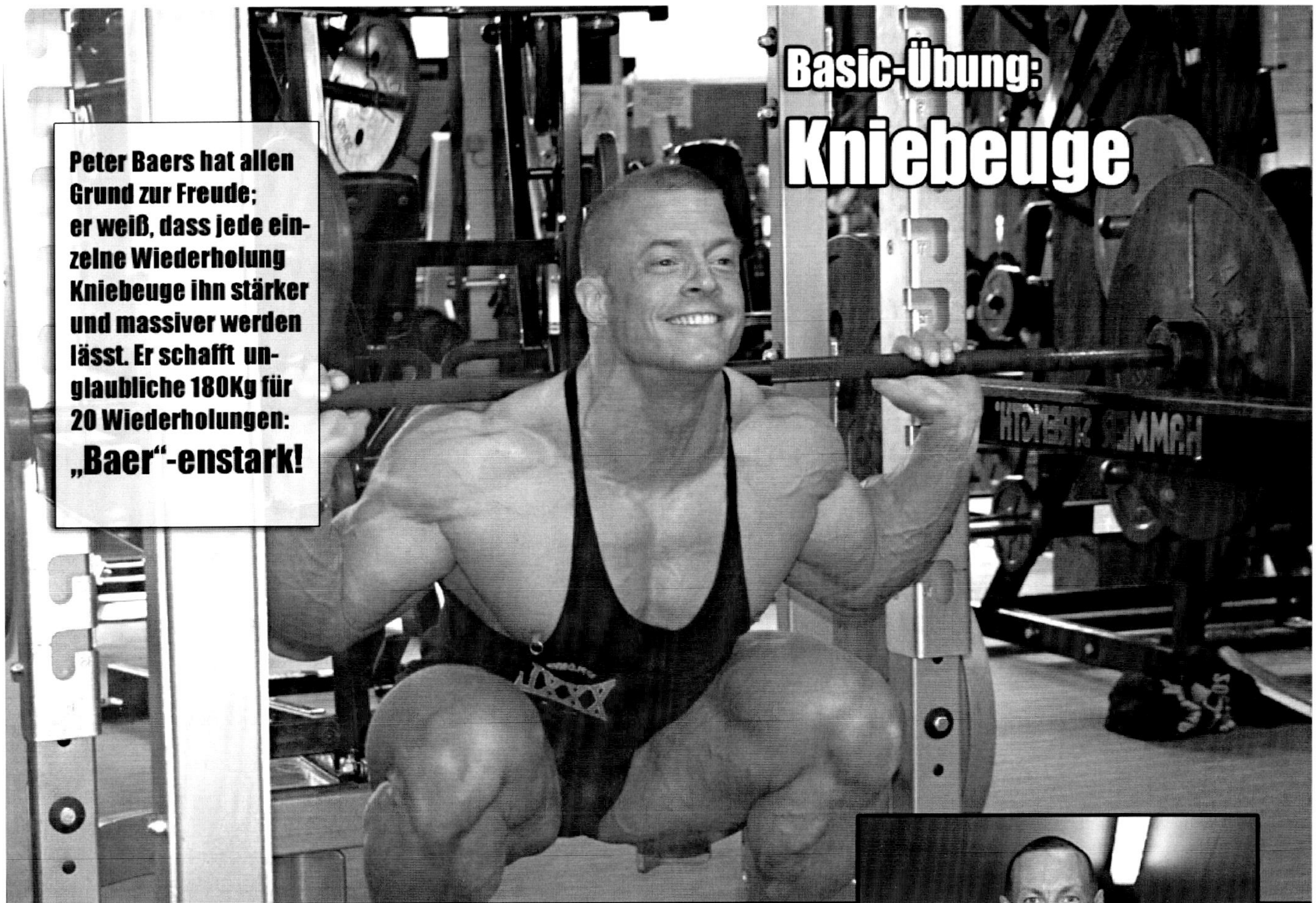

Peter Baers hat allen Grund zur Freude; er weiß, dass jede einzelne Wiederholung Kniebeuge ihn stärker und massiver werden lässt. Er schafft unglaubliche 180Kg für 20 Wiederholungen:

„Baer“-enstark!

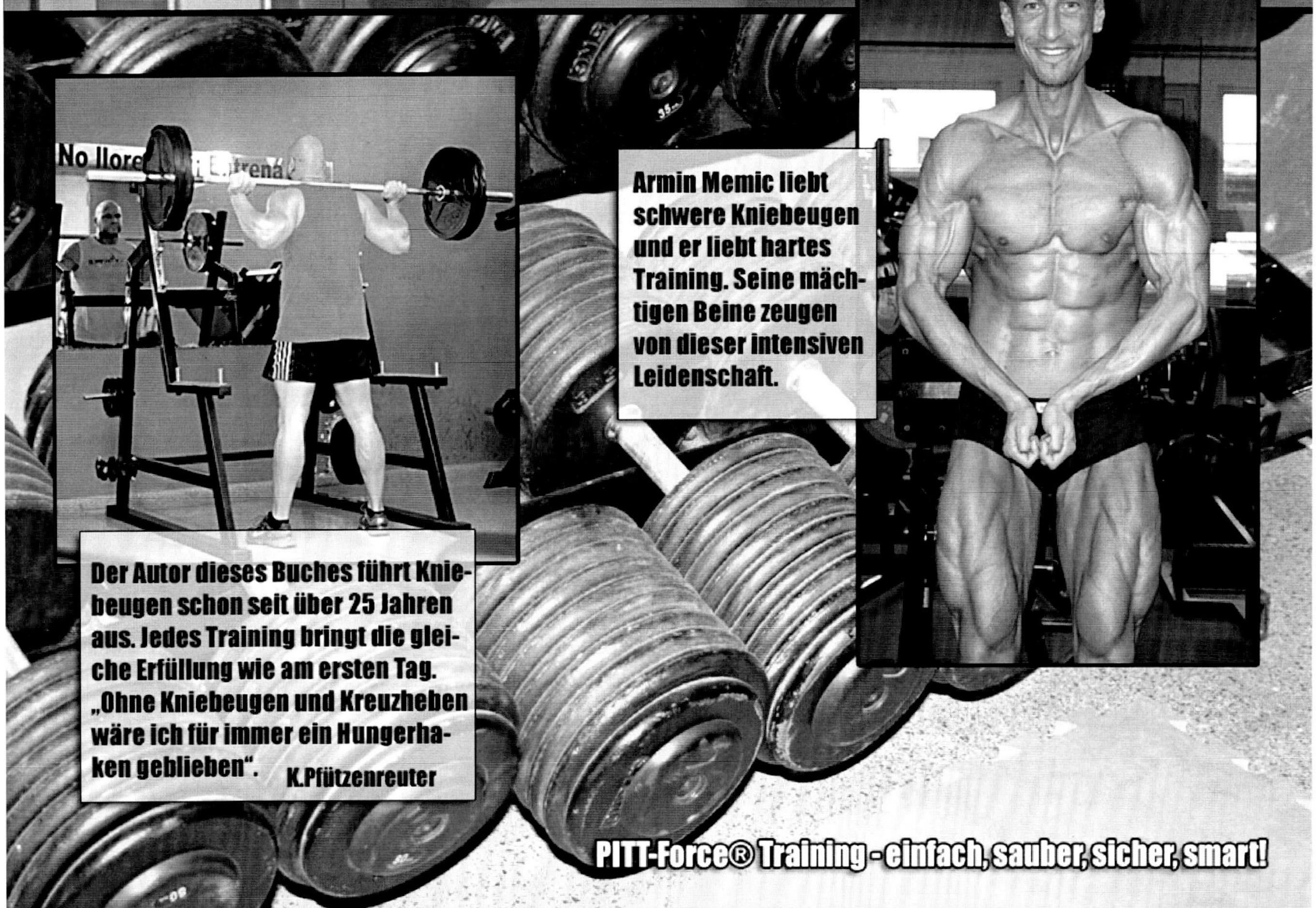

Der Autor dieses Buches führt Kniebeugen schon seit über 25 Jahren aus. Jedes Training bringt die gleiche Erfüllung wie am ersten Tag. „Ohne Kniebeugen und Kreuzheben wäre ich für immer ein Hungerhaken geblieben“. K.Pfützenreuter

Armin Memic liebt schwere Kniebeugen und er liebt hartes Training. Seine mächtigen Beine zeugen von dieser intensiven Leidenschaft.

PITT-Force® Training - einfach, sauber, sicher, smart!

Tipp: Wärmen Sie sich vor jedem Training gründlich auf. Aufwärmen ist einfach ein „MUSS“, beim Training mit schwerem Eisen. Ein aufgewärmter Muskel ist leistungsfähiger und weniger verletzungsanfällig. Halten Sie zudem Ihre Muskeln und Gelenke während des Trainings warm. Machen Sie vor jedem Trainingssatz einer jeden Übung eine ausreichende Anzahl von Aufwärmsätzen.

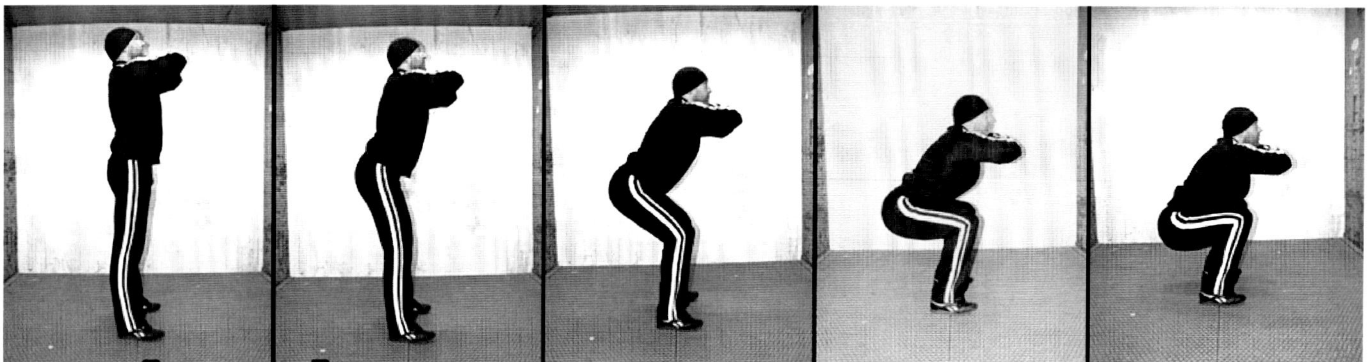

„Trocken-Übung“: Das Üben ohne Langhantelstange ist sehr hilfreich. Halten Sie den Oberkörper aufrecht und den Rücken gerade. Halten Sie die Knie immer im gleichen Abstand und stabil. Verteilen Sie das Gewicht immer auf dem ganzen Fuß. Stellen Sie sich vor, dass Sie sich nach hinten setzen.

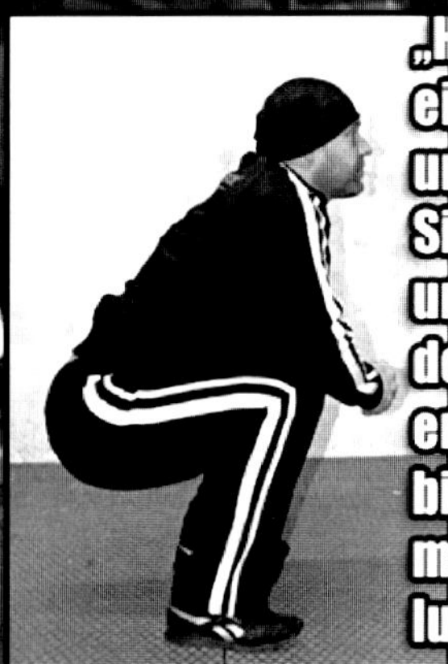

„Hinhocken“ ist eine gute Übung, um Stabilität und Sicherheit in der untersten Position der Kniebeuge zu entwickeln. Probieren Sie hierbei mehrere Armstellungen aus.

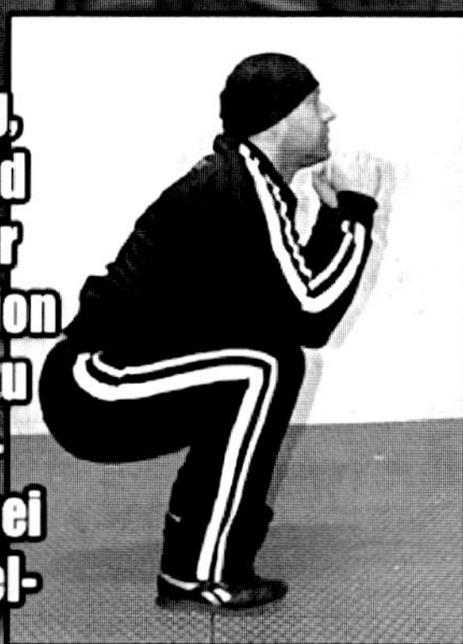

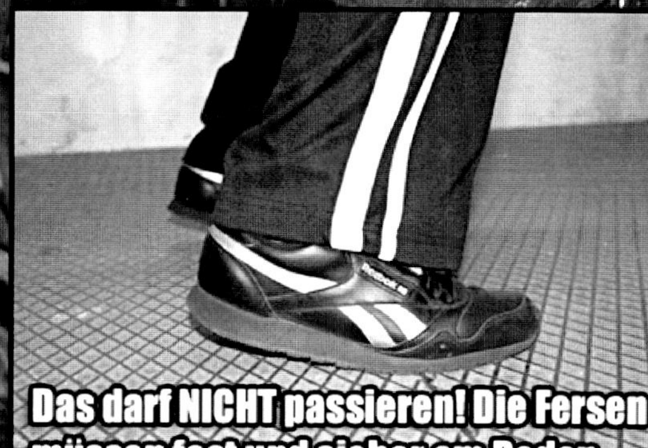

Das darf NICHT passieren! Die Fersen müssen fest und sicher am Boden bleiben. Das Gewicht darf nicht auf die Fußspitzen verlagert werden!

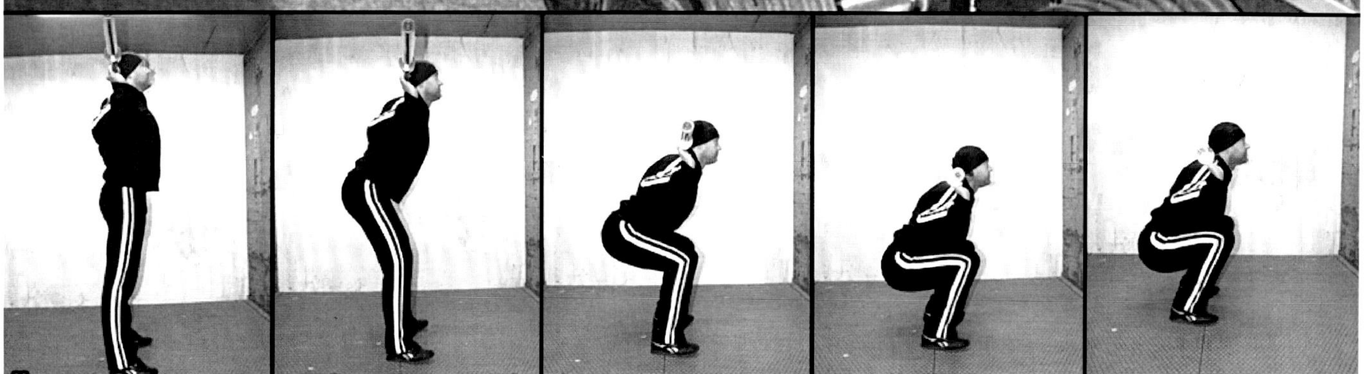

Üben Sie mit der leeren Stange bevor Sie Gewichte auflegen und wärmen Sie sich auch mit der leeren Stange vor jedem Kniebeugen-Training auf. Die erste Bewegung findet im Becken statt. Beugen Sie nach hinten und unten. Gehen Sie so tief, dass die Oberschenkel mindestens parallel zum Boden sind.

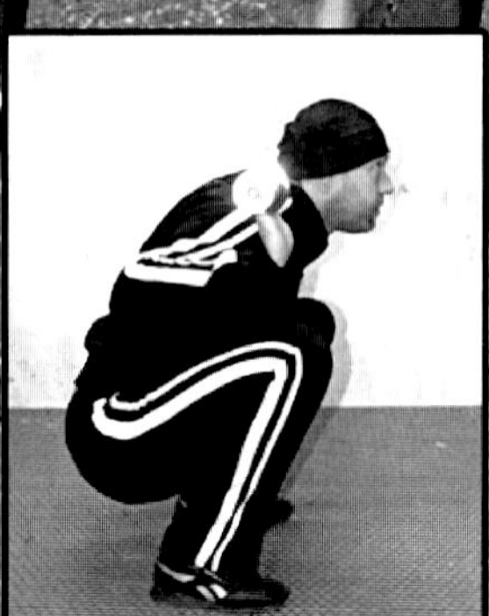

Das darf NICHT passieren! Der Rücken darf nicht eingerundet werden! Lassen Sie sich nicht in die Hocke „plumpsen“!

Das Beugen auf einer leichten Erhöhung oder mit erhöhtem Schwuhwerk kann eine Option sein. Üben Sie es aber zunächst gewissenhaft ohne.

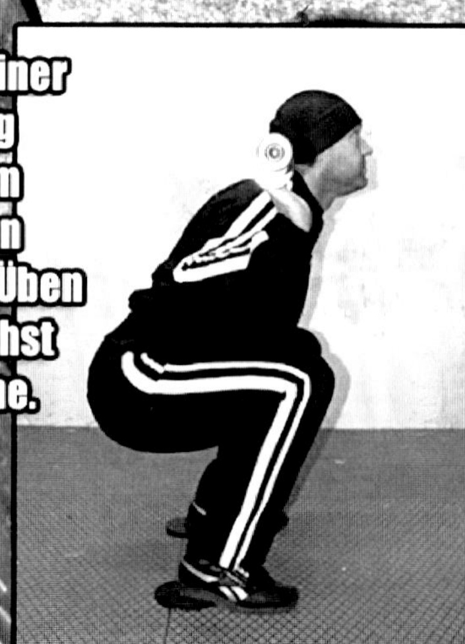

PITT-Force® Training - einfach, sauber, sicher, smart!

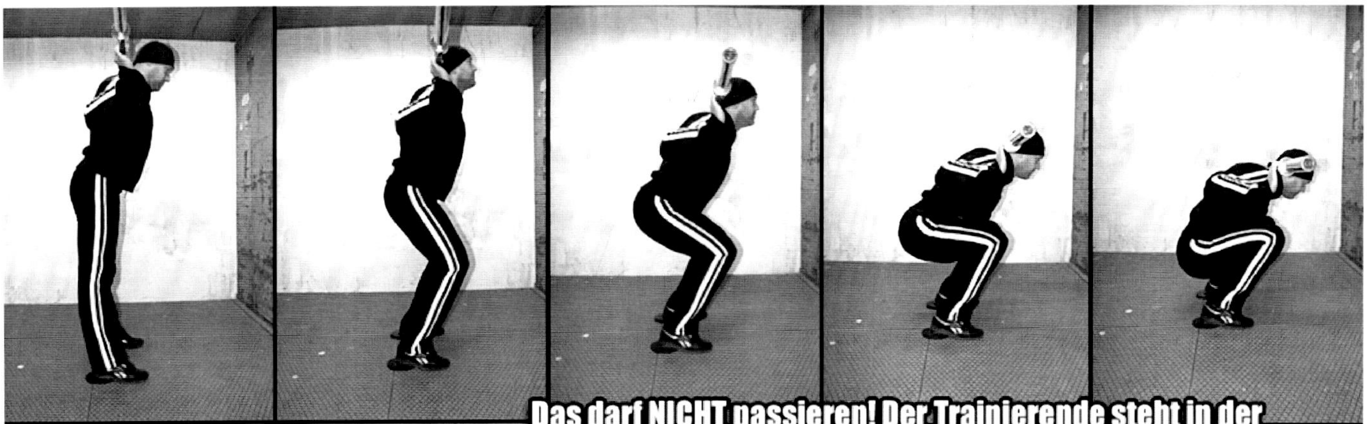

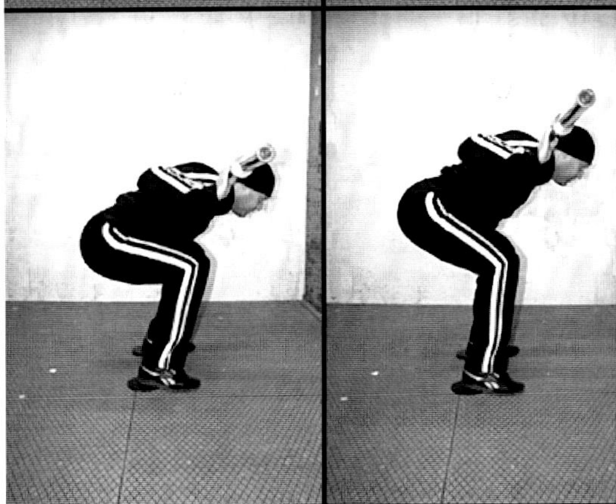

Das darf NICHT passieren! Der Trainierende steht in der Startposition falsch, wodurch der untere Rücken übermässig belastet wird und die Rückenstrecker zu schnell „zu machen“. Die Bewegung wird mit den Knien eingeleitet. Es wird nach vorne statt nach hinten gebeugt. Der Schwerpunkt verlagert sich zu weit nach vorne. Es wird sich in der untersten Position „fallen gelassen“. Die Aufwärtsbewegung wird nur mit der Hüfte geführt . Oberkörper und Gewicht bleiben „hängen“ und werden zu spät aufgerichtet. Eine falsche Ausführung wie diese, ist nicht nur kontraproduktiv sondern zudem gefährlich und schädlich!

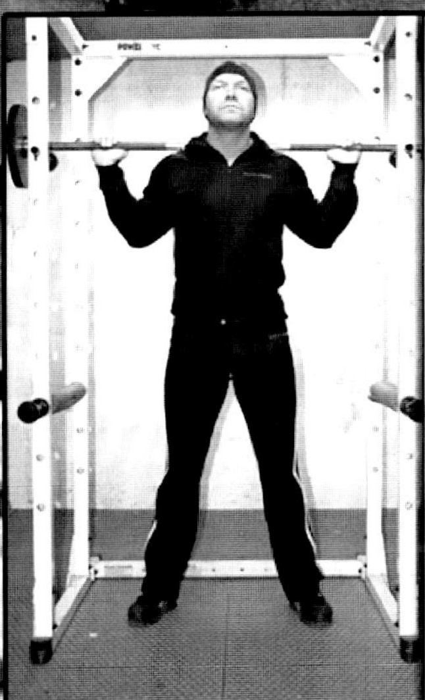

Wer die Möglichkeit hat Kniebeugen in einem sog. „Power-Rack“ auszuführen, der hat einen echten Vorteil. Ein Power-Rack sollte bei den Auswahlkriterien Ihrer Trainingsstätte ganz oben stehen. Die Möglichkeiten mit einem solchen Rack sind gigantisch!

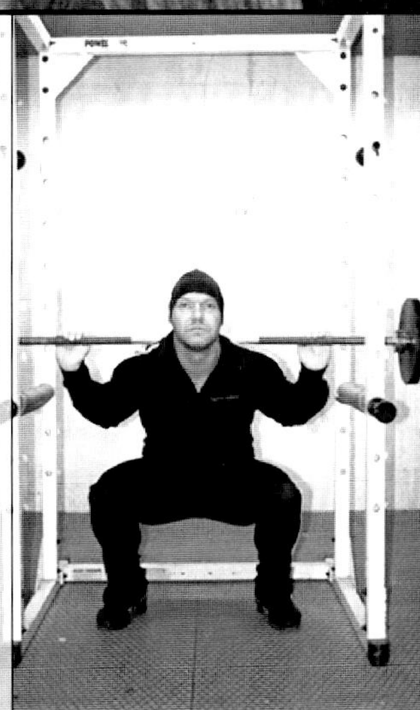

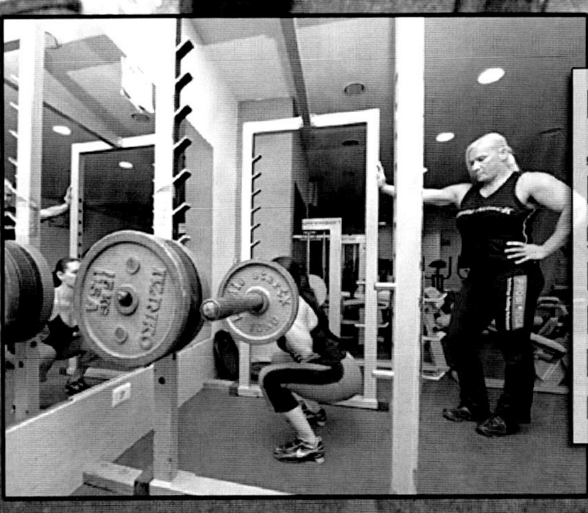

Die schönsten Frauenbeine und „Popos“in der Geschichte der Menschheit, wurden durch Kniebeugen erschaffen. Kniebeugen sind für Frauen ein „MUSS“. Hier sehen wir Fitness-Champion Lucy Dominguez beim Beugen und Nicole Pfützenreuter kontrolliert ihre Ausführung.

PITT-Force® Training - einfach, sauber, sicher, smart!

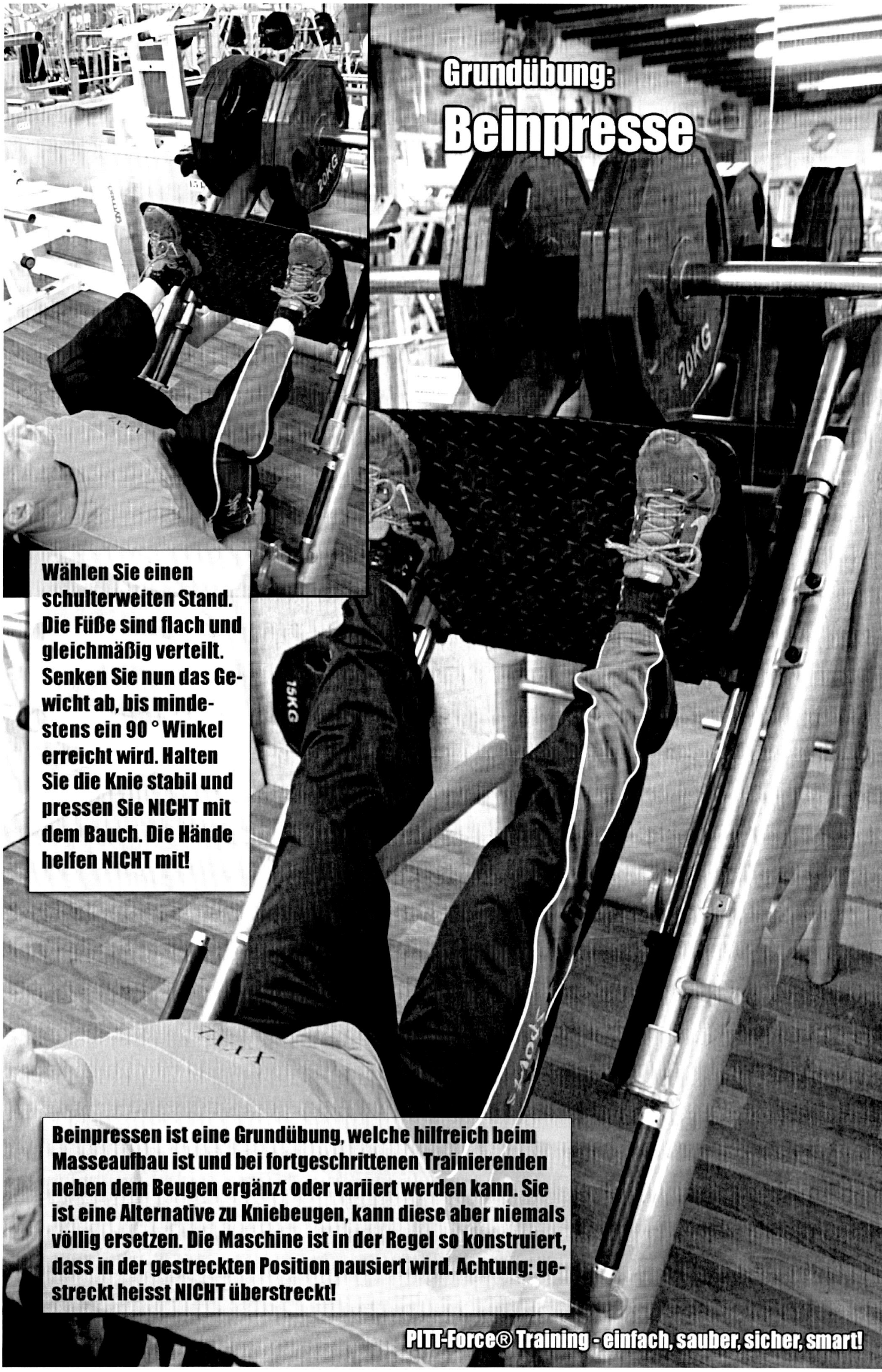

Grundübung:

Beinpresse

Wählen Sie einen schulterweiten Stand. Die Füße sind flach und gleichmäßig verteilt. Senken Sie nun das Gewicht ab, bis mindestens ein 90 ° Winkel erreicht wird. Halten Sie die Knie stabil und pressen Sie NICHT mit dem Bauch. Die Hände helfen NICHT mit!

Beinpressen ist eine Grundübung, welche hilfreich beim Masseaufbau ist und bei fortgeschrittenen Trainierenden neben dem Beugen ergänzt oder variiert werden kann. Sie ist eine Alternative zu Kniebeugen, kann diese aber niemals völlig ersetzen. Die Maschine ist in der Regel so konstruiert, dass in der gestreckten Position pausiert wird. Achtung: gestreckt heisst NICHT überstreckt!

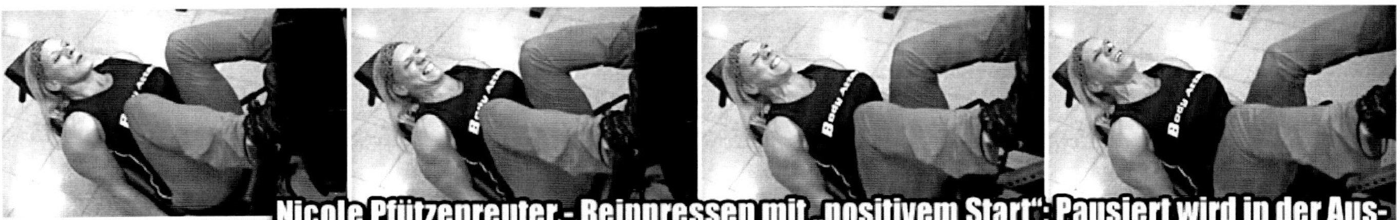

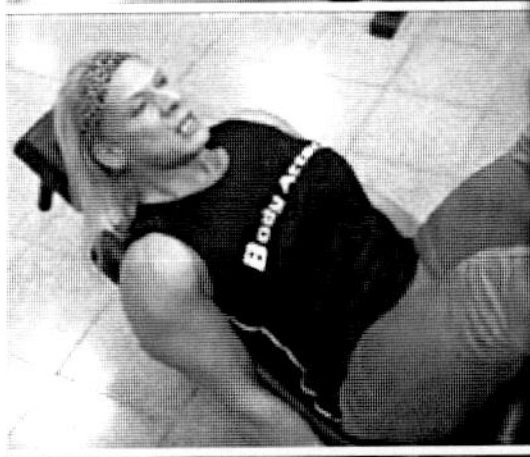

Nicole Pfützenreuter - Beinpressen mit „positivem Start": Pausiert wird in der Ausgangsposition (erstes Bild). Es folgt eine Unterstützungskontraktion (isometrisch/statisch + auxotonisch/dynamisch). Anschliessend wird kontrolliert in die Ausgangsposition abgesenkt. Sie platziert ihre Füsse hoch und weit auseinander, um möglichst die Belastung auf alle beteiligten Muskelgruppen (vordere und hintere Oberschenkel und Po) gleichmässig zu verteilen. Den Bauch hält sie bewusst flach. Achtung: Pressen Sie NICHT mit dem Bauch und vermeiden sie Pressatmung!

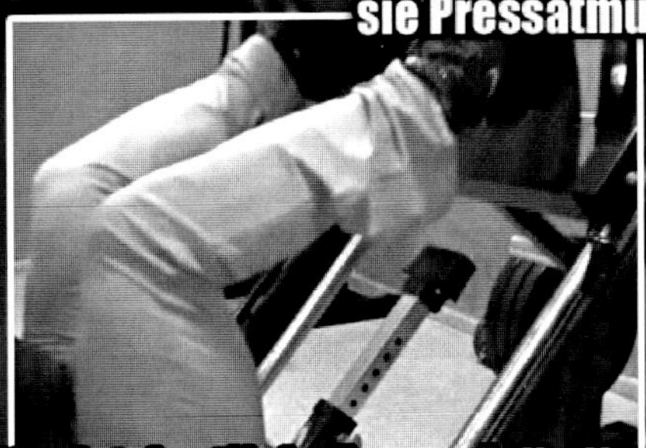

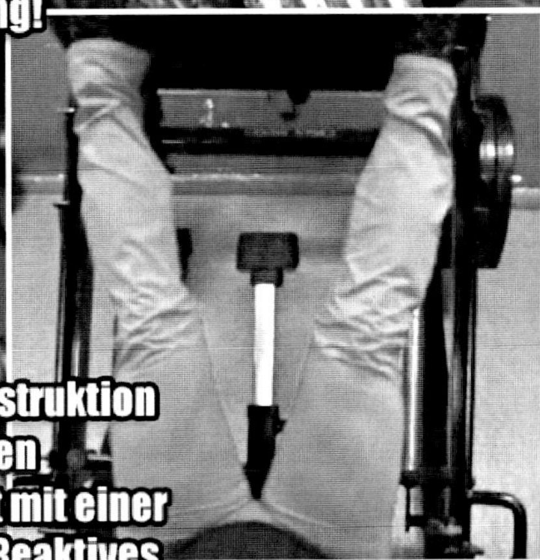

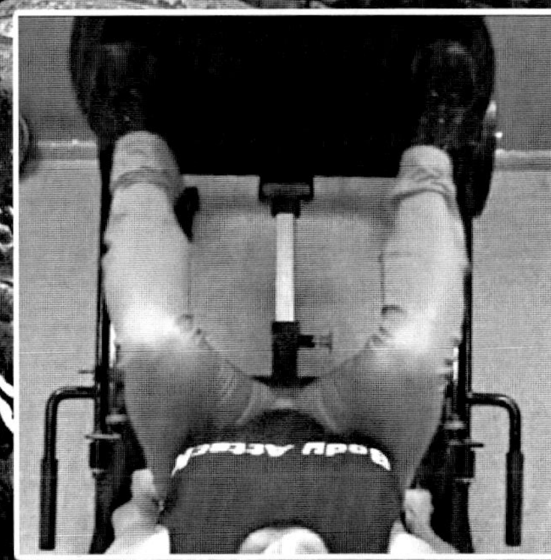

Hier ist deutlich die spezielle Konstruktion dieser tollen Maschine zu erkennen ("Stopper"), welche es ermöglicht mit einer positiven Kontraktion zu starten. Reaktives Trainieren wird unterbunden und die Qualität und Intensität der Kontraktion erhöht.

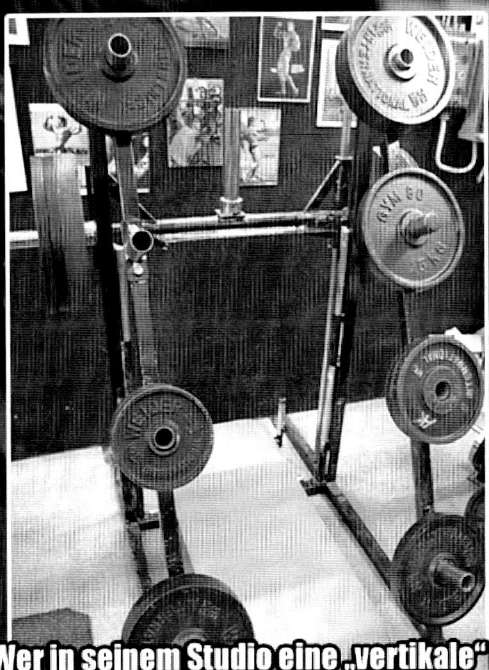

Wer in seinem Studio eine „vertikale" Beinpresse vorfindet, der sollte dieser eine echte Chance geben. Versuchen Sie rauszufinden welche Variante (schräg oder vertikal) Ihnen die besseren Resultate bringt.

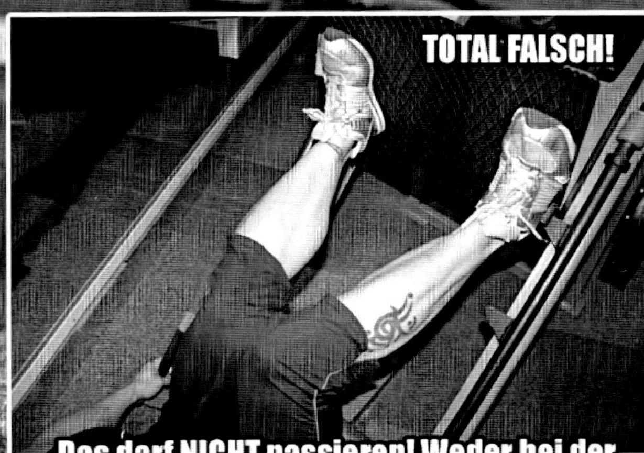

Das darf NICHT passieren! Weder bei der Kniebeuge noch beim Beinpressen sollten die Knie „wandern". Sie bleiben immer im gleichen Abstand. Halten Sie die Knie stabil und suchen Sie NIEMALS einen Vorteil dadurch, dass Sie sie zusammendrücken!

PITT-Force® Training - einfach, sauber, sicher, smart!

Tipp: Üben Sie alle Übungen, welche Sie anschliessend in Ihren Trainingsplan übernehmen, solange bis Sie Ihnen in „Fleisch und Blut" übergegangen sind. Jede Wiederholung sollte der anderen gleichen wie „ein Haar dem anderen" und aussehen als wären sie „wie von der Schnur gezogen". Neben dem „was" (Anzahl der Wdh und Höhe des Gewichtes) sind vor allem das „wie" es gemacht wird von entscheidender Bedeutung. Jede Wdh erfordert volle Konzentration, Technik und „Herz".

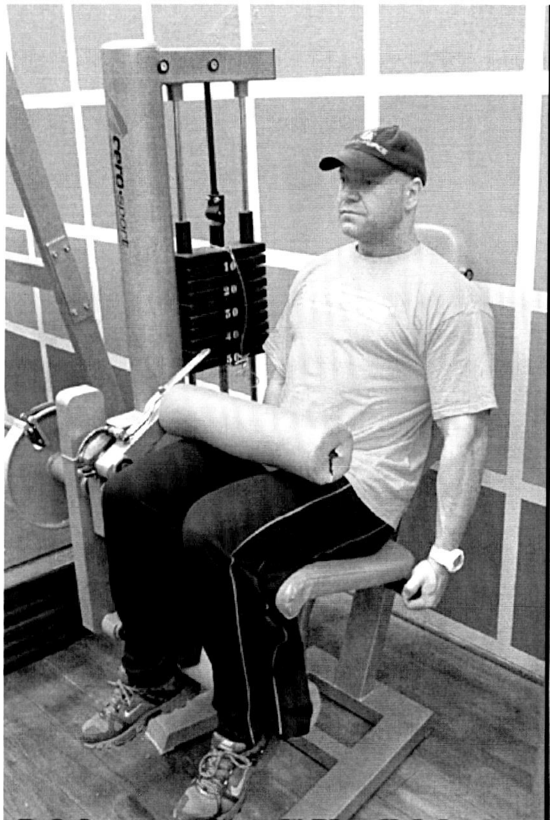

Beinbeuger „sitzend“. Die effektivste und zugleich rückenschonendste Beinbeuger Variante, welche man in einem guten Studio finden kann.

Isolationsübung:

Beinbeuger

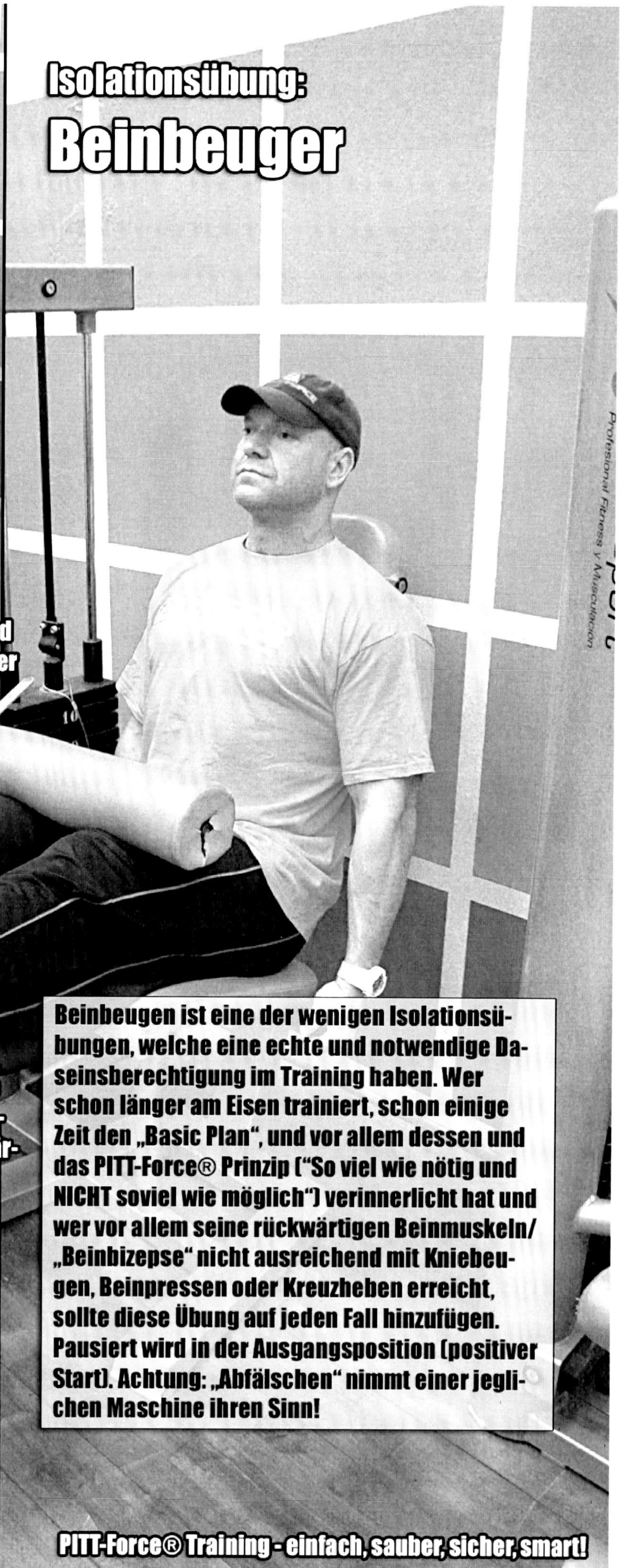

Beinbeuger „vorgebeugt“ einzeln. Diese schöne Konstruktion ermöglicht das gezielte Trainieren, der jeweiligen rückwärtigen Oberschenkelmuskeln.

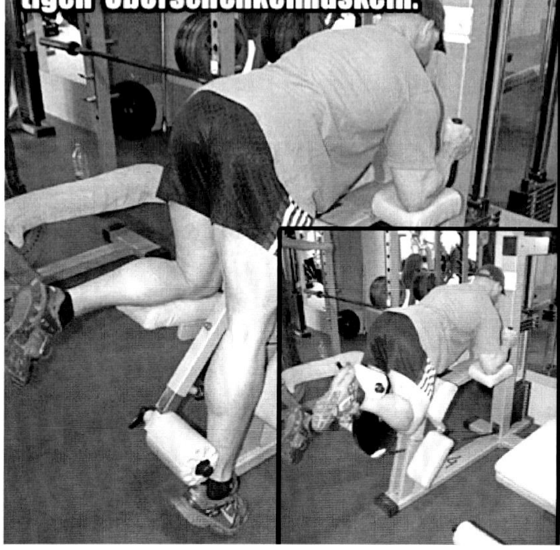

Beinbeugen ist eine der wenigen Isolationsübungen, welche eine echte und notwendige Daseinsberechtigung im Training haben. Wer schon länger am Eisen trainiert, schon einige Zeit den „Basic Plan“, und vor allem dessen und das PITT-Force® Prinzip (“So viel wie nötig und NICHT soviel wie möglich“) verinnerlicht hat und wer vor allem seine rückwärtigen Beinmuskeln/ „Beinbizepse“ nicht ausreichend mit Kniebeugen, Beinpressen oder Kreuzheben erreicht, sollte diese Übung auf jeden Fall hinzufügen. Pausiert wird in der Ausgangsposition (positiver Start). Achtung: „Abfälschen“ nimmt einer jeglichen Maschine ihren Sinn!

PITT-Force® Training - einfach, sauber, sicher, smart!

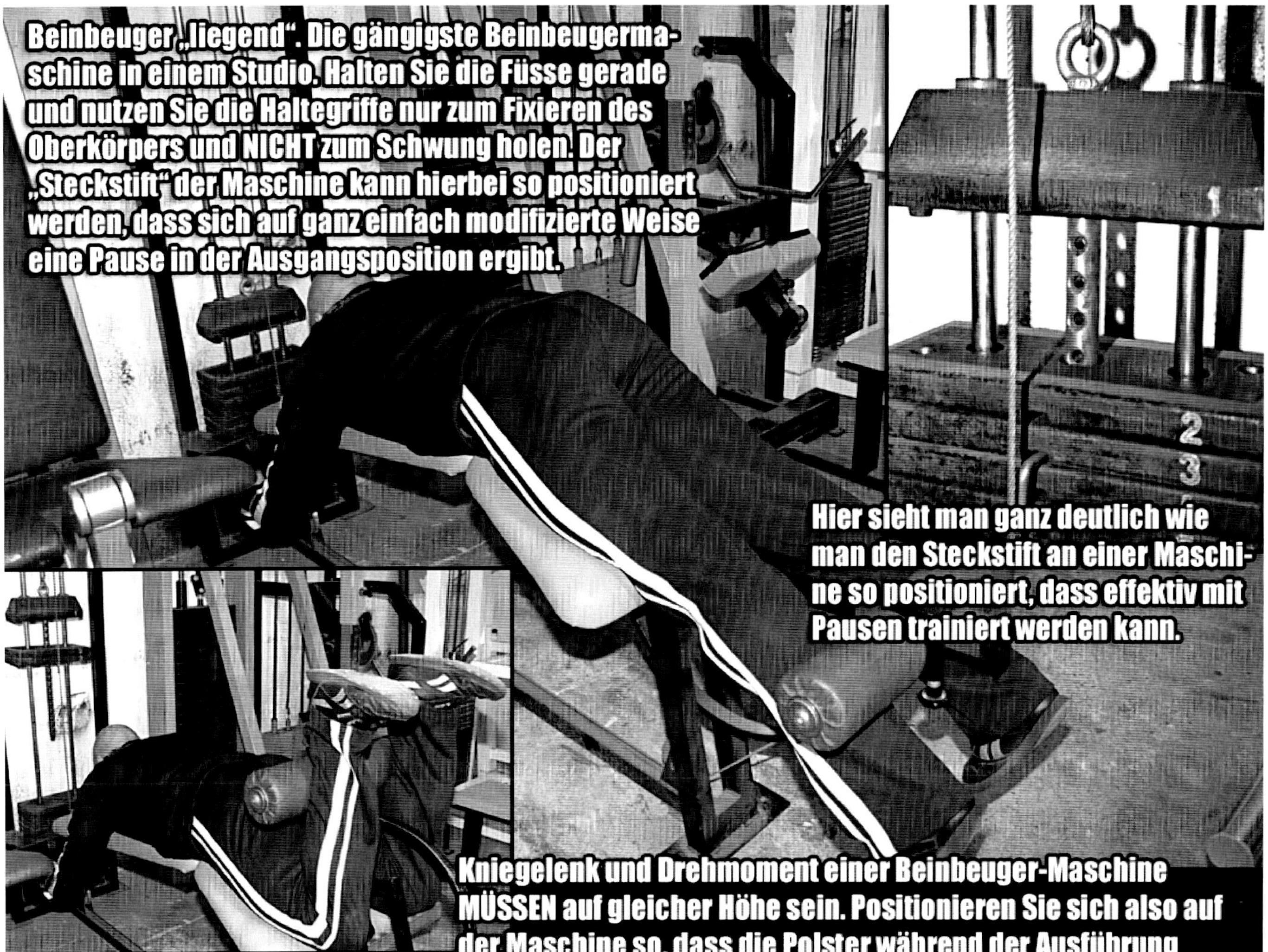

Beinbeuger „liegend". Die gängigste Beinbeugermaschine in einem Studio. Halten Sie die Füsse gerade und nutzen Sie die Haltegriffe nur zum Fixieren des Oberkörpers und NICHT zum Schwung holen. Der „Steckstift" der Maschine kann hierbei so positioniert werden, dass sich auf ganz einfach modifizierte Weise eine Pause in der Ausgangsposition ergibt.

Hier sieht man ganz deutlich wie man den Steckstift an einer Maschine so positioniert, dass effektiv mit Pausen trainiert werden kann.

Kniegelenk und Drehmoment einer Beinbeuger-Maschine MÜSSEN auf gleicher Höhe sein. Positionieren Sie sich also auf der Maschine so, dass die Polster während der Ausführung NICHT auf den Unterschenkeln wandern!

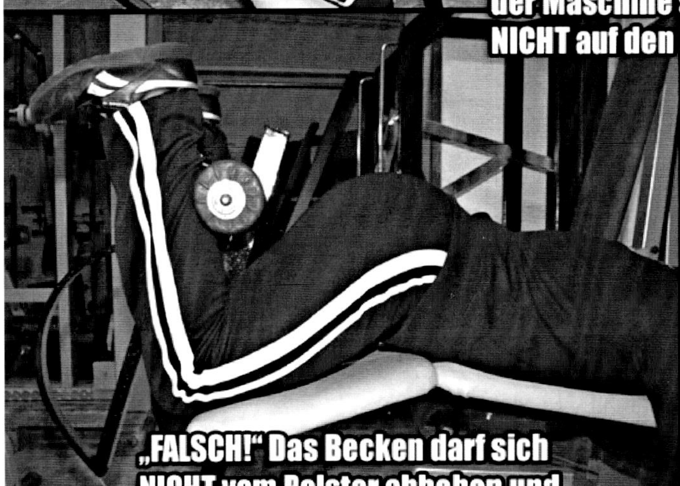

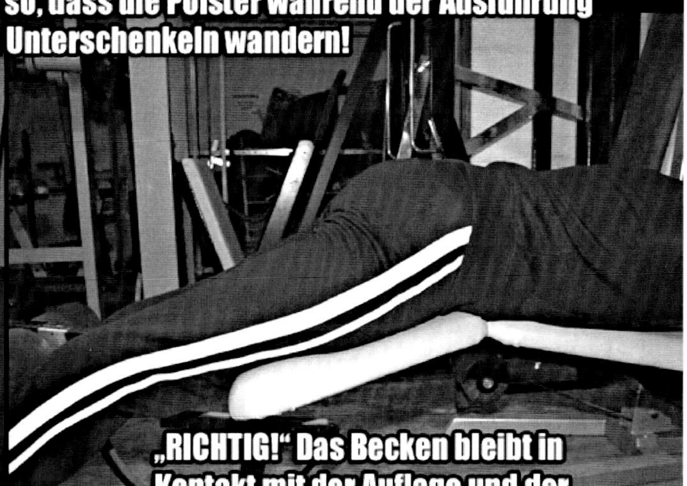

„FALSCH!" Das Becken darf sich NICHT vom Polster abheben und es sollte nicht aus dem „Kreuz" gezogen werden!

„RICHTIG!" Das Becken bleibt in Kontakt mit der Auflage und der Widerstand wird mit den Beinbeugemuskeln überwunden.

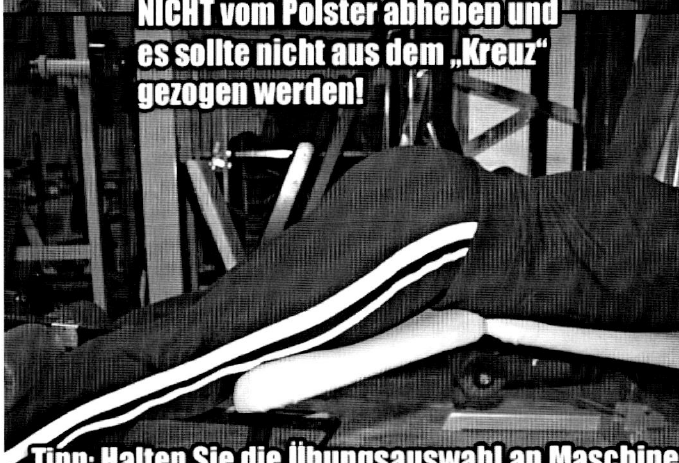

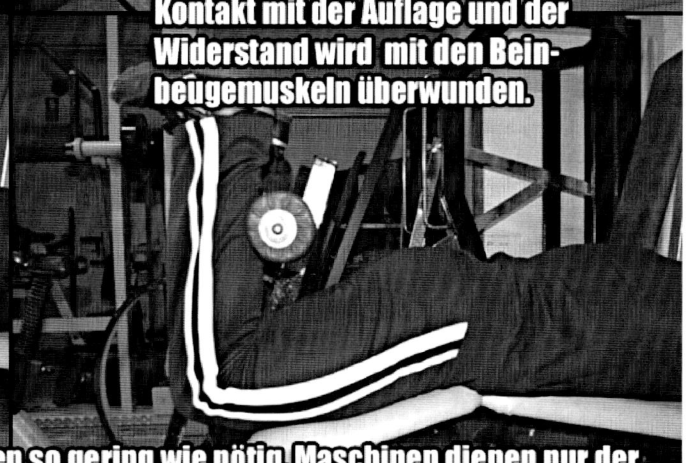

Tipp: Halten Sie die Übungsauswahl an Maschinen so gering wie nötig. Maschinen dienen nur der sinnvollen Ergänzung/ möglichen "Symbiose" eines Trainings mit „freiem Eisen". Bis zum heutigen Zeitpunkt wurden noch keine Maschinen entwickelt, welche schwere Lang- und Kurzhanteln völlig ersetzen können.

PITT-Force® Training - einfach, sauber, sicher, smart!

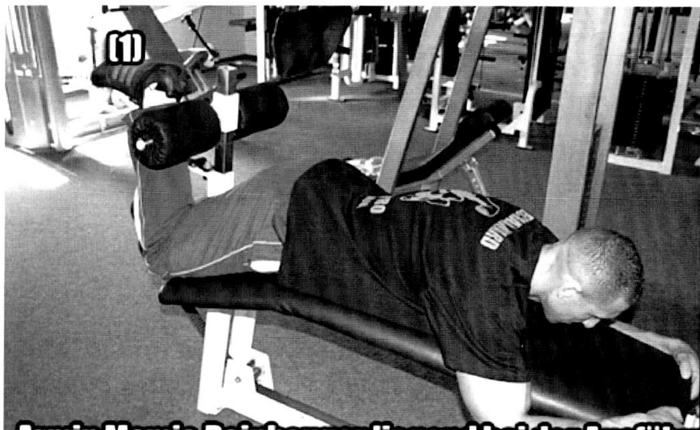

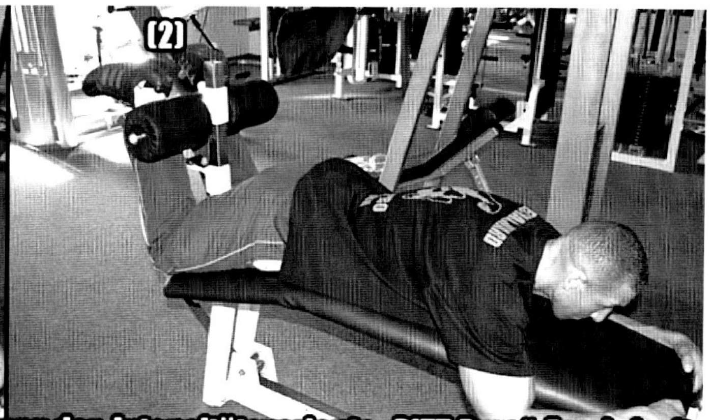

Armin Memic Beinbeuger liegend bei der Ausführung der Intensitätsvariante „PITT-Pure". Es wird mit EINEM Bein gestartet (1) Sobald die Endposition erreicht ist, wird das zweite Bein nachgezogen (2)

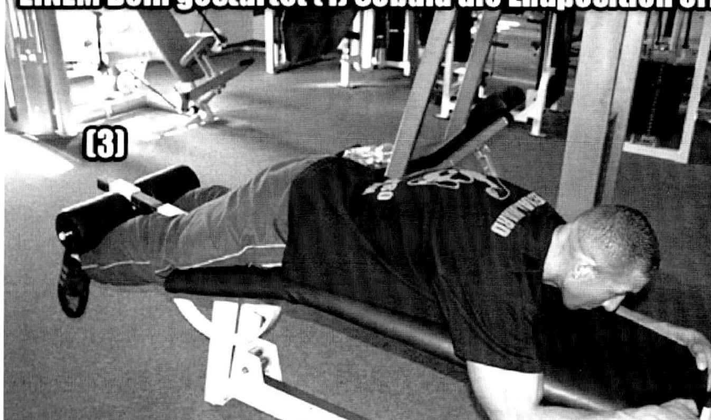

Anschliessend wird das Gewicht mit BEIDEN Beinen in die Ausgangsposition abgesenkt (3).

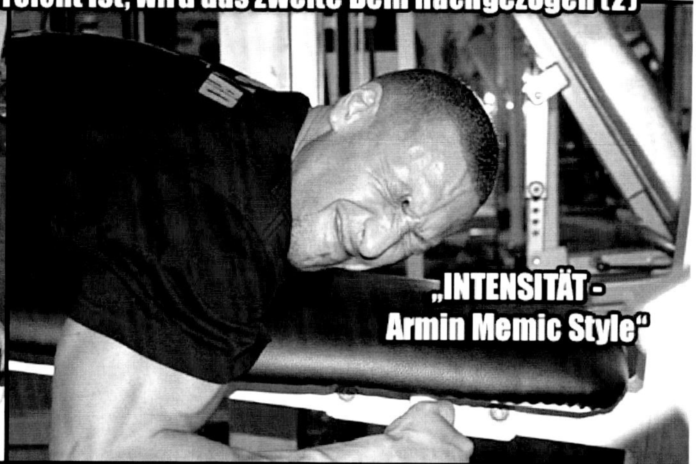

„INTENSITÄT - Armin Memic Style"

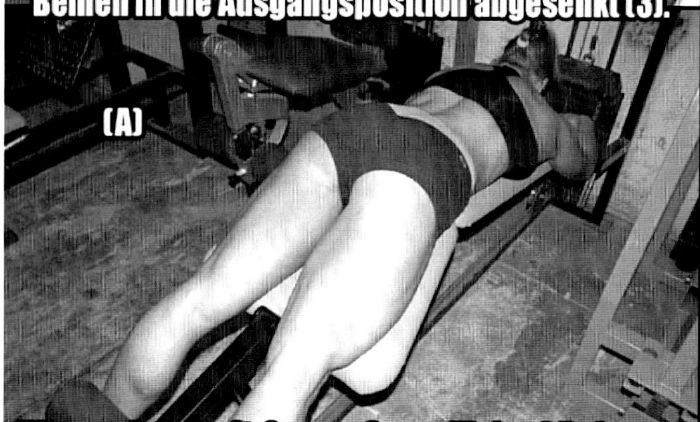

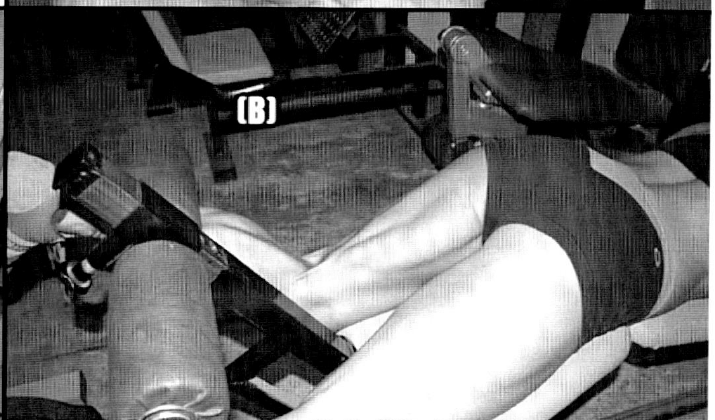

Hier nochmal mit dem anderen (linken) Bein und aus einer anderen Perspektive. Vorgeführt von Nicole Pfützenreuter.

Beide Beine ruhen zunächst in der Ausgangsposition (A), dann wird das linke Bein gebeugt (B) bis die Endposition erreicht ist (C). Anschliessend wird mit beiden Beinen das Gewicht abgesenkt (D)

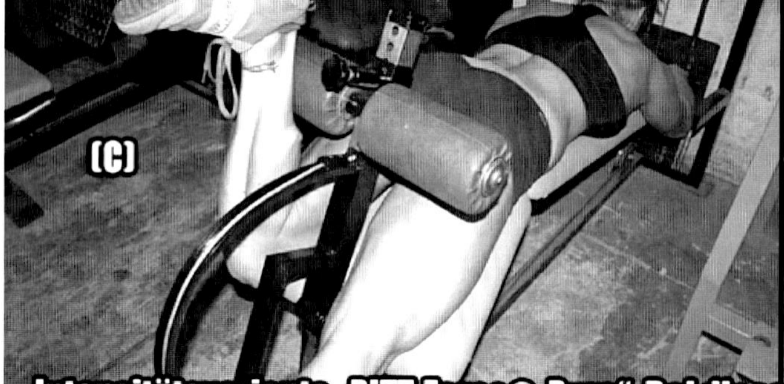

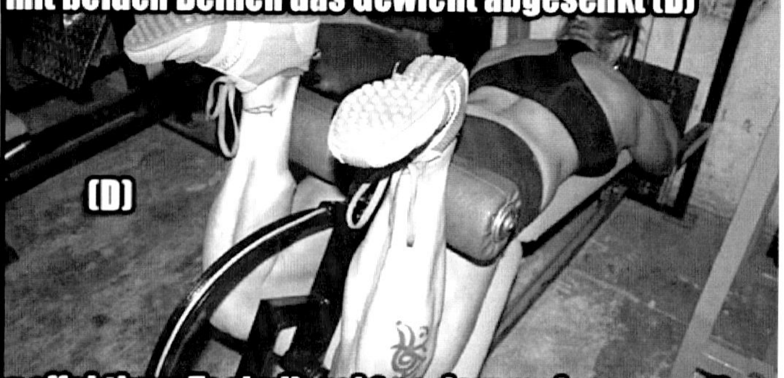

Intensitätsvariante „PITT-Force®-Pure": Bei dieser effektiven Technik geht es darum, dass man die Spannung der negative Phase ("exzentrische Kontraktion") einer Übung durch eine simple Modifizierung drastisch vermindert, damit der zu trainierende Muskel ausschliesslich in der positiven Phase hohen, langen und oftmaligen Spannungen ausgesetzt ist. Vor allem bei zurückliegenden Muskeln, die leicht zum „Muskelkater" neigen, bisher nur gering auf Training reagieren oder mit einer höheren Frequenz trainiert werden können (z.B. Waden), ist dieser Weg eine echte Option.

PITT-Force® Training - einfach, sauber, sicher, smart!

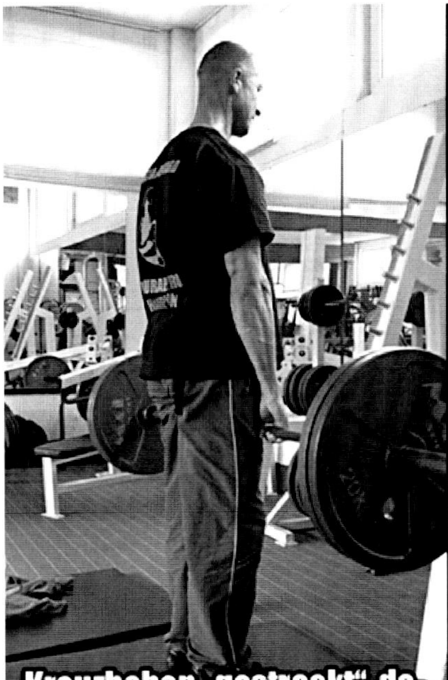

Kreuzheben „gestreckt", demonstriert von Armin Memic.

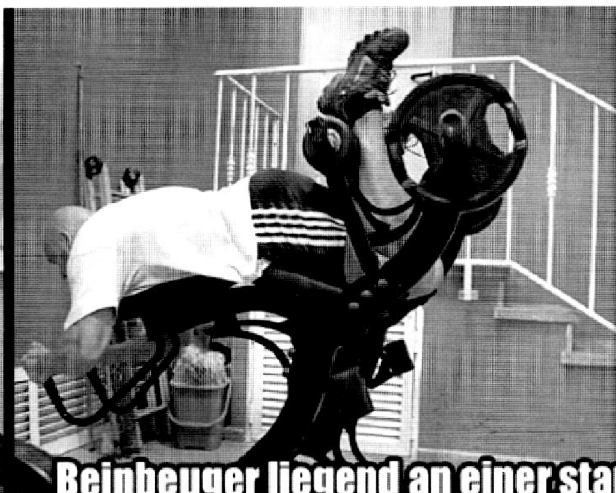

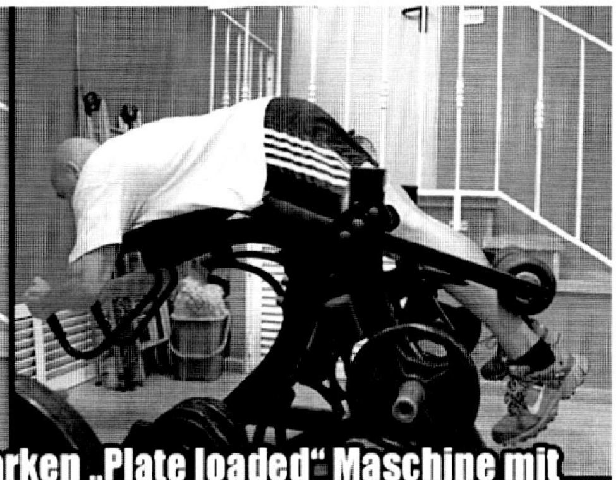

Beinbeuger liegend an einer starken „Plate loaded" Maschine mit höchstem Widerstand in der mittleren Kontraktion.

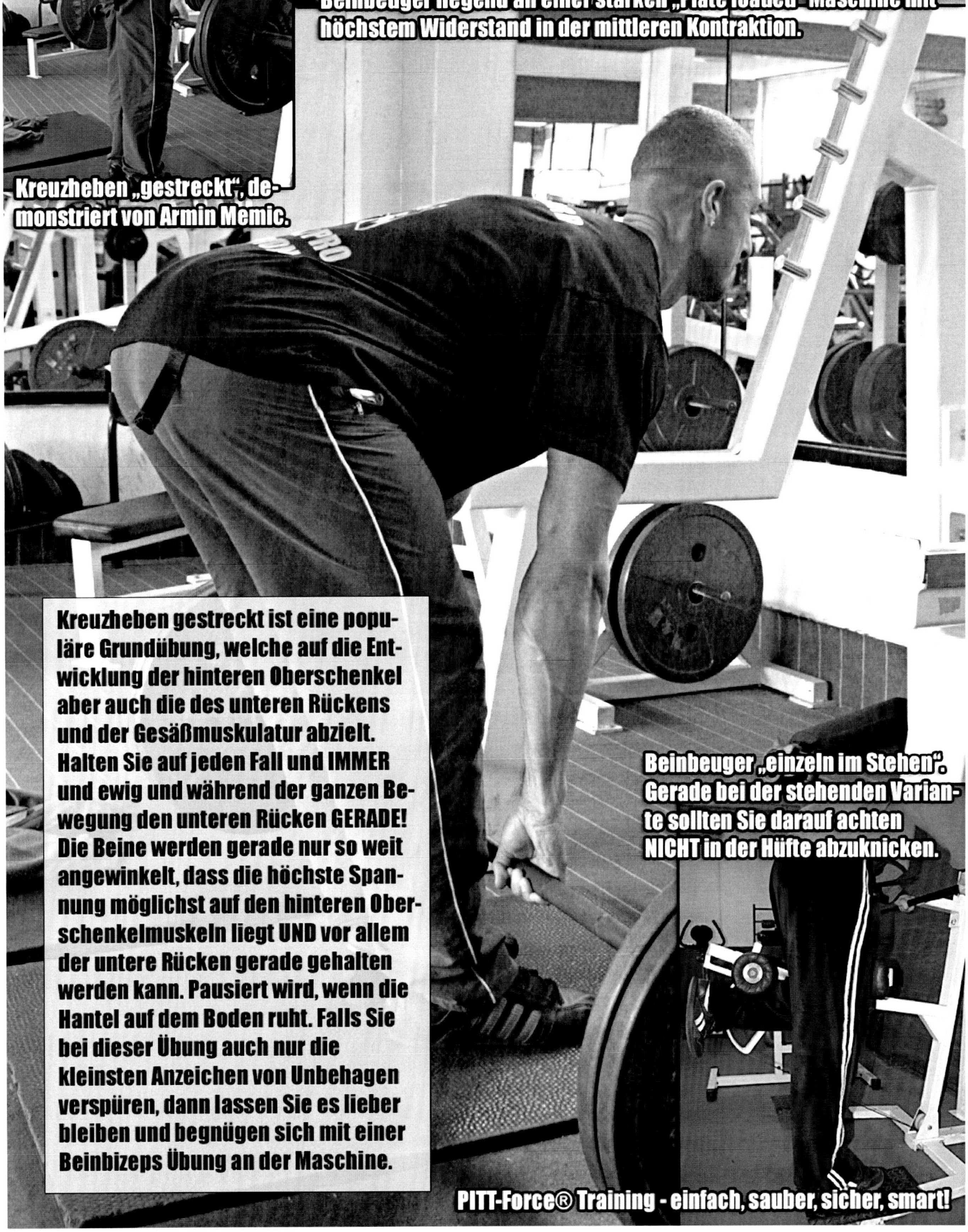

Kreuzheben gestreckt ist eine populäre Grundübung, welche auf die Entwicklung der hinteren Oberschenkel aber auch die des unteren Rückens und der Gesäßmuskulatur abzielt. Halten Sie auf jeden Fall und IMMER und ewig und während der ganzen Bewegung den unteren Rücken GERADE! Die Beine werden gerade nur so weit angewinkelt, dass die höchste Spannung möglichst auf den hinteren Oberschenkelmuskeln liegt UND vor allem der untere Rücken gerade gehalten werden kann. Pausiert wird, wenn die Hantel auf dem Boden ruht. Falls Sie bei dieser Übung auch nur die kleinsten Anzeichen von Unbehagen verspüren, dann lassen Sie es lieber bleiben und begnügen sich mit einer Beinbizeps Übung an der Maschine.

Beinbeuger „einzeln im Stehen". Gerade bei der stehenden Variante sollten Sie darauf achten NICHT in der Hüfte abzuknicken.

PITT-Force® Training - einfach, sauber, sicher, smart!

Isolationsübung:

Beinstrecken

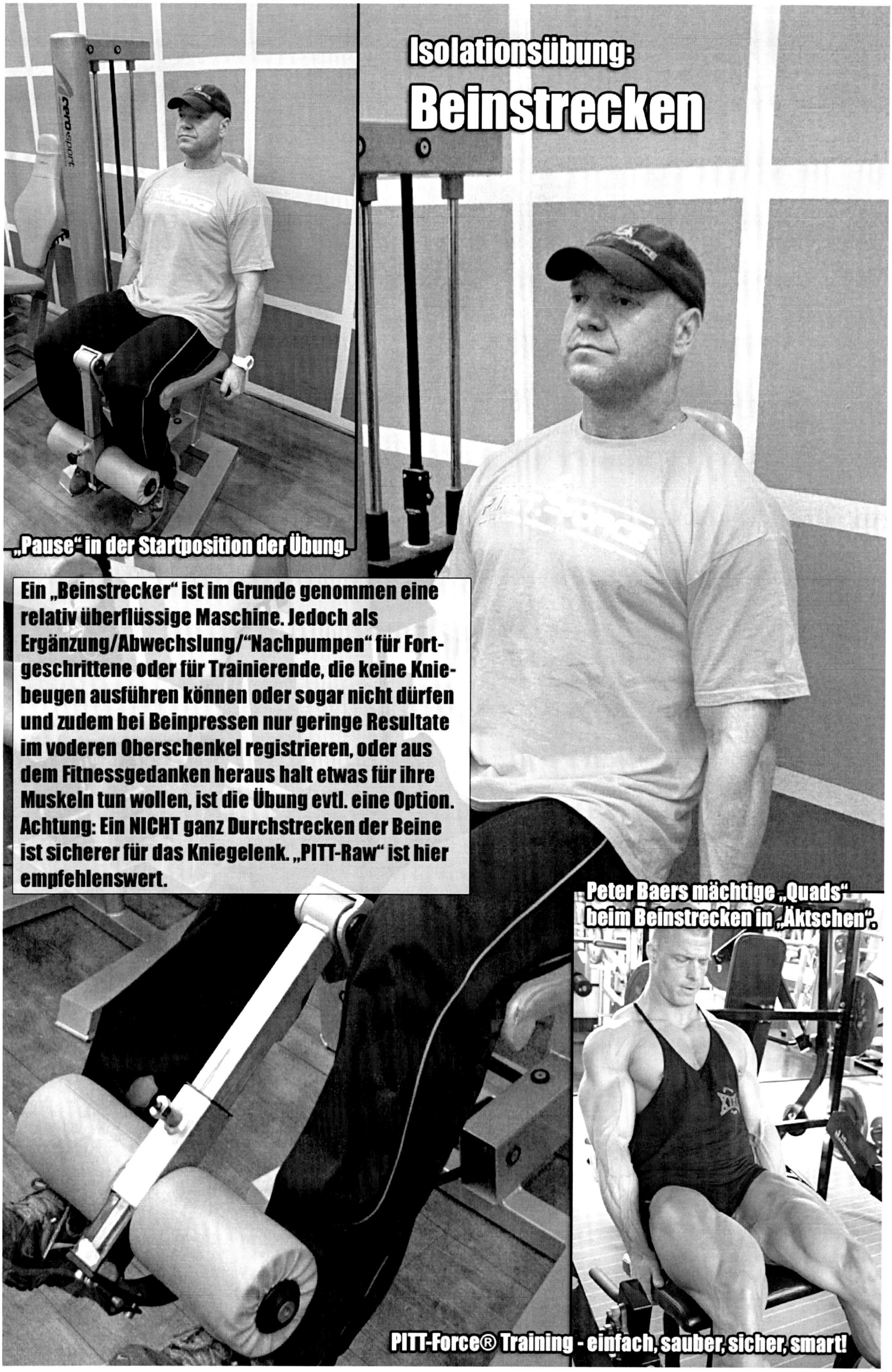

„Pause“ in der Startposition der Übung.

Ein „Beinstrecker“ ist im Grunde genommen eine relativ überflüssige Maschine. Jedoch als Ergänzung/Abwechslung/“Nachpumpen“ für Fortgeschrittene oder für Trainierende, die keine Kniebeugen ausführen können oder sogar nicht dürfen und zudem bei Beinpressen nur geringe Resultate im voderen Oberschenkel registrieren, oder aus dem Fitnessgedanken heraus halt etwas für ihre Muskeln tun wollen, ist die Übung evtl. eine Option. Achtung: Ein NICHT ganz Durchstrecken der Beine ist sicherer für das Kniegelenk. „PITT-Raw“ ist hier empfehlenswert.

Peter Baers mächtige „Quads“ beim Beinstrecken in „Äktschen“.

PITT-Force® Training - einfach, sauber, sicher, smart!

Spezialübung:
Beinbeuger ISO mit Kurzhantel

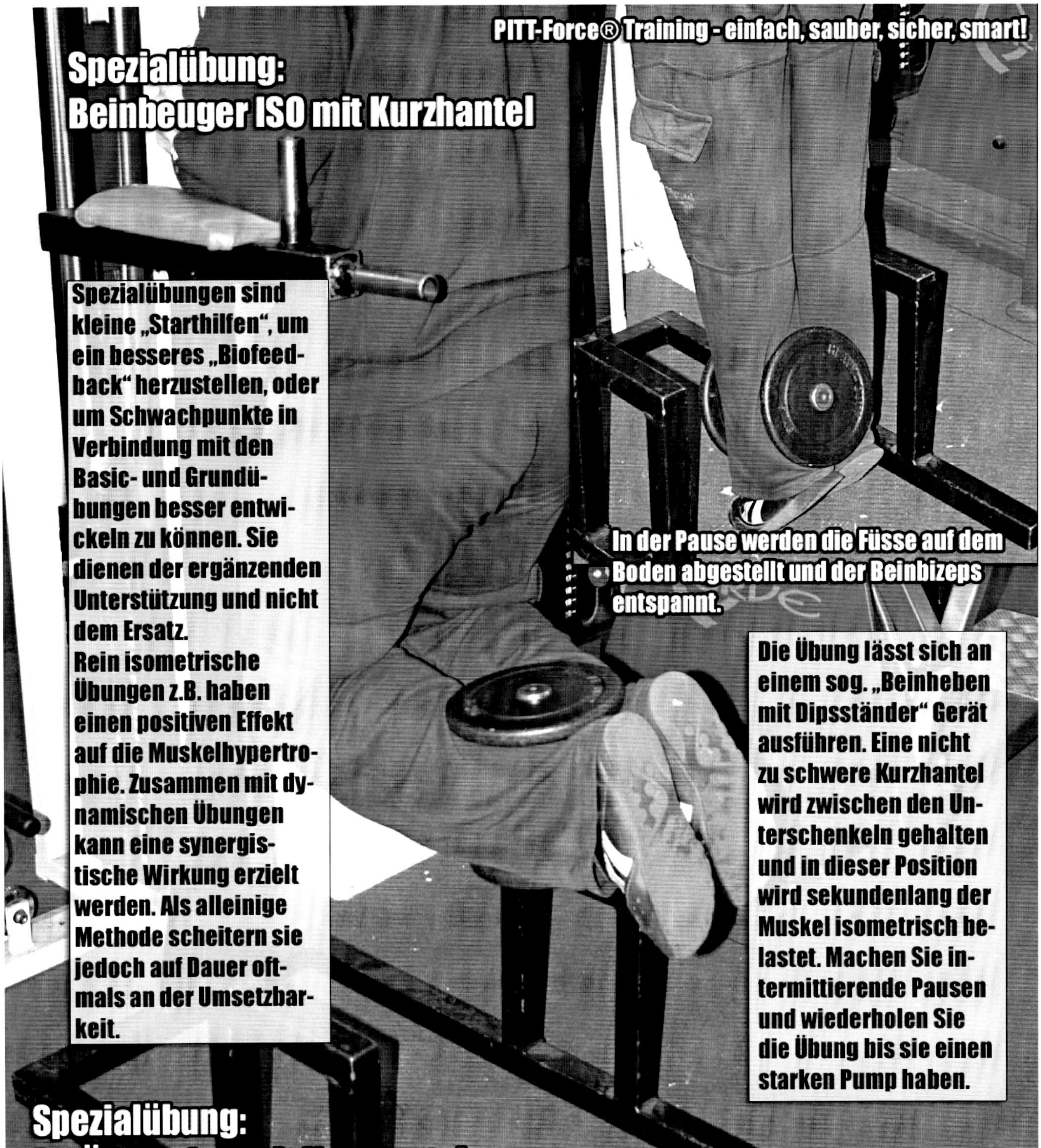

Spezialübungen sind kleine „Starthilfen", um ein besseres „Biofeedback" herzustellen, oder um Schwachpunkte in Verbindung mit den Basic- und Grundübungen besser entwickeln zu können. Sie dienen der ergänzenden Unterstützung und nicht dem Ersatz.
Rein isometrische Übungen z.B. haben einen positiven Effekt auf die Muskelhypertrophie. Zusammen mit dynamischen Übungen kann eine synergistische Wirkung erzielt werden. Als alleinige Methode scheitern sie jedoch auf Dauer oftmals an der Umsetzbarkeit.

In der Pause werden die Füsse auf dem Boden abgestellt und der Beinbizeps entspannt.

Die Übung lässt sich an einem sog. „Beinheben mit Dipsständer" Gerät ausführen. Eine nicht zu schwere Kurzhantel wird zwischen den Unterschenkeln gehalten und in dieser Position wird sekundenlang der Muskel isometrisch belastet. Machen Sie intermittierende Pausen und wiederholen Sie die Übung bis sie einen starken Pump haben.

Spezialübung:
Po-Übung frei mit Kurzhantel

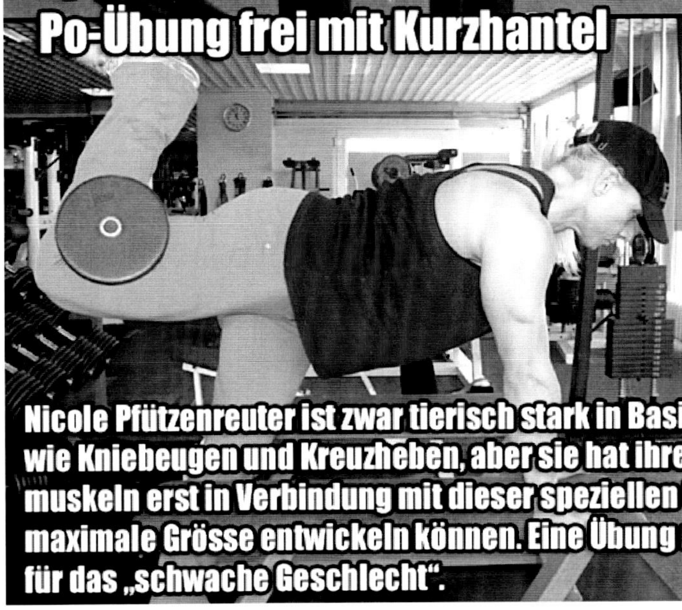

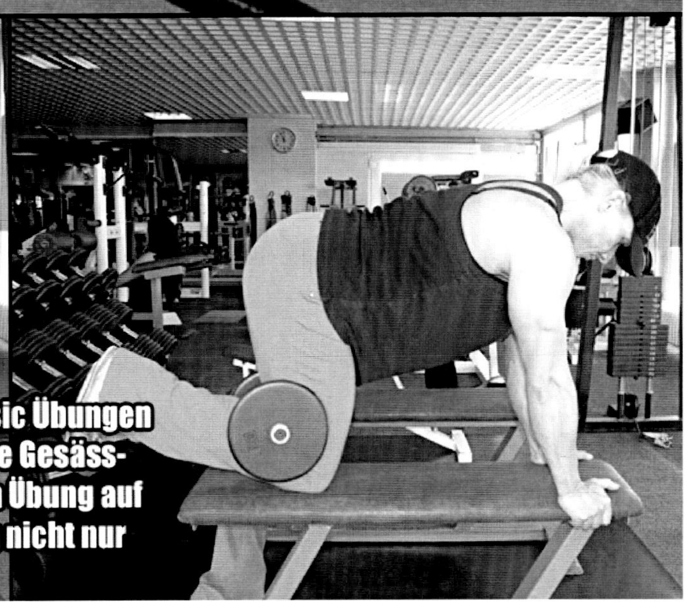

Nicole Pfützenreuter ist zwar tierisch stark in Basic Übungen wie Kniebeugen und Kreuzheben, aber sie hat ihre Gesässmuskeln erst in Verbindung mit dieser speziellen Übung auf maximale Grösse entwickeln können. Eine Übung nicht nur für das „schwache Geschlecht".

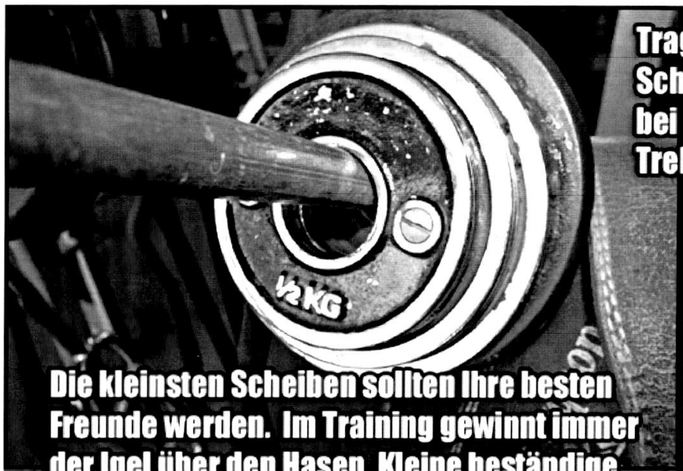

Die kleinsten Scheiben sollten Ihre besten Freunde werden. Im Training gewinnt immer der Igel über den Hasen. Kleine beständige Steigerungen sind der Weg zum verdienten Erfolg.

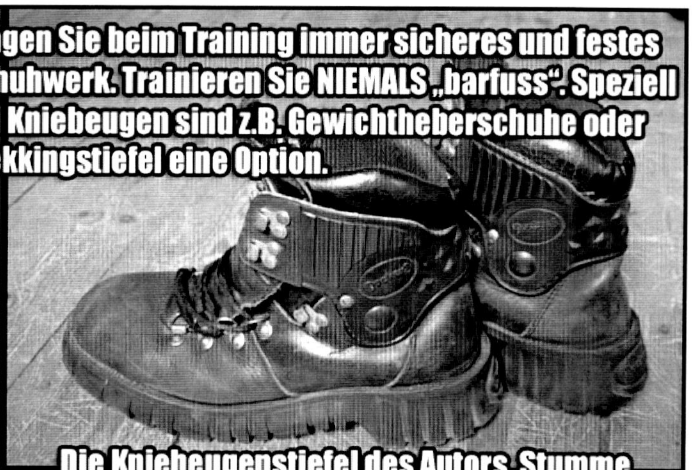

Tragen Sie beim Training immer sicheres und festes Schuhwerk. Trainieren Sie NIEMALS „barfuss“. Speziell bei Kniebeugen sind z.B. Gewichtheberschuhe oder Trekkingstiefel eine Option.

Die Kniebeugenstiefel des Autors. Stumme Zeugen unzähliger harter Workouts.

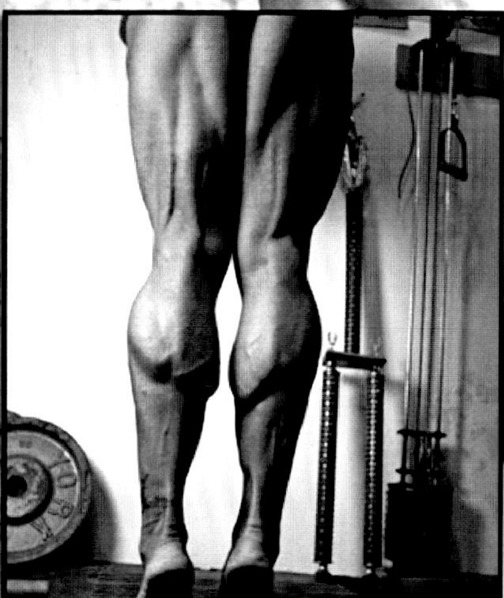

Ihre hinteren Muskeln sind genauso wichtig und schön wie alle anderen Muskeln Ihres Körpers, wie Nicole auf diesem Foto eindrucksvoll beweist.

Peter überprüft seine Oberschenkelentwicklung vor dem Spiegel. „Visualisieren“ ist eine echte Option und den Muskel zwischen den Sätzen anzuspannen, ist gutes Training.

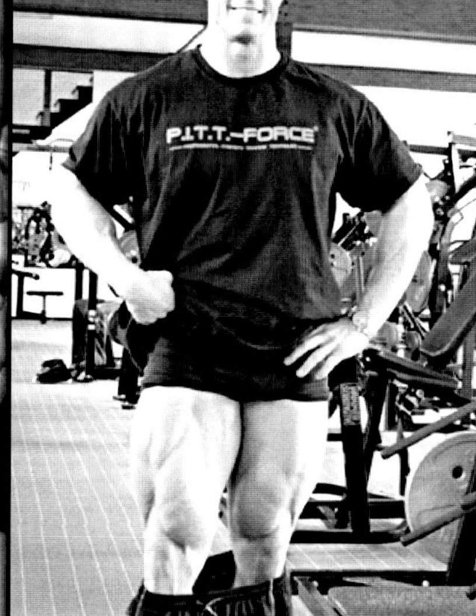

Es ist völlig ausreichend, wenn Sie Ihre Beine nur einmal die Woche schwer trainieren. Einmal schwer und einmal leicht sind das absolute Maximum. Aber auch nur dann, wenn das Gesamtvolumen an Übungen gering gehalten wird, wie z.B. beim „Basic-Plan“.

Tipp: Wer beim Training meint immer alles zu geben und bei jedem Training bis an seine Grenzen gehen zu müssen, wird immer einer von denen sein, die weit unter ihrer möglichen Entwicklung bleiben. Jeder erfolgreiche Trainierende in der Geschichte des Eisens und auf dieser Welt, wechselt schwere und leichte Phasen rhythmisch ab. Dies kann man bewusst planen oder aber mit Hilfe der eigenen „Intuition“/“Biofeedback“ steuern. Lernen Sie auf Ihren Körper zu hören und NICHT auf Ihr „Ego“.

PITT-Force® Training - einfach, sauber, sicher, smart!

Übungen für eine gewaltige

Brust

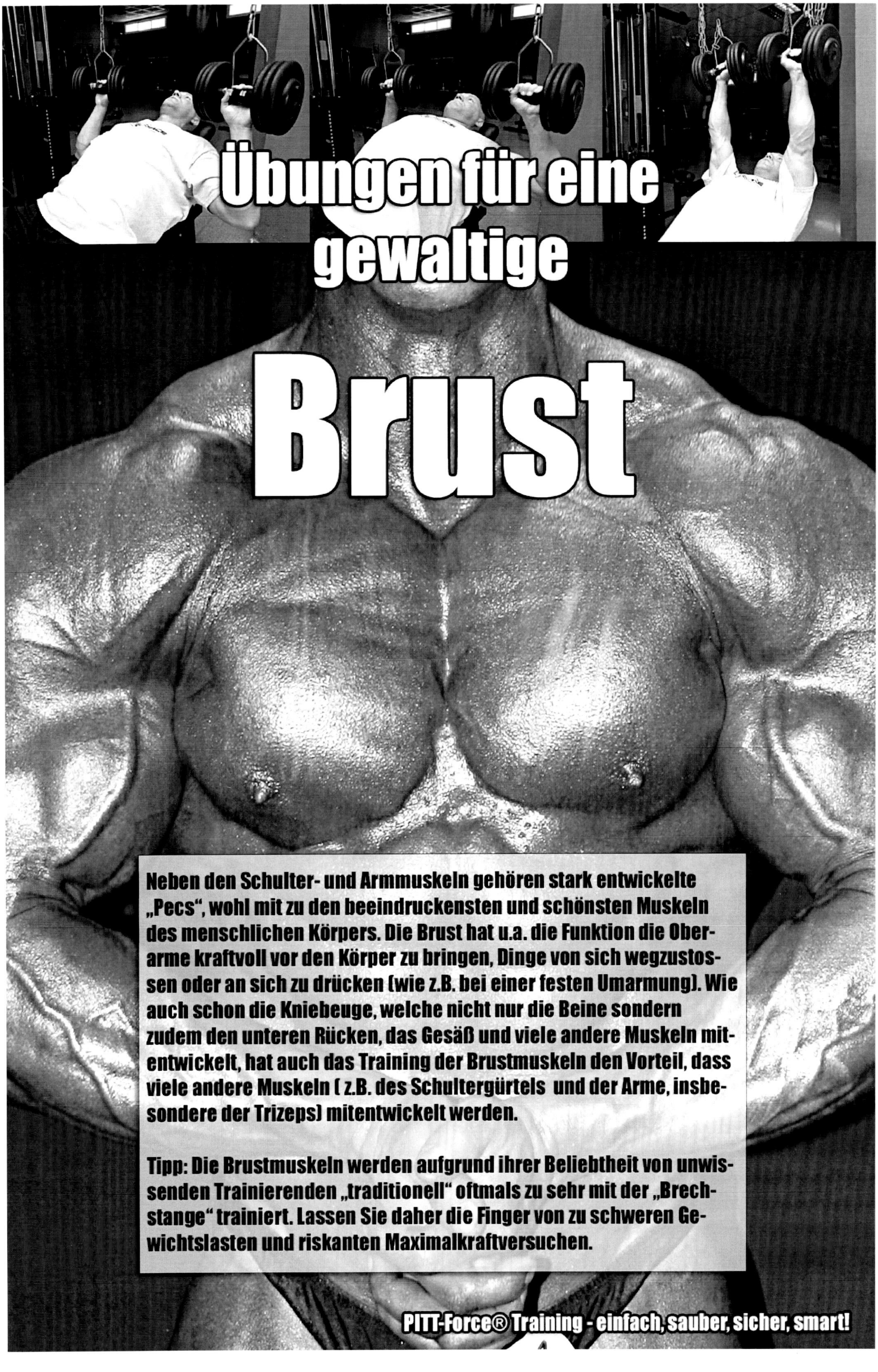

Neben den Schulter- und Armmuskeln gehören stark entwickelte „Pecs", wohl mit zu den beeindruckensten und schönsten Muskeln des menschlichen Körpers. Die Brust hat u.a. die Funktion die Oberarme kraftvoll vor den Körper zu bringen, Dinge von sich wegzustossen oder an sich zu drücken (wie z.B. bei einer festen Umarmung). Wie auch schon die Kniebeuge, welche nicht nur die Beine sondern zudem den unteren Rücken, das Gesäß und viele andere Muskeln mitentwickelt, hat auch das Training der Brustmuskeln den Vorteil, dass viele andere Muskeln (z.B. des Schultergürtels und der Arme, insbesondere der Trizeps) mitentwickelt werden.

Tipp: Die Brustmuskeln werden aufgrund ihrer Beliebtheit von unwissenden Trainierenden „traditionell" oftmals zu sehr mit der „Brechstange" trainiert. Lassen Sie daher die Finger von zu schweren Gewichtslasten und riskanten Maximalkraftversuchen.

PITT-Force® Training - einfach, sauber, sicher, smart!

Verwenden Sie bei allen Übungen im Powerrack mit „positivem Start“ sog. „Schaumstoffisolierungen“. Das macht die Übungen “weicher“ und schont Ihre Gelenke.

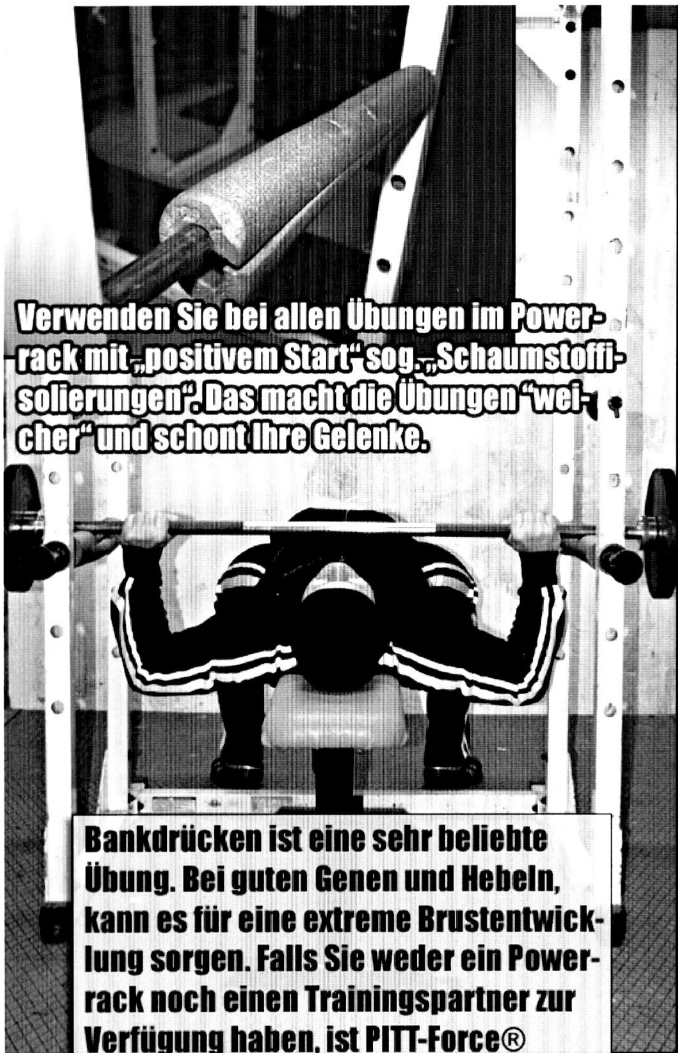

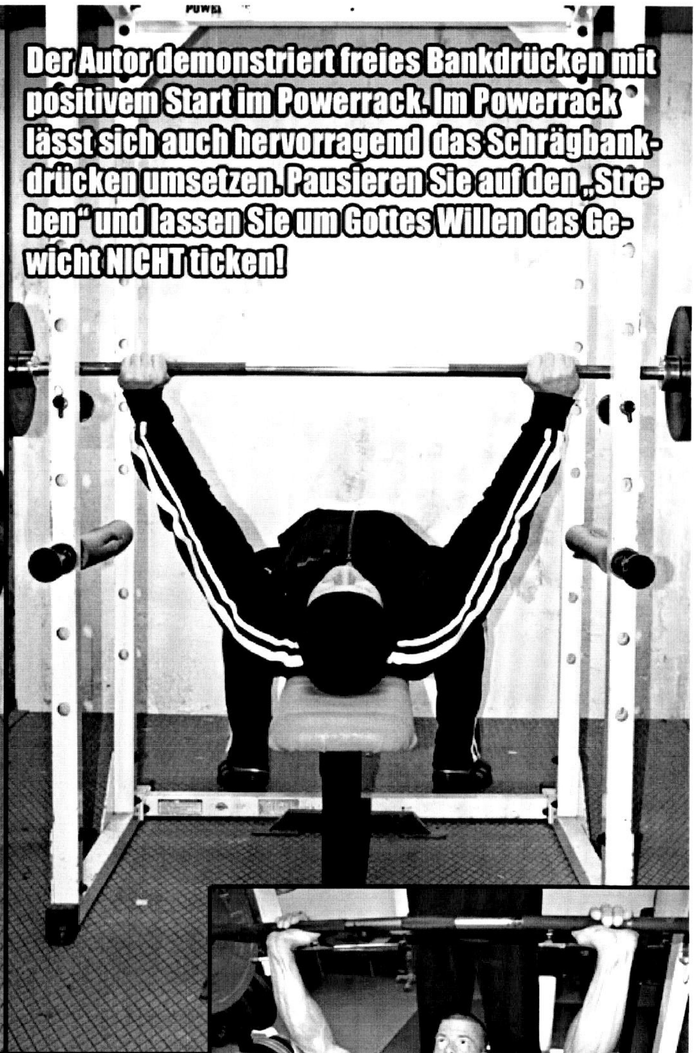

Der Autor demonstriert freies Bankdrücken mit positivem Start im Powerrack. Im Powerrack lässt sich auch hervorragend das Schrägbankdrücken umsetzen. Pausieren Sie auf den „Streben“ und lassen Sie um Gottes Willen das Gewicht NICHT ticken!

Bankdrücken ist eine sehr beliebte Übung. Bei guten Genen und Hebeln, kann es für eine extreme Brustentwicklung sorgen. Falls Sie weder ein Powerrack noch einen Trainingspartner zur Verfügung haben, ist PITT-Force® „Hardcore“ eine Option. Ca. 8-12 durchgehende Wdh, dann Pause und dann weitere Einzel-Wdh.

Peter Baers beim „Schrägbankdrücken“ - eine der besten Übungen. Peter weiß um die Wichtigkeit einer wohlgeformten Brust. Er gestaltet sein Training entsprechend clever mit dem Schwerpunkt auf schräge Drückvarianten.

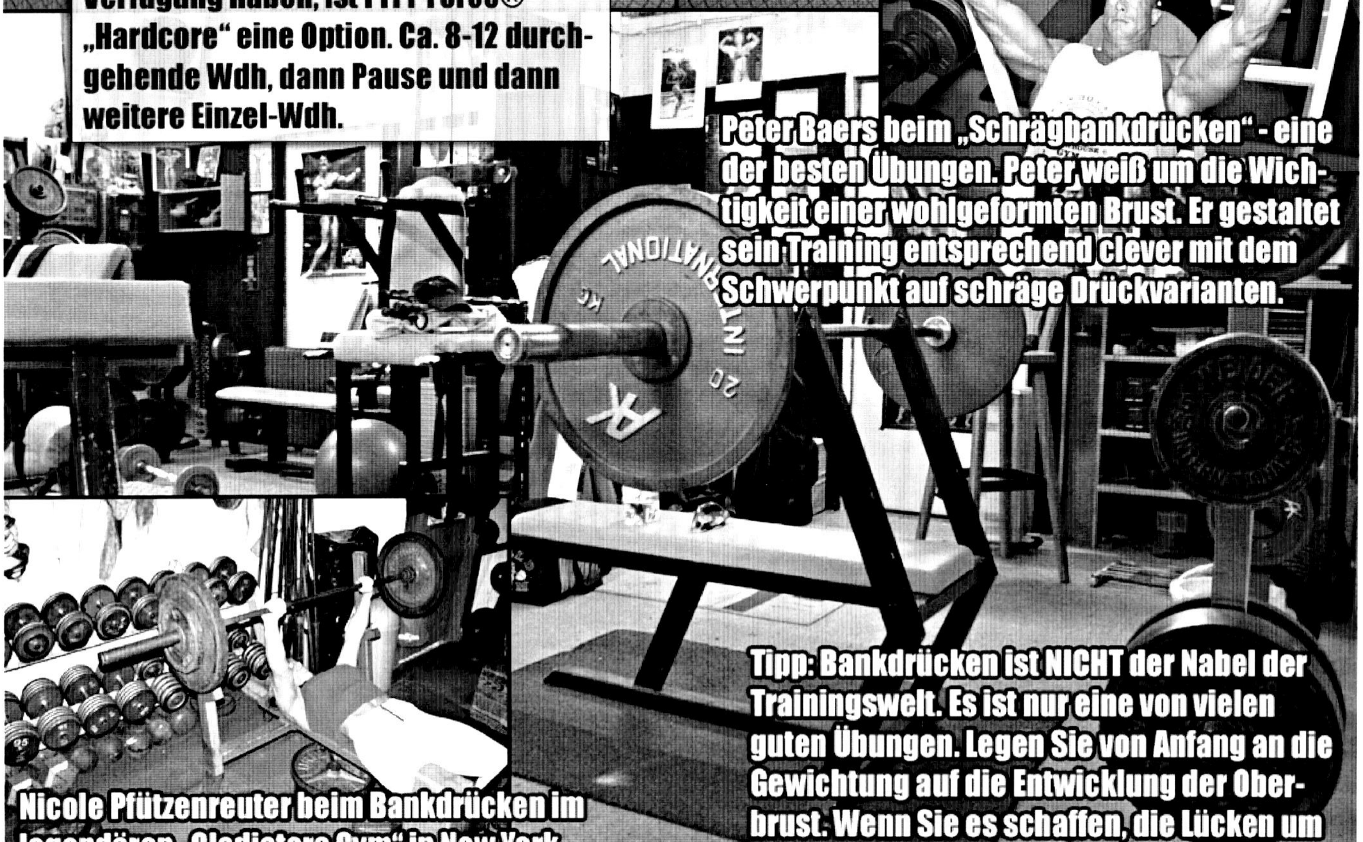

Nicole Pfützenreuter beim Bankdrücken im legendären „Gladiators Gym“ in New York. Sie schafft 130 Kg, was ihr den Landesmeistertitel in dieser Disziplin brachte.

PITT-Force® Training - einfach, sauber, sicher, smart!

Tipp: Bankdrücken ist NICHT der Nabel der Trainingswelt. Es ist nur eine von vielen guten Übungen. Legen Sie von Anfang an die Gewichtung auf die Entwicklung der Oberbrust. Wenn Sie es schaffen, die Lücken um Ihre Schlüsselbeine mit reichlich „Beef“ zu füllen, haben Sie schon ein kleines Kunstwerk für sich erschaffen. Gleichmäßige „Stahlplatten“ schlagen immer unförmige „Hängebrüste“.

Es empfiehlt sich, dass ein Trainingspartner beim Herausheben und Ablegen der Hantel aktiv mithilft (1). Das Gewicht wird langsam und kontrolliert abgesenkt (2) bis die Oberbrust erreicht ist (3). Von hier wird das Gewicht kraftvoll nach oben gedrückt (4). Der Partner bleibt passiver Beobachter. Anschließend wird kurz pausiert (5) und wieder von vorne begonnen (1).

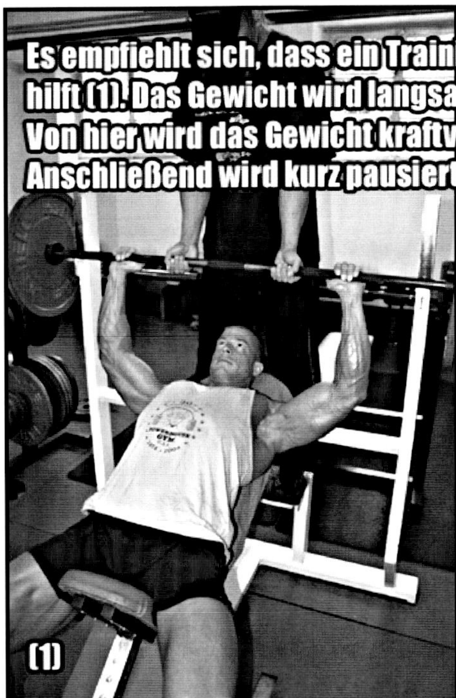

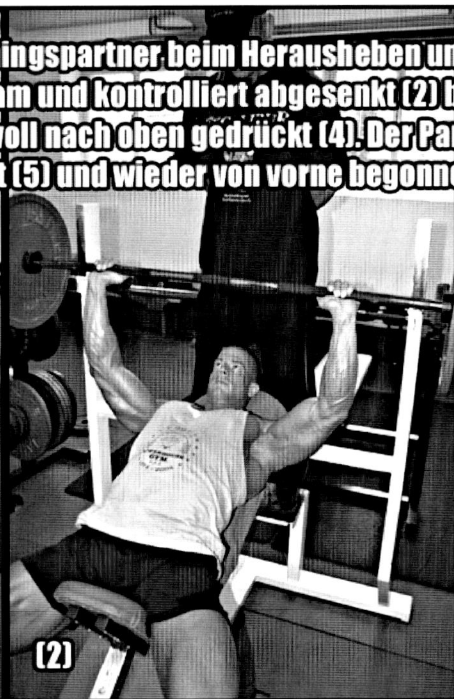

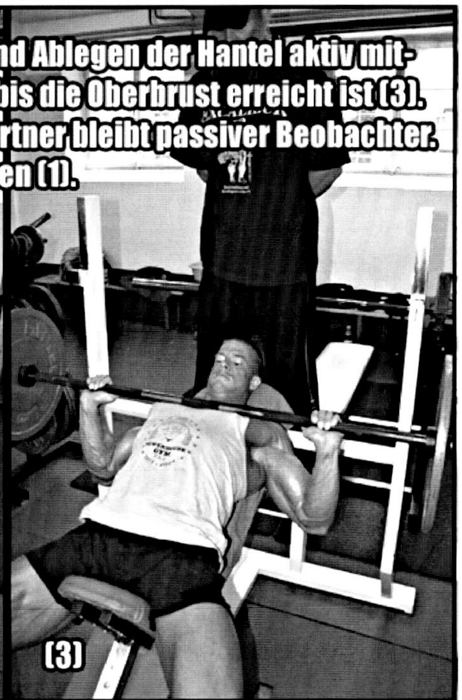

Basic-Übung:

Schrägbankdrücken

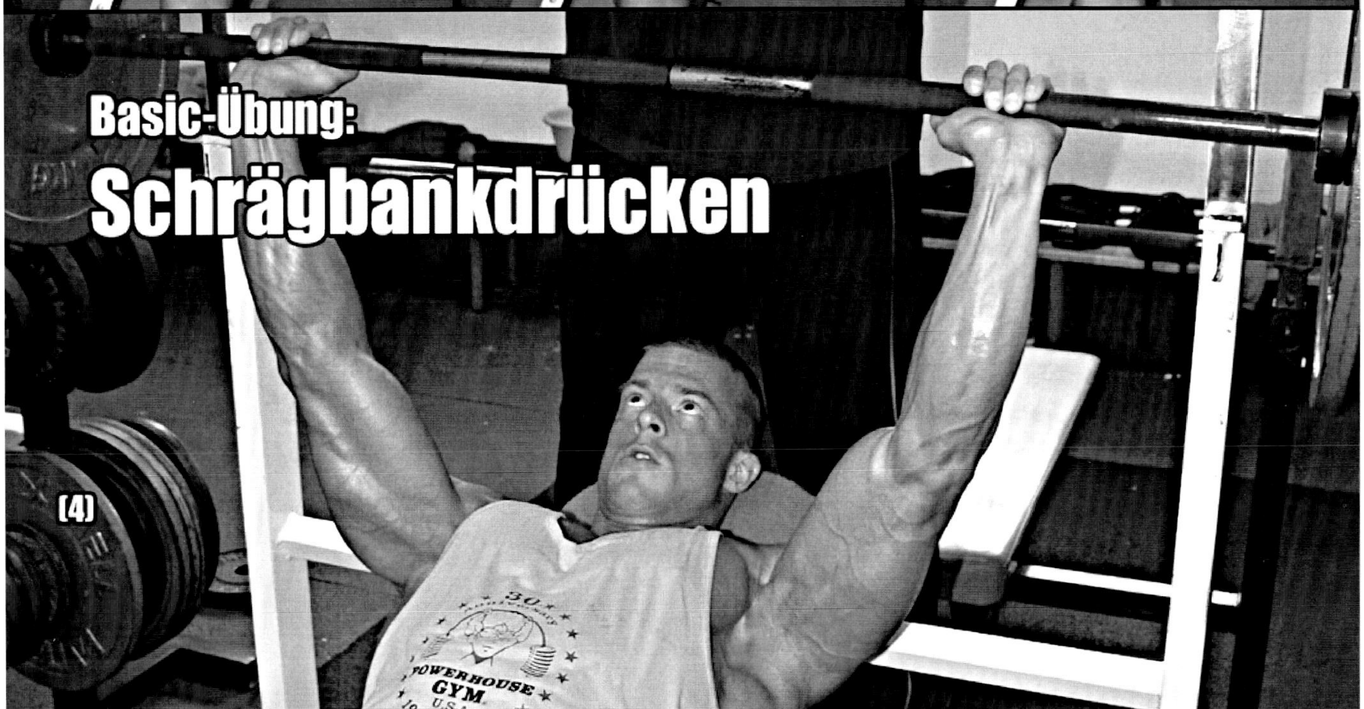

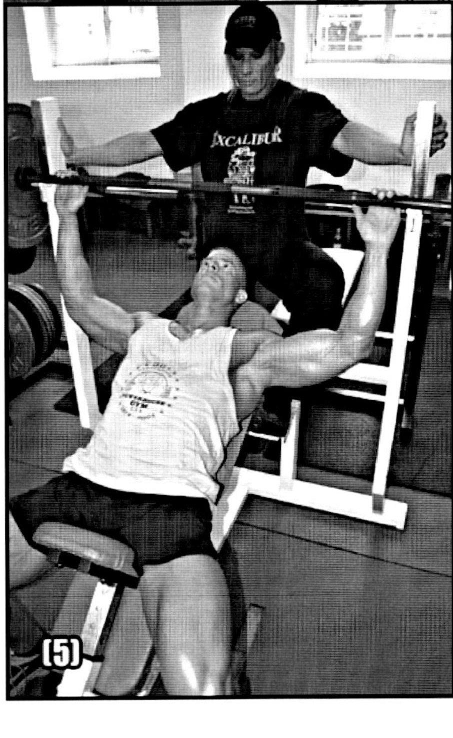

Schrägbankdrücken ist neben Kniebeugen eine weitere Basic-Übung, welche zu einem „herkulischen" Aussehen verhelfen kann. Es ist wichtig, dass die Schultern während der Übung nach hinten und unten gezogen werden und der Brustkorb nach vorne gewölbt wird, OHNE dass es zu einem zu starken Hohlkreuz kommt. Es ist ein weitverbreitetes ÜBEL, dass der Trainingspartner beim Drücken aktiv an der Stange mithilft. Wahre Kraft braucht NICHT zu schummeln. Gute Trainierende schaffen es aus eigener Kraft!

PITT-Force® Training - einfach, sauber, sicher, smart!

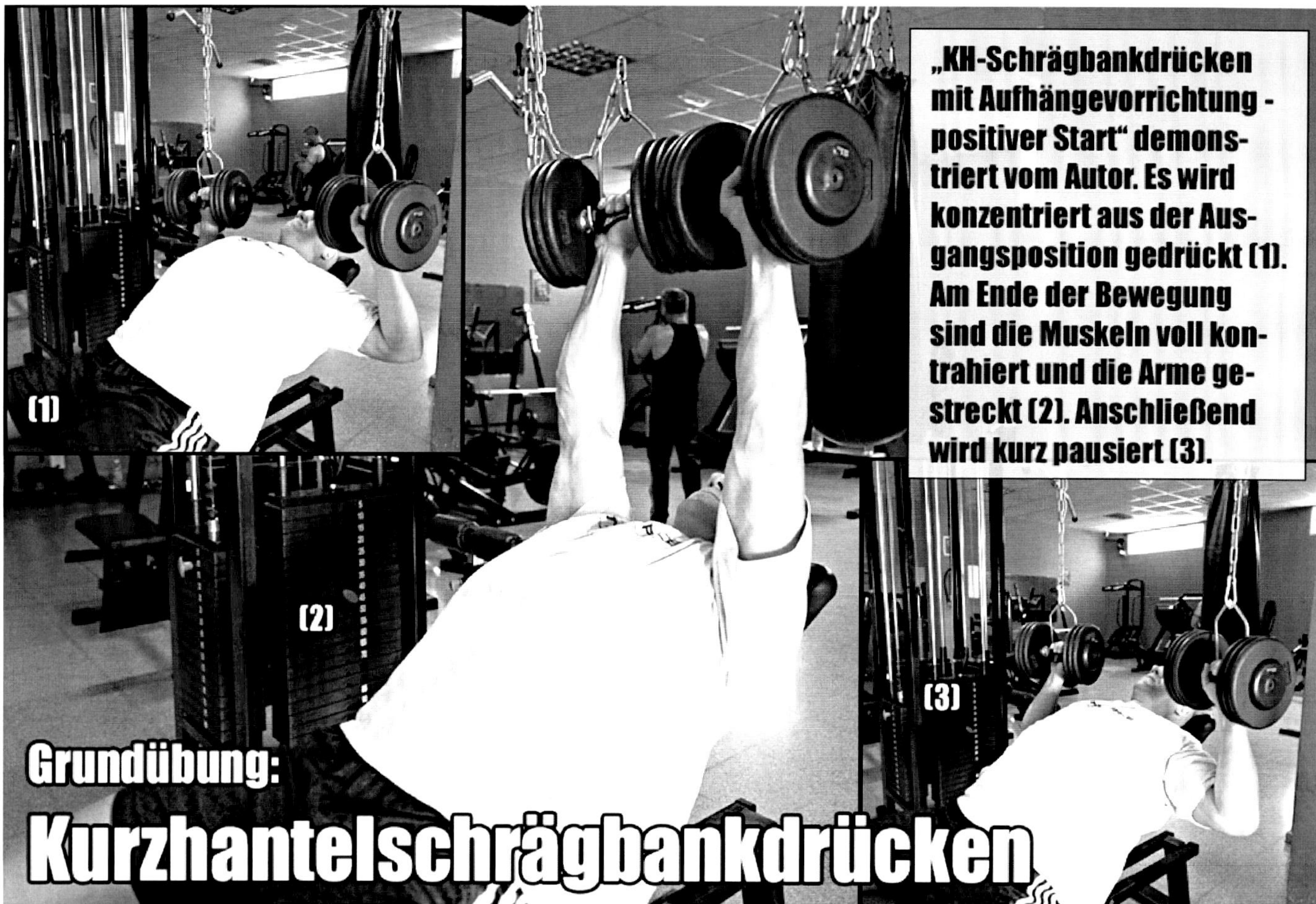

„KH-Schrägbankdrücken mit Aufhängevorrichtung - positiver Start“ demonstriert vom Autor. Es wird konzentriert aus der Ausgangsposition gedrückt (1). Am Ende der Bewegung sind die Muskeln voll kontrahiert und die Arme gestreckt (2). Anschließend wird kurz pausiert (3).

(1)

(2)

(3)

Grundübung:

Kurzhantelschrägbankdrücken

Übungen mit Kurzhanteln bieten vielerlei Optionen. Die koordinativen Ansprüche sind höher, der Bewegungsumfang ist erweitert und sog. „muskuläre Dysbalancen“, also z.B. ein Ungleichgewicht zwischen linker und rechter Muskulatur, wird entgegengewirkt. Training mit Kurzhanteln bringt eine sinnvolle Variation/Ergänzung und macht einfach viel Spaß. Gerade wenn Sie leistungsmässig trainieren, sollten Übungen mit Lang- UND Kurzhanteln DAS solide Fundament Ihres Trainings bilden.

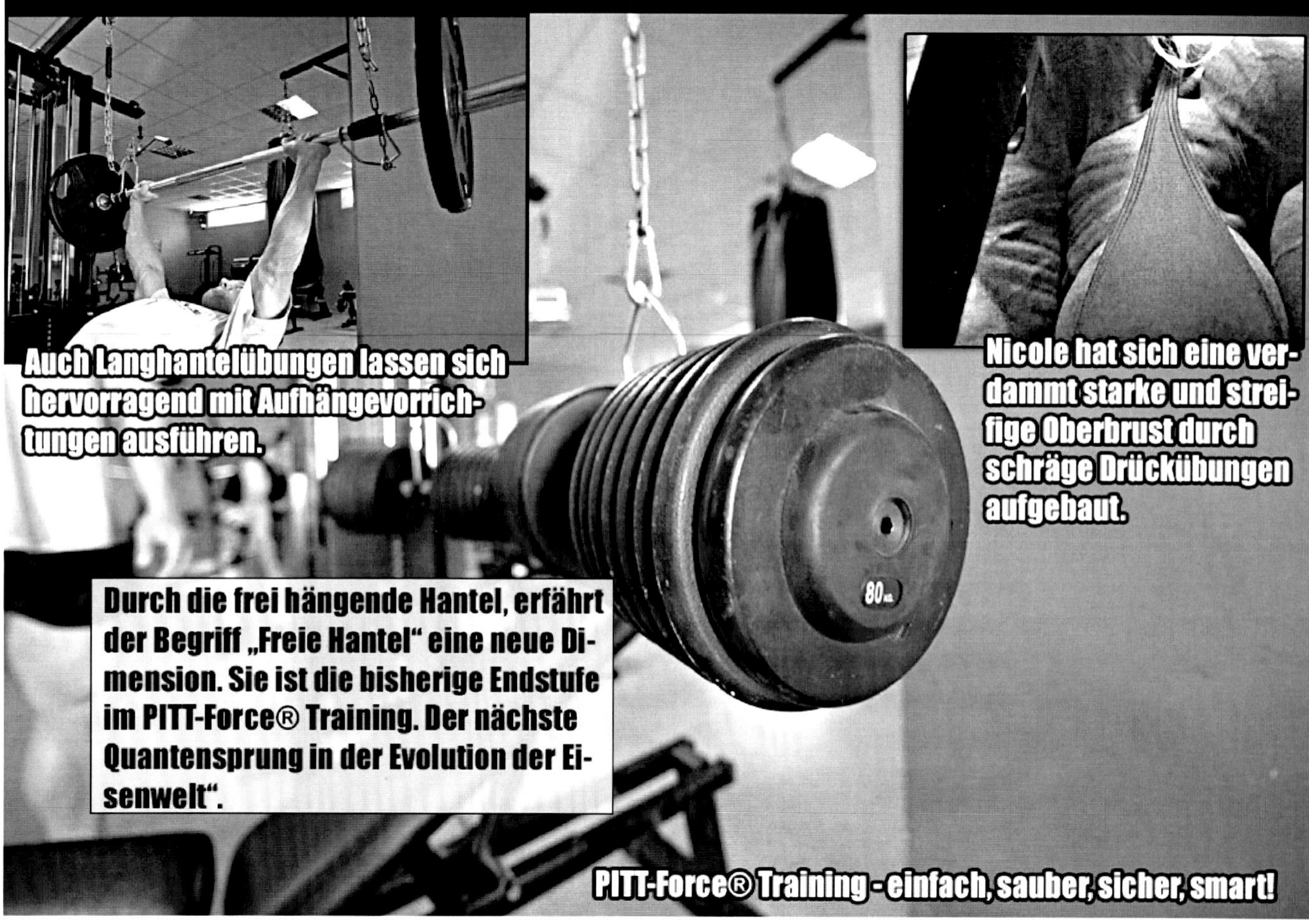

Auch Langhantelübungen lassen sich hervorragend mit Aufhängevorrichtungen ausführen.

Nicole hat sich eine verdammt starke und streifige Oberbrust durch schräge Drückübungen aufgebaut.

Durch die frei hängende Hantel, erfährt der Begriff „Freie Hantel“ eine neue Dimension. Sie ist die bisherige Endstufe im PITT-Force® Training. Der nächste Quantensprung in der Evolution der Eisenwelt“.

PITT-Force® Training - einfach, sauber, sicher, smart!

KH-Bankdrücken auf dem Boden

„Floor-Press“

In der Startposition ruhen die Arme auf dem Boden. Die Gewichte werden so gehalten, dass die „Push“-Muskulatur entspannt ist (1). Es folgt der Spannungsaufbau (isometrische Phase) und das Drücken der Hanteln (2).

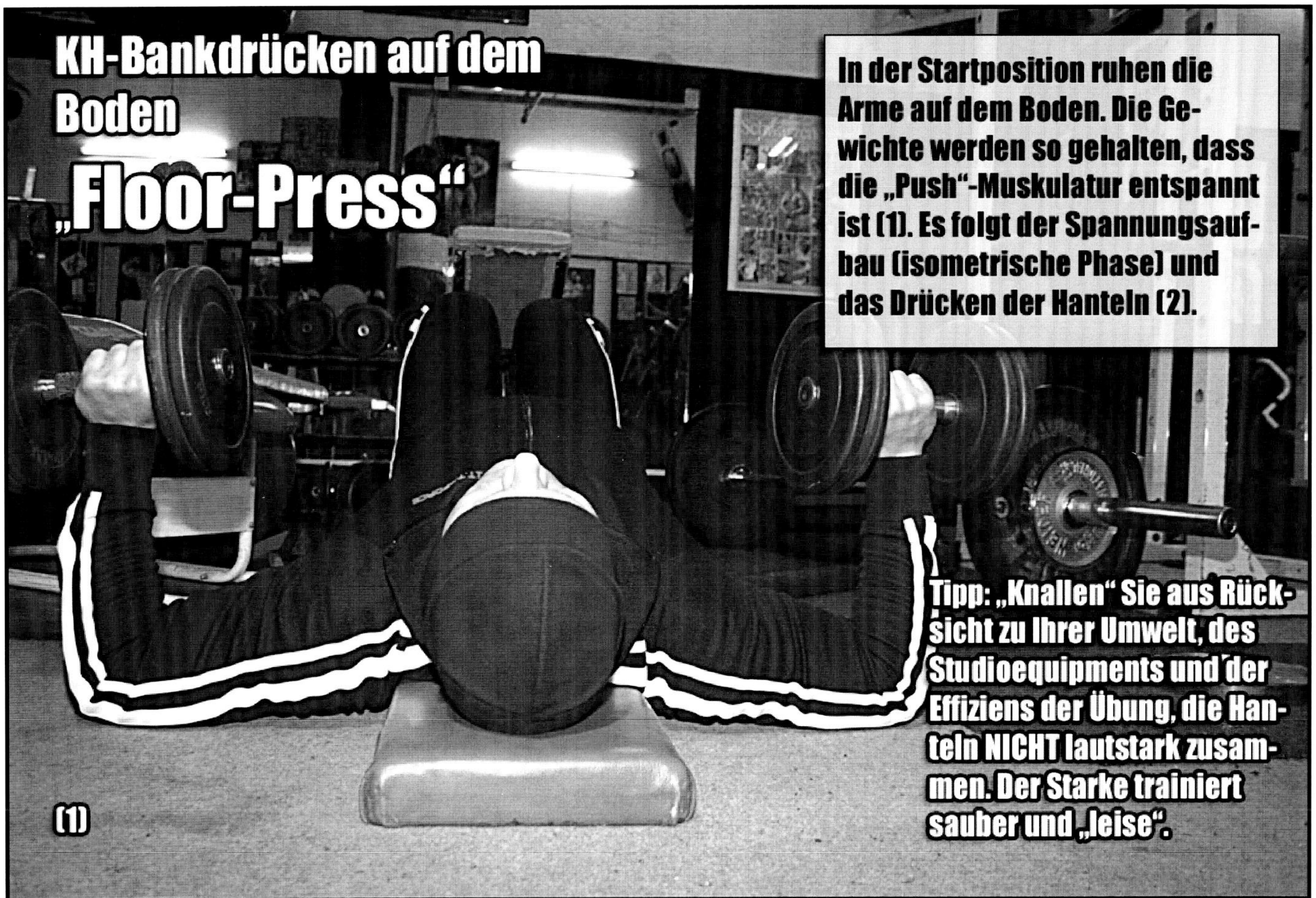

(1)

Tipp: „Knallen“ Sie aus Rücksicht zu Ihrer Umwelt, des Studioequipments und der Effiziens der Übung, die Hanteln NICHT lautstark zusammen. Der Starke trainiert sauber und „leise“.

„Alternativ-Übungen“: Nicht jeder Trainierende hat ein Power-Rack oder Aufhängevorrichtungen oder einen Trainingspartner zu Verfügung. Aber jedes Studio hat Kurzhantelsätze und viele Studios haben geeignete Maschinen, welche eine echte Option sind. Wichtig ist nur, dass SIE persönlich von der Übung einen Vorteil haben. Die beste Übung oder die schönste Maschine nutzt nicht sonderlich viel, wenn z.B. STATT der Brust sich NUR die Trizepse oder Schultern entwickeln.

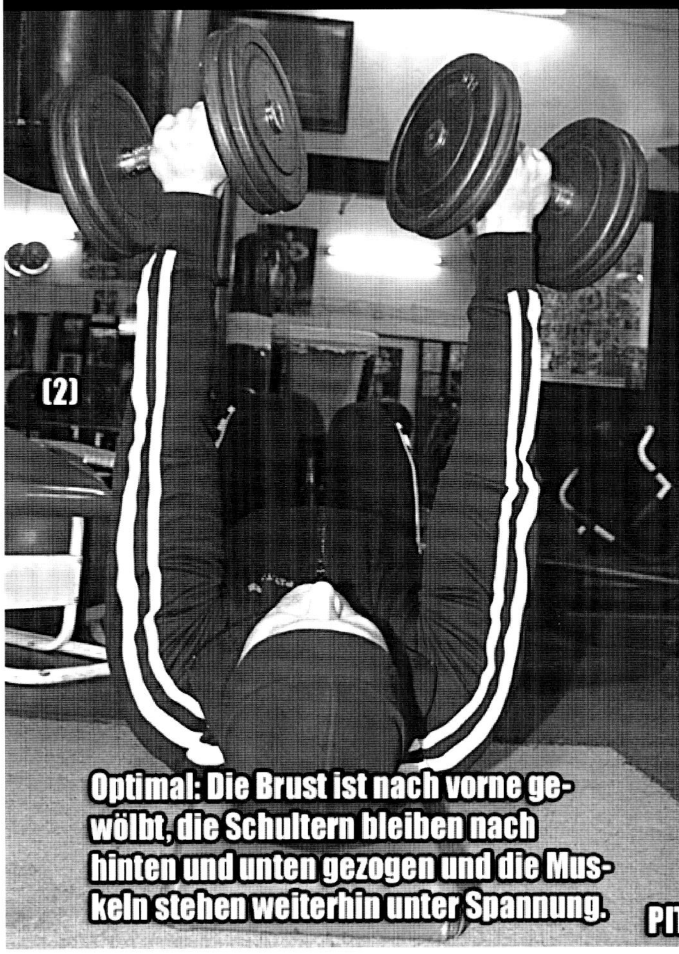

(2)

Optimal: Die Brust ist nach vorne gewölbt, die Schultern bleiben nach hinten und unten gezogen und die Muskeln stehen weiterhin unter Spannung.

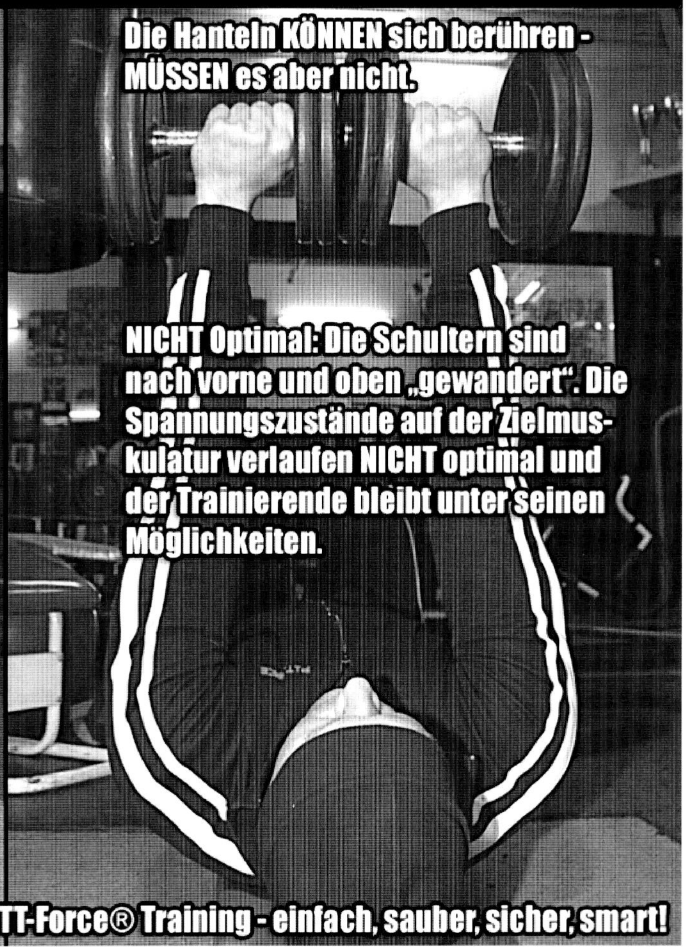

Die Hanteln KÖNNEN sich berühren - MÜSSEN es aber nicht.

NICHT Optimal: Die Schultern sind nach vorne und oben „gewandert“. Die Spannungszustände auf der Zielmuskulatur verlaufen NICHT optimal und der Trainierende bleibt unter seinen Möglichkeiten.

PITT-Force® Training - einfach, sauber, sicher, smart!

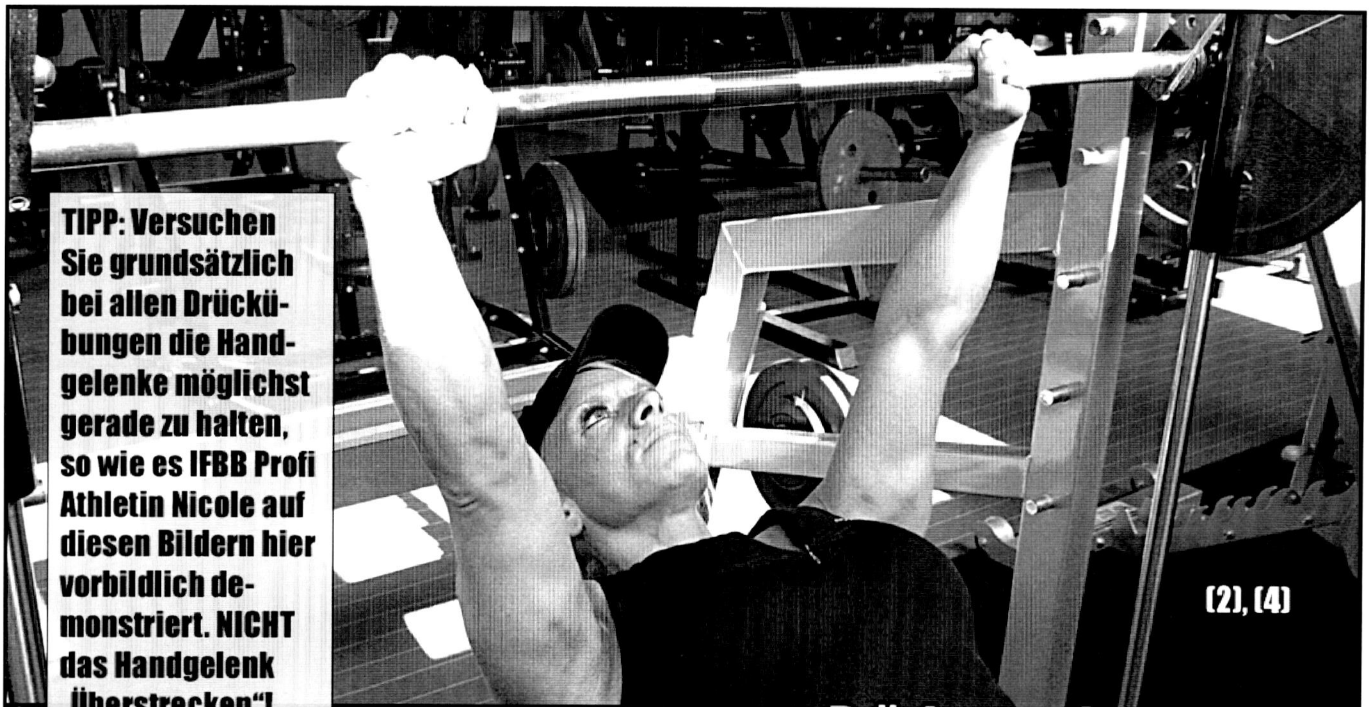

TIPP: Versuchen Sie grundsätzlich bei allen Drückübungen die Handgelenke möglichst gerade zu halten, so wie es IFBB Profi Athletin Nicole auf diesen Bildern hier vorbildlich demonstriert. NICHT das Handgelenk „Überstrecken“!

Drücken an der „Multipresse“

(engl.: “Smith-Machine“)

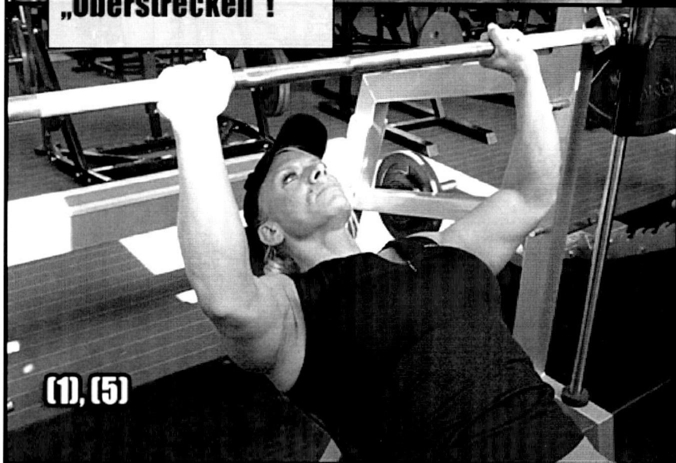

Ausgangsposition (1). Die Hantel wird „umgelegt“ und in die Startposition (2) gebracht. Das Gewicht langsam und kontrolliert absenken (3). Von hier aus wird langsam bis zügig und kraftvoll gedrückt (4). Anschliessend wird kurz pausiert (5).

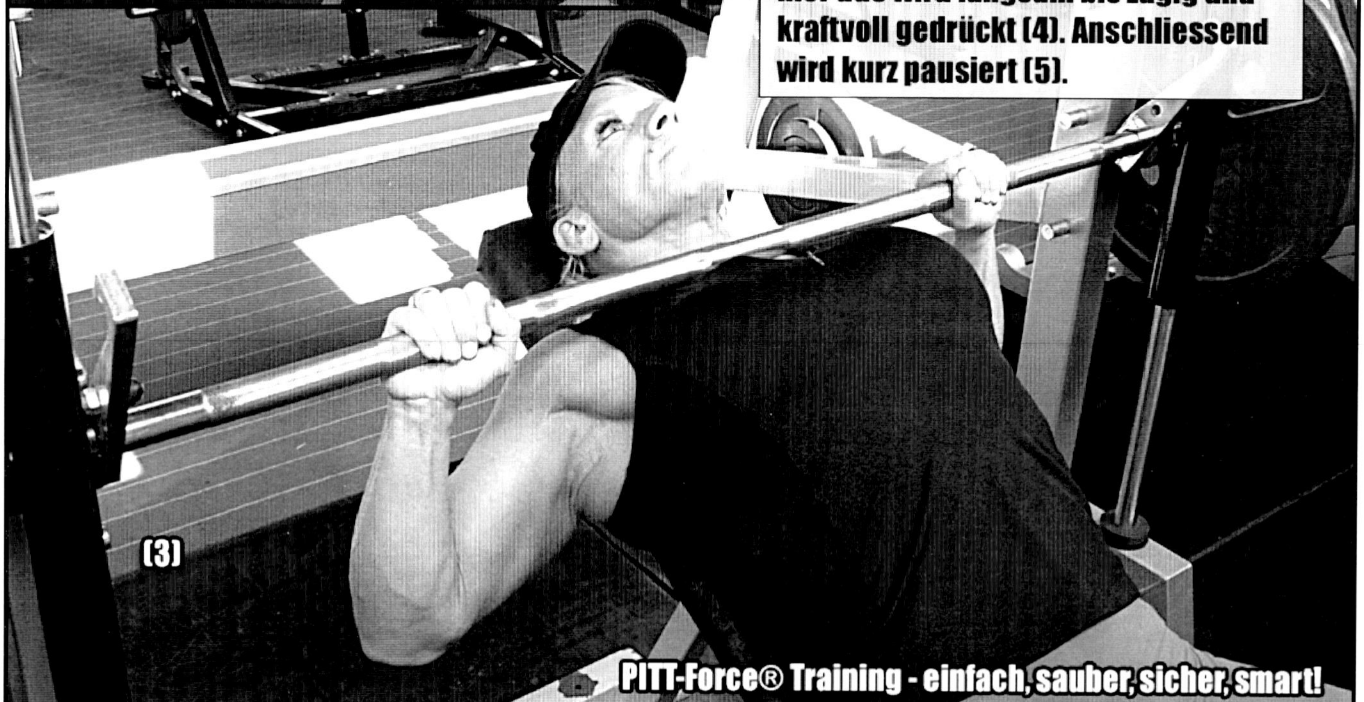

Halten Sie bei allen Druckübungen an der Multipresse die Arme gerade/senkrecht/parallel der entgegenwirkenden Kraft. „Hebeln“ Sie das Gewicht NICHT schräg nach oben.
Sowohl bei freien Gewichten, als auch an Maschinen, sollten Sie IMMER (!) die Stange mit einem festen Griff umschließen und mit dem Daumen absichern. Der Daumen liegt NICHT neben dem Zeigefinger, sondern umschließt die Stange und trifft von vorne auf die Fingerspitzen der anderen Finger.

„Plate Loaded/Duales System“

Brustmaschinen

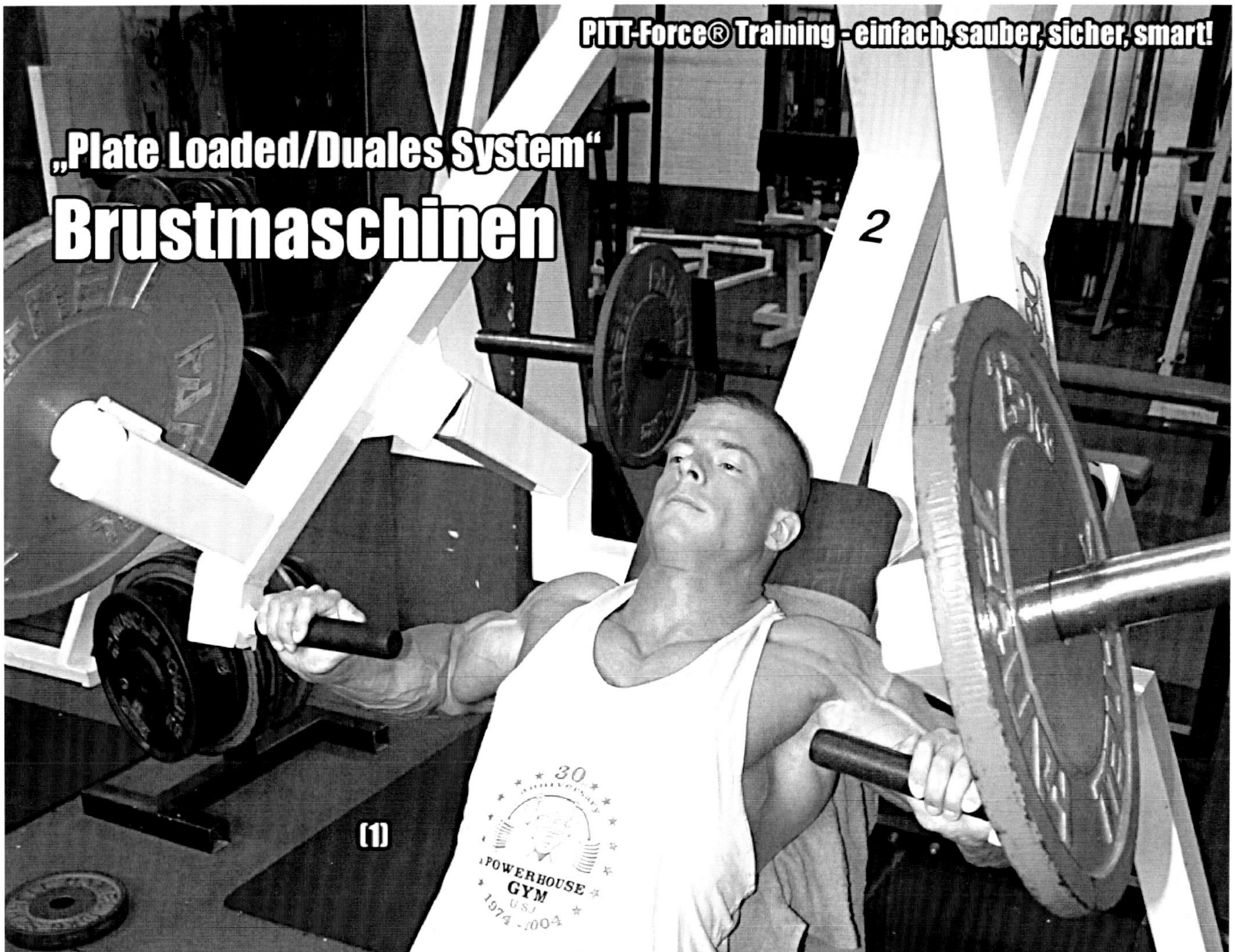

(1)

Sog. „Plate Loaded“ Maschinen feiern seit dem Erscheinen des „Blood and Guts“ Videos von Mr. Olympia Dorian Yates ein anhaltendes Comeback. Die unter Trainierenden recht beliebten Maschinen verfügen oftmals über zwei unabhängig voneinander gelagerte Lastarme (“Duales System“).

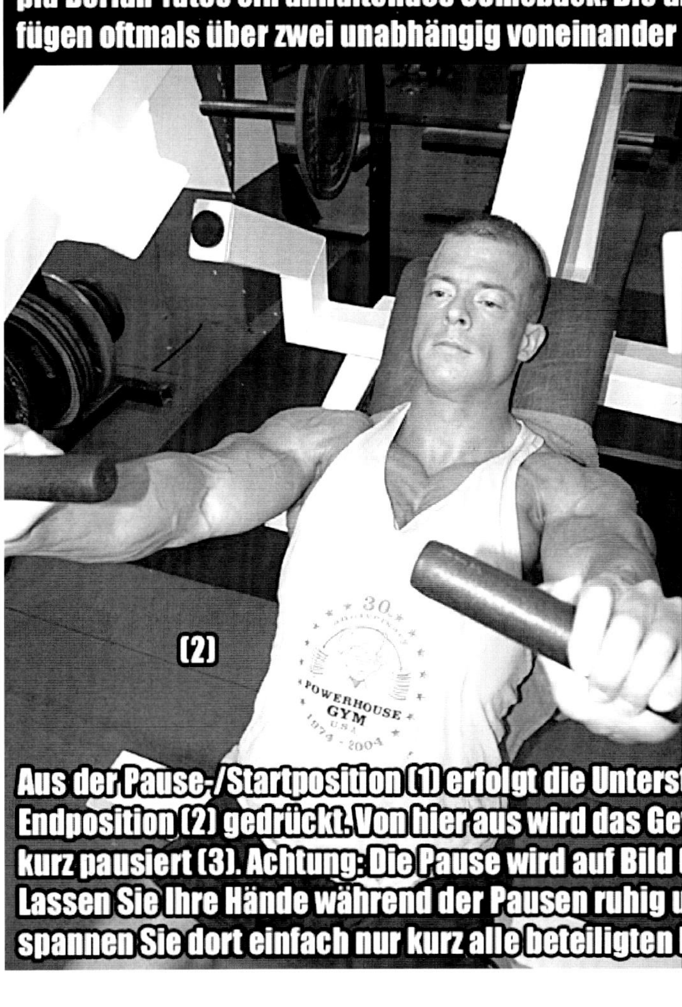

(2)

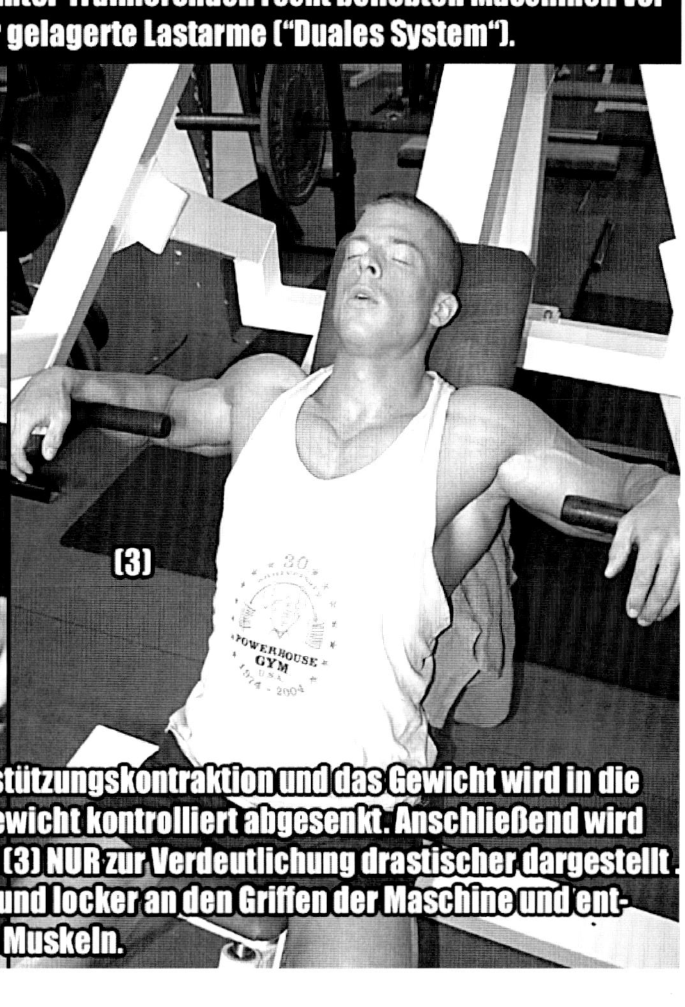

(3)

Aus der Pause-/Startposition (1) erfolgt die Unterstützungskontraktion und das Gewicht wird in die Endposition (2) gedrückt. Von hier aus wird das Gewicht kontrolliert abgesenkt. Anschließend wird kurz pausiert (3). Achtung: Die Pause wird auf Bild (3) NUR zur Verdeutlichung drastischer dargestellt. Lassen Sie Ihre Hände während der Pausen ruhig und locker an den Griffen der Maschine und entspannen Sie dort einfach nur kurz alle beteiligten Muskeln.

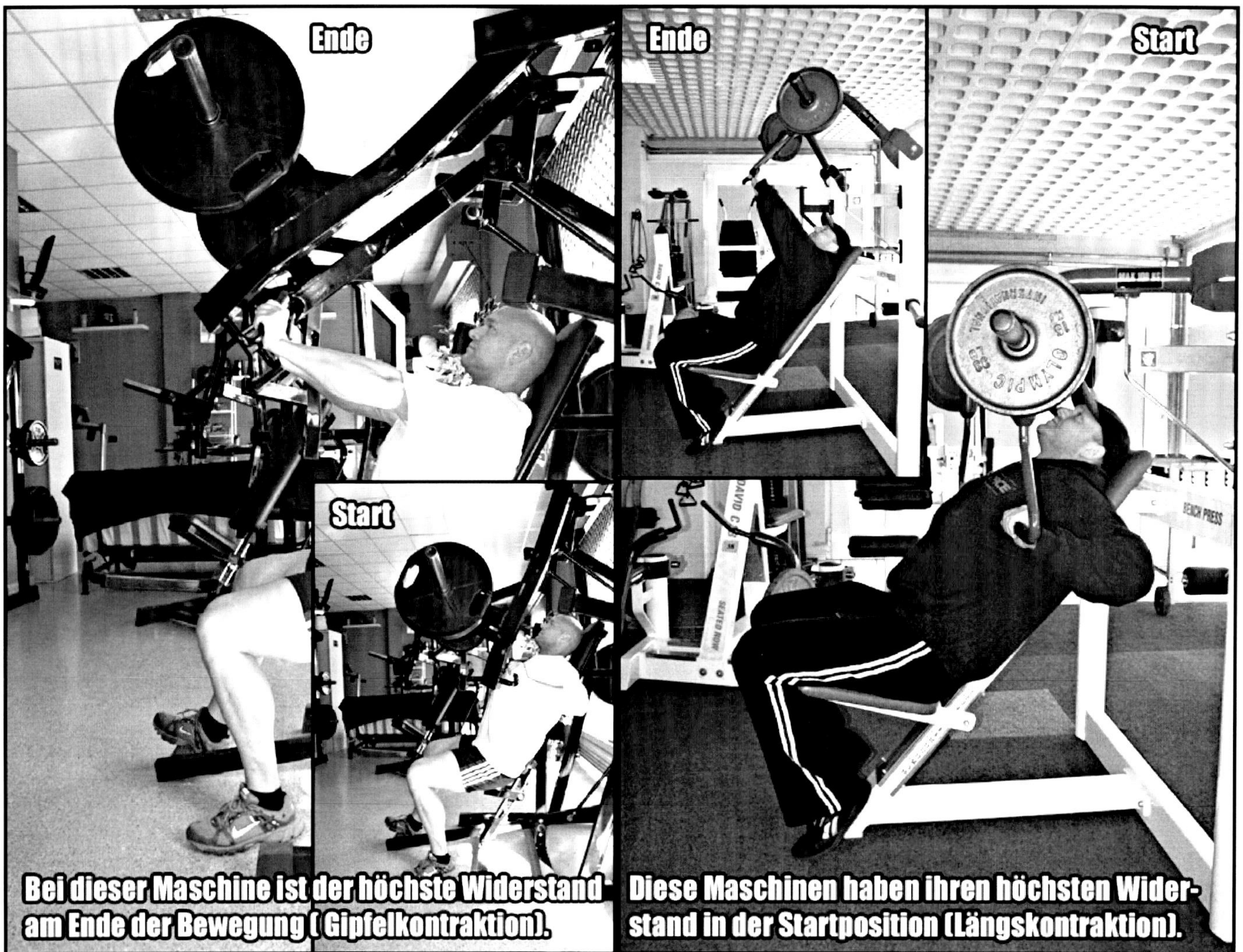

Bei dieser Maschine ist der höchste Widerstand am Ende der Bewegung (Gipfelkontraktion).

Diese Maschinen haben ihren höchsten Widerstand in der Startposition (Längskontraktion).

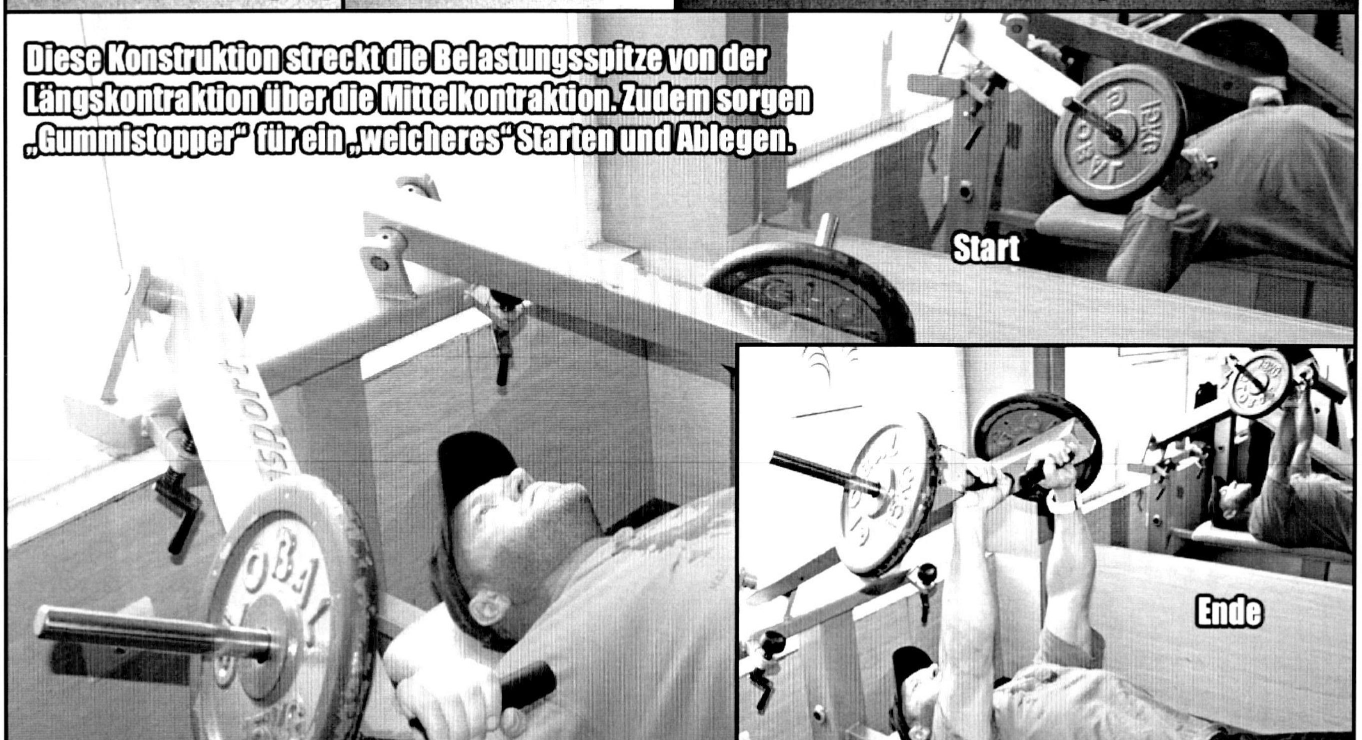

Diese Konstruktion streckt die Belastungsspitze von der Längskontraktion über die Mittelkontraktion. Zudem sorgen „Gummistopper" für ein „weicheres" Starten und Ablegen.

Durch die recht einfache aber trotzdem effektive Konstruktion der Maschinen, kommt es zu unterschiedlichen Belastungsspitzen während der Bewegung. Die Spannung nimmt also, ähnlich dem Training mit freien Gewichten, entweder während der Kontraktion ab oder zu (Auxotonie). Maschinen, welche den grössten Widerstand in der Längs- und Mittelkontraktion bieten, sind den Konstruktionen, welche auf eine Gipfelkontraktion abzielen, vorzuziehen. Wer Glück hat, findet in seinem Studio sogar Maschinen, welche so konzipiert wurden, dass man die Belastungskurve unterschiedlich einstellen kann.

PITT-Force® Training - einfach, sauber, sicher, smart!

Basic-Übung:
„Dips“

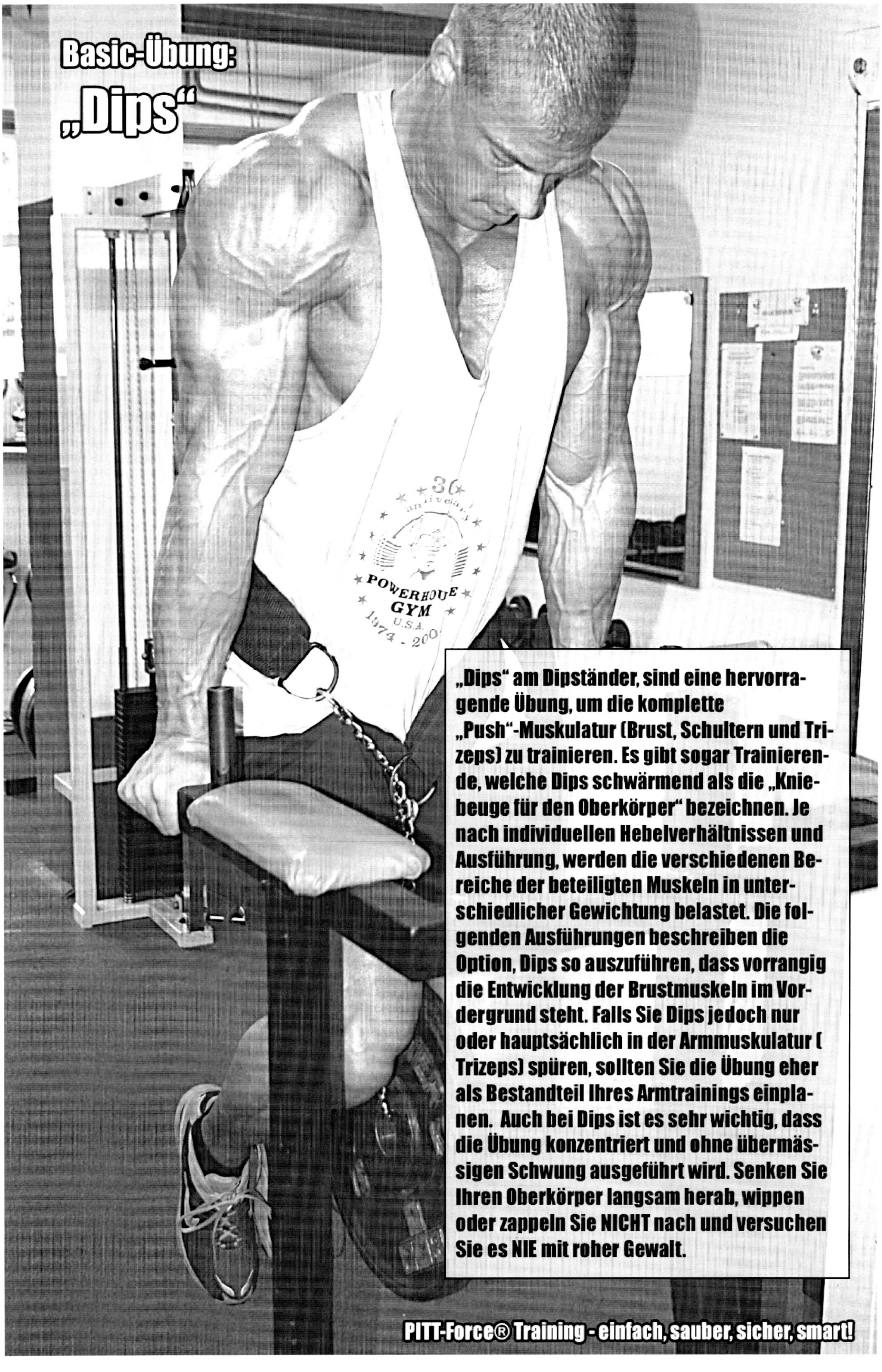

„Dips“ am Dipständer, sind eine hervorragende Übung, um die komplette „Push“-Muskulatur (Brust, Schultern und Trizeps) zu trainieren. Es gibt sogar Trainierende, welche Dips schwärmend als die „Kniebeuge für den Oberkörper“ bezeichnen. Je nach individuellen Hebelverhältnissen und Ausführung, werden die verschiedenen Bereiche der beteiligten Muskeln in unterschiedlicher Gewichtung belastet. Die folgenden Ausführungen beschreiben die Option, Dips so auszuführen, dass vorrangig die Entwicklung der Brustmuskeln im Vordergrund steht. Falls Sie Dips jedoch nur oder hauptsächlich in der Armmuskulatur (Trizeps) spüren, sollten Sie die Übung eher als Bestandteil Ihres Armtrainings einplanen. Auch bei Dips ist es sehr wichtig, dass die Übung konzentriert und ohne übermässigen Schwung ausgeführt wird. Senken Sie Ihren Oberkörper langsam herab, wippen oder zappeln Sie NICHT nach und versuchen Sie es NIE mit roher Gewalt.

PITT-Force® Training - einfach, sauber, sicher, smart!

Die Übung kann sowohl mit dem absenkenden Teil der Bewegung (nachgebende oder negative Phase), als auch mit dem drückendenden Teil der Bewegung (überwindende oder positive Phase) gestartet werden. Probieren Sie einfach beide Varianten aus und entscheiden Sie, welche Variante Ihnen persönlich mehr bringt.

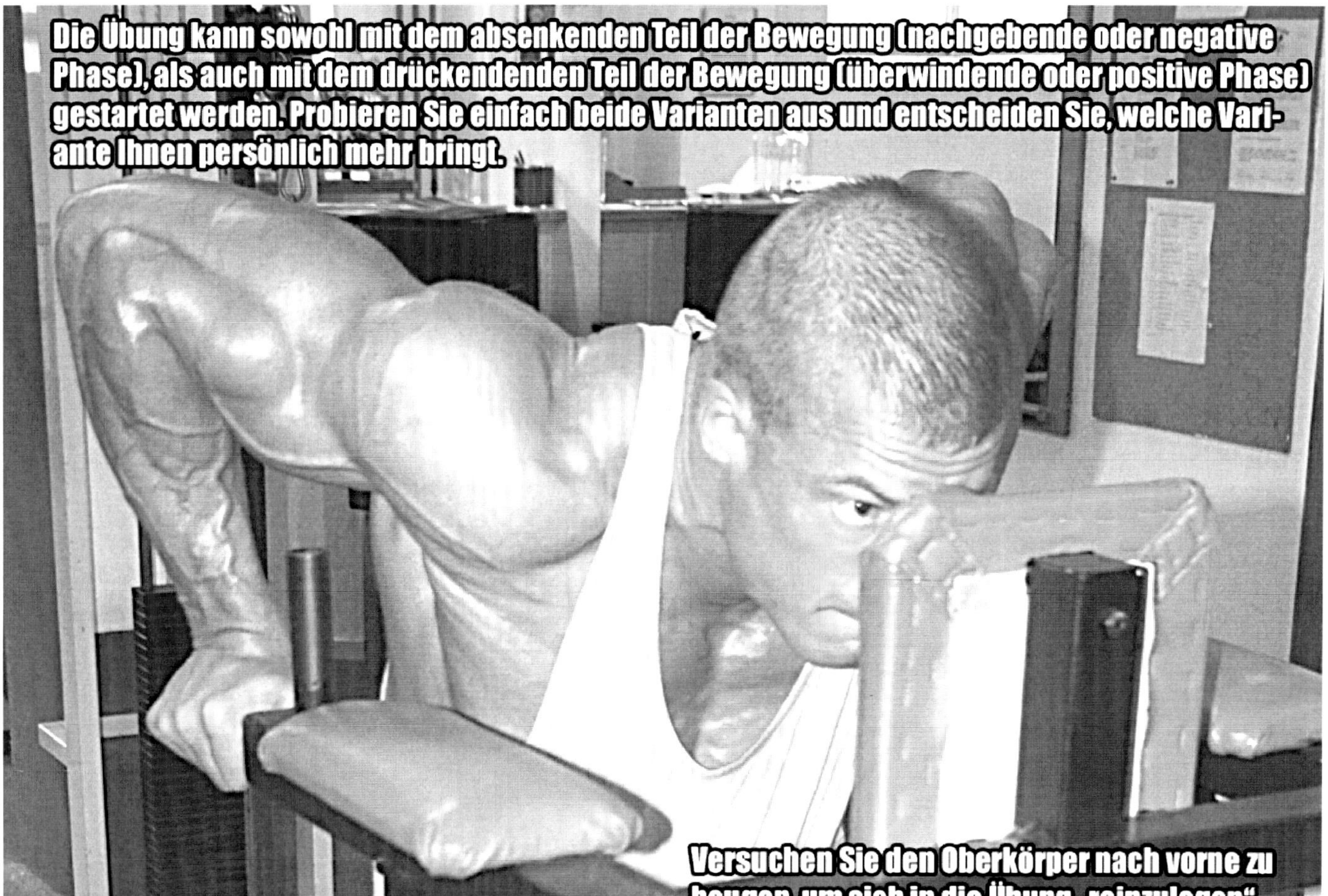

Versuchen Sie den Oberkörper nach vorne zu beugen, um sich in die Übung „reinzulegen". Wenn Sie sauber und locker 20 Wdh schaffen, können Sie sich zusätzlich Gewichte umhängen.

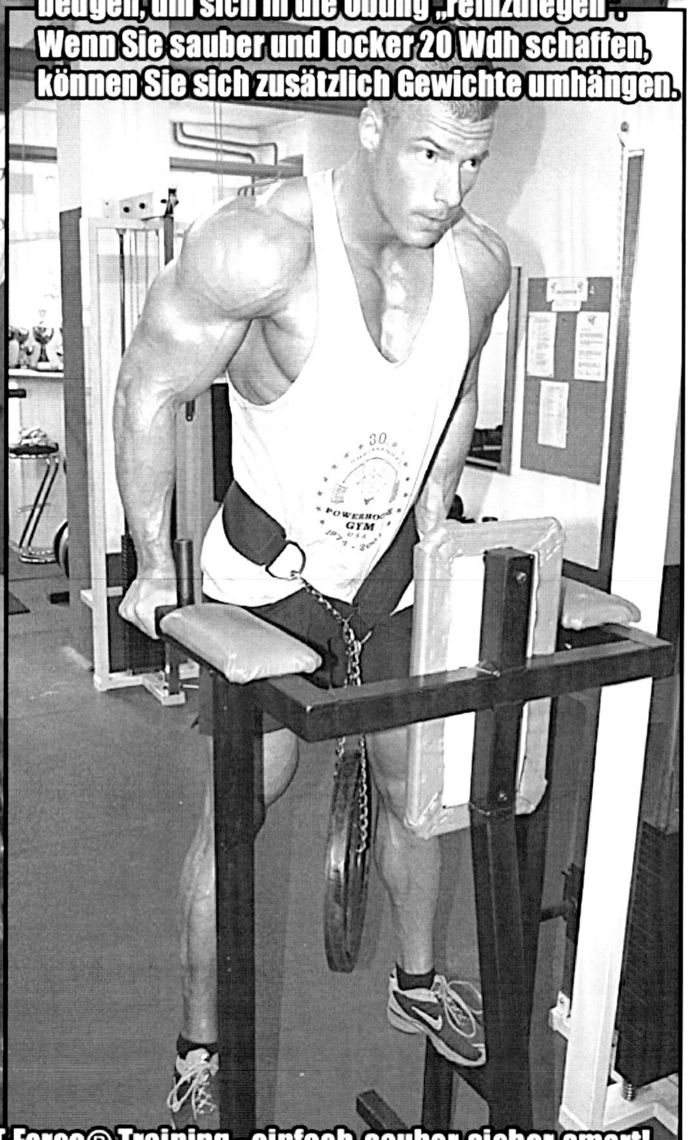

Mark „MSU" Baumgart bereitet sich mental auf die nächste Wiederholung vor.

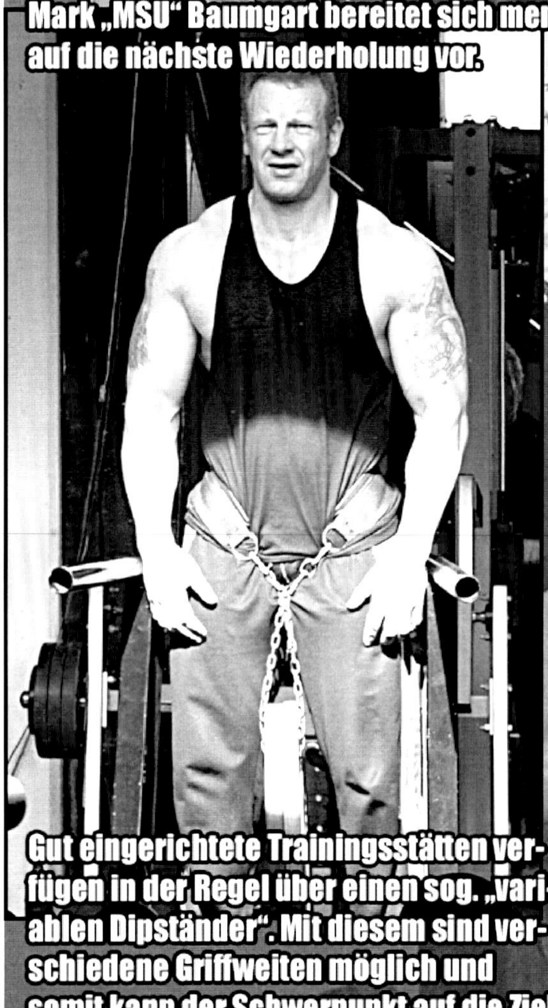

Gut eingerichtete Trainingsstätten verfügen in der Regel über einen sog. „variablen Dipständer". Mit diesem sind verschiedene Griffweiten möglich und somit kann der Schwerpunkt auf die Zielmuskeln unterschiedlich gewichtet werden.

PITT-Force® Training - einfach, sauber, sicher, smart!

Dips an Maschinen

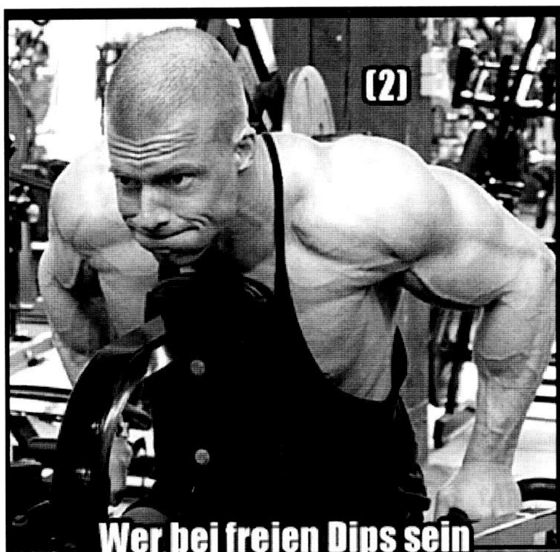

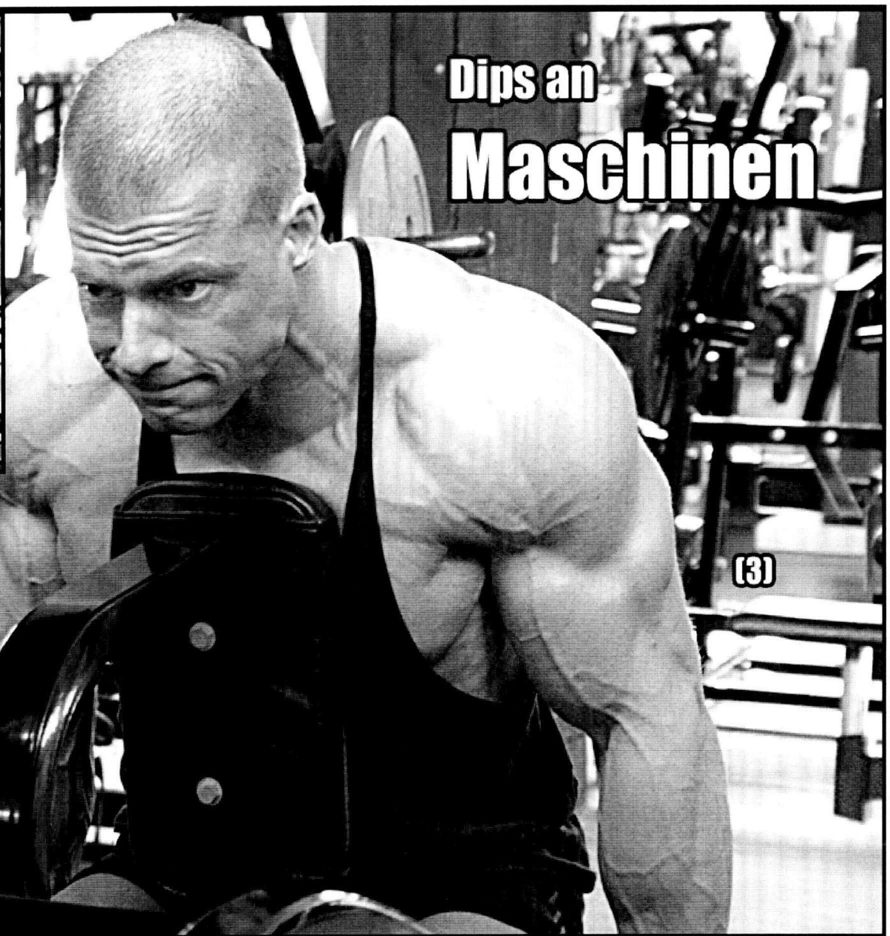

Wer bei freien Dips sein eigenes Körpergewicht noch nicht schafft oder die Belastung ausschliesslich im Trizeps spürt oder die Übung in der freien Version einfach nicht mag, der kann Dips an Maschinen eine Chance geben. Hier demonstriert Peter Baers die Ausführung an einer Plate Loaded Maschine mit positiven Start.

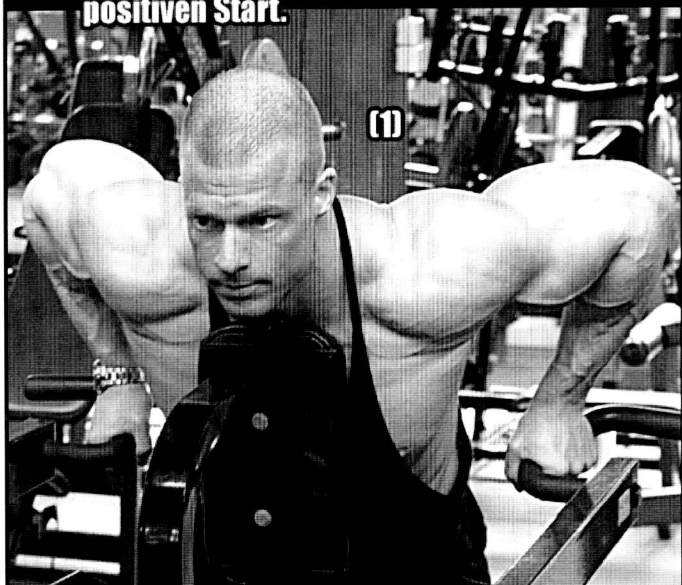

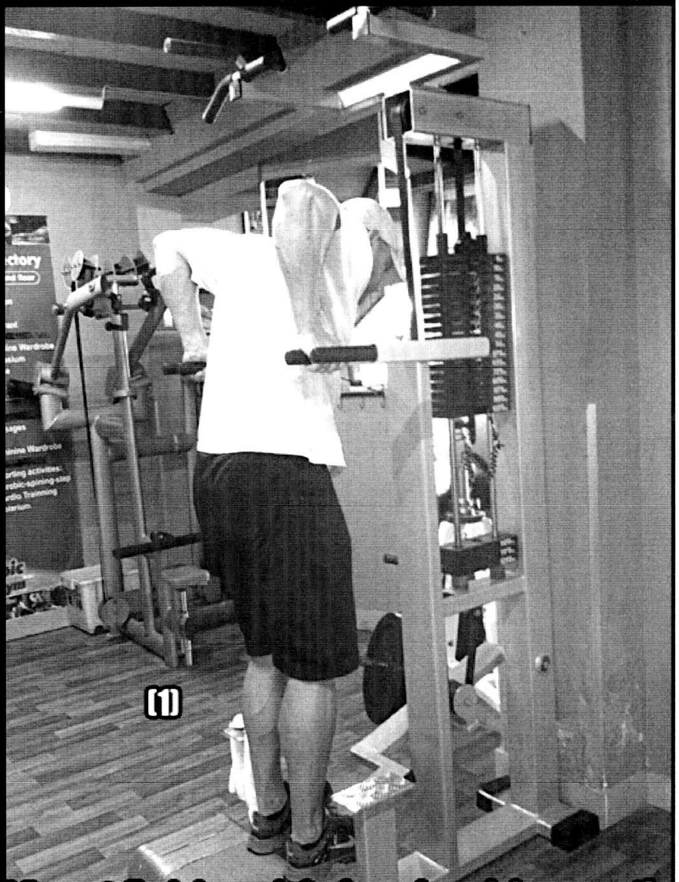

PITT-Force® Training - einfach, sauber, sicher, smart!

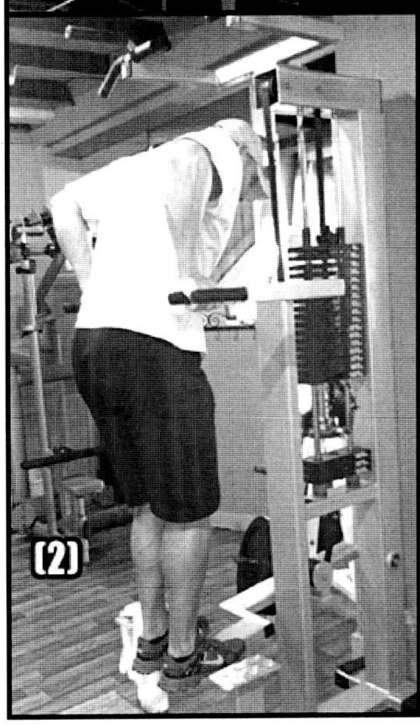

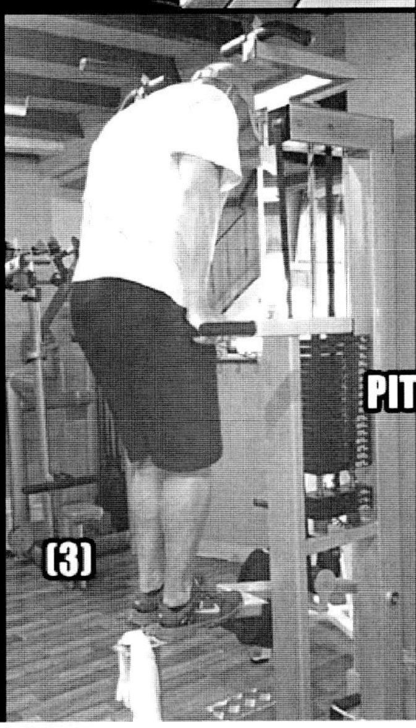

Der Autor bei Dips an einer sog. „Klimmzug/-Dipmaschine", welche man in guten Studios vorfindet. Auch hier kann positiv gestartet werden. Starten Sie aus einer Position, welche für Ihre Schultern angenehm ist.

Basic-Übung:
Überzüge

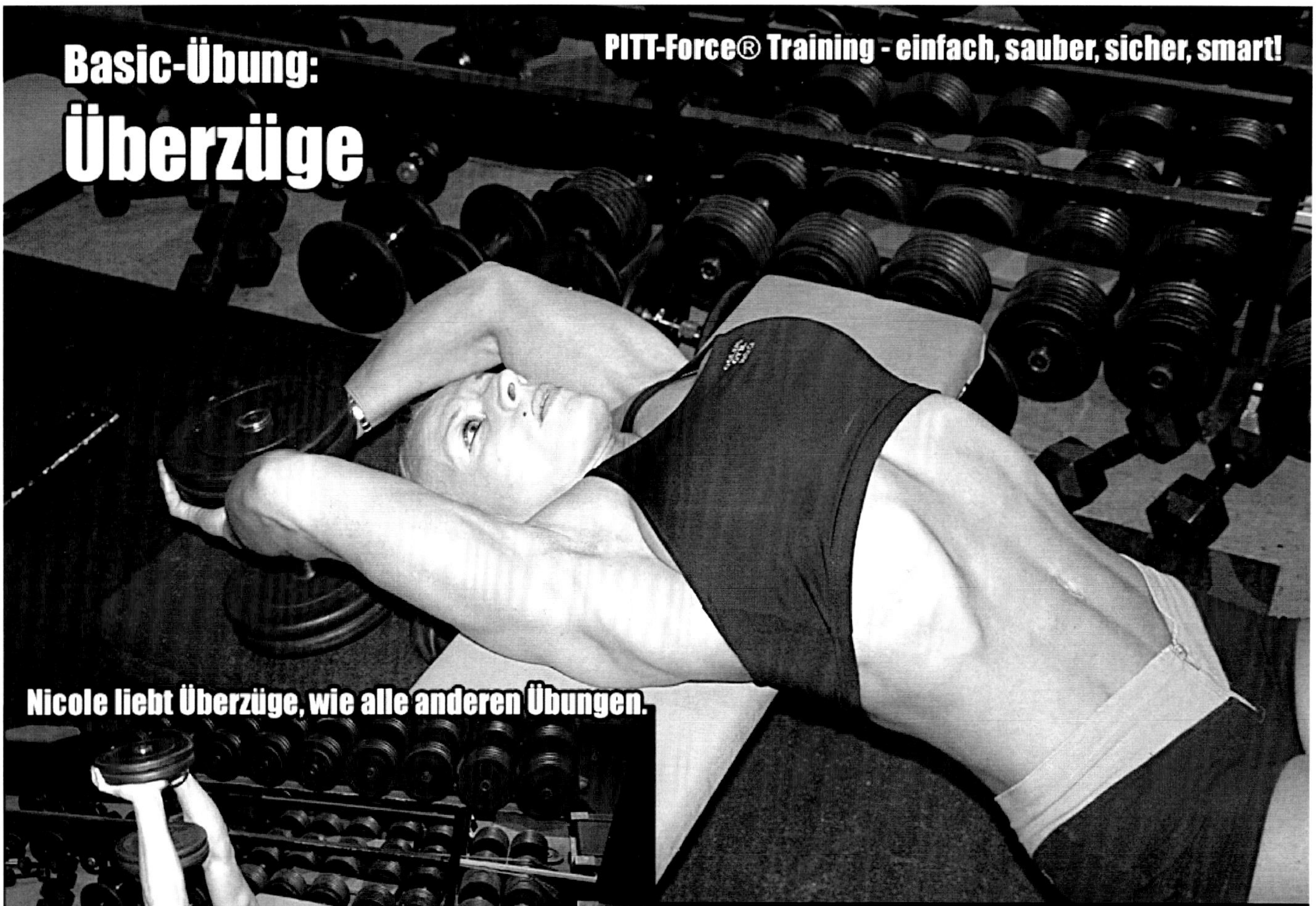

Nicole liebt Überzüge, wie alle anderen Übungen.

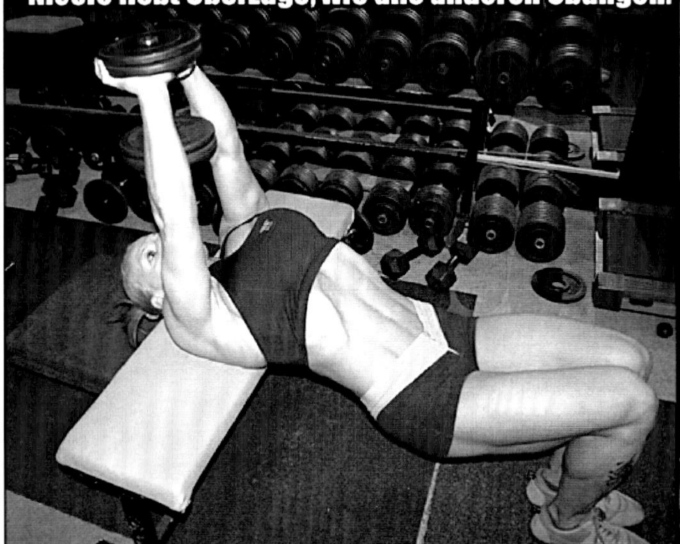

Armin zeigt, was volle Konzentration in einem harten Satz bedeutet.

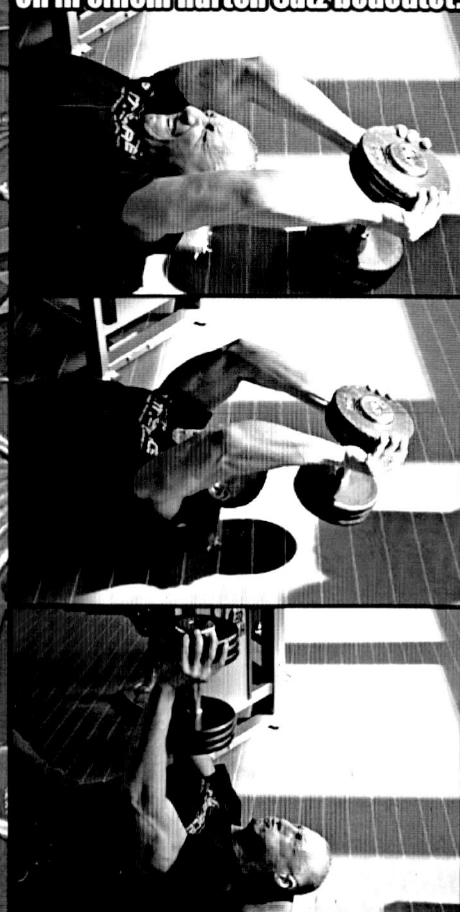

Der Überzug mit der Kurzhantel ist eine fantastische und zugleich besondere Basic-Übung. Obwohl die Übung als „Eingelenksübung" einzustufen ist und weder mit einer Langhantel noch mit dem eigenen Körpergewicht ausgeführt wird, können hohe Spannungszustände auf eine Vielzahl von wichtigen und imposanten Muskelgruppen gepackt werden. Die Übung beansprucht die Muskeln der Brust, die oberen Rückenmuskeln , die Muskeln des Schultergürtels, die Sägezahnmuskeln, die Oberarmuskulatur und sogar etwas die Bauchmuskeln. Je nach Ausführung, Armstellung und Umständen (Hantel, Kabel oder Maschine) werden die beteiligten Muskeln unterschiedlich stark belastet. Die folgenden Anleitungen betonen die Entwicklung der Brust und am Ende dieses Kapitels sind zusätzlich spezielle Übungen angeführt, welche dabei helfen können, dass man die Brustmuskeln effektiver einsetzt.

„Überzüge quer über die Bank“

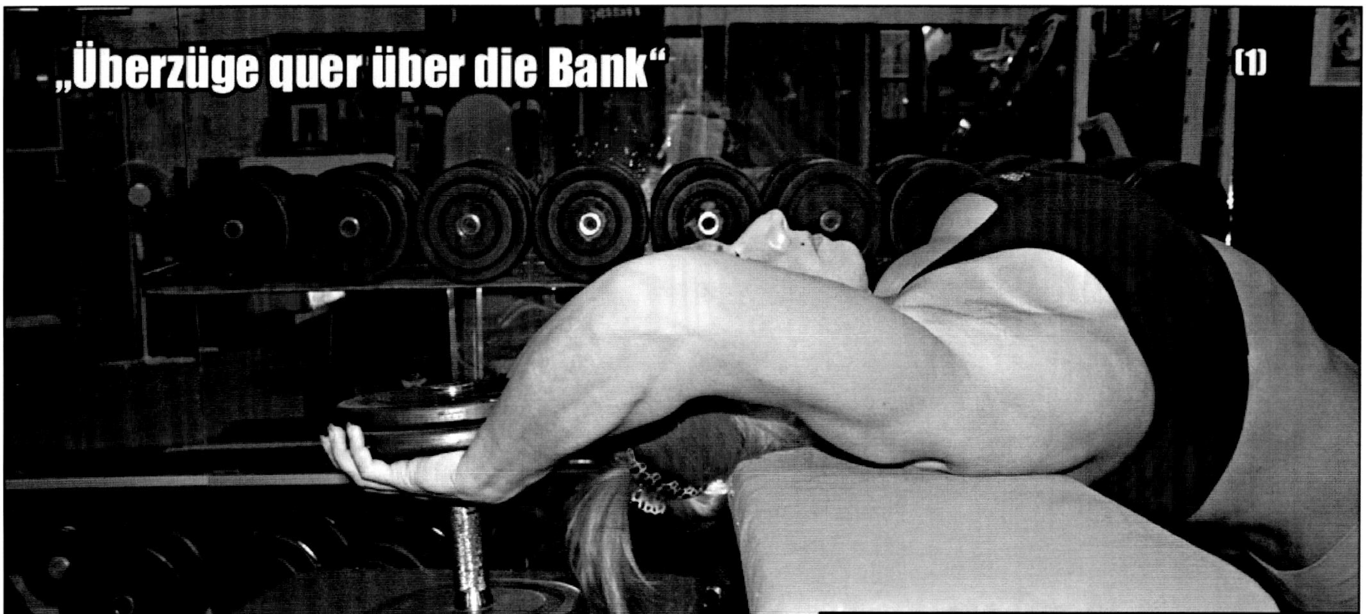

(1)

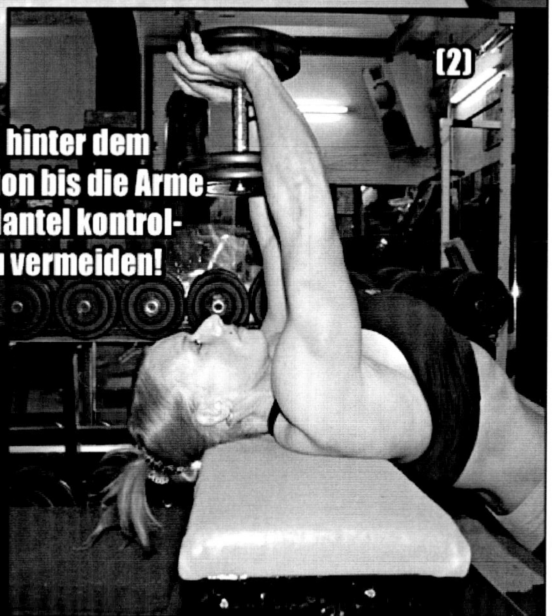

(2)

In der Ausgangsposition ruht die Hantel auf einer Ablage hinter dem Kopf (1). Von hier aus erfolgt die Unterstützungskontraktion bis die Arme kurz vor der Vertikalen sind (2). Anschliessend wird die Hantel kontrolliert hinter dem Kopf abgestellt. Ein „Ticken lassen“ ist zu vermeiden!

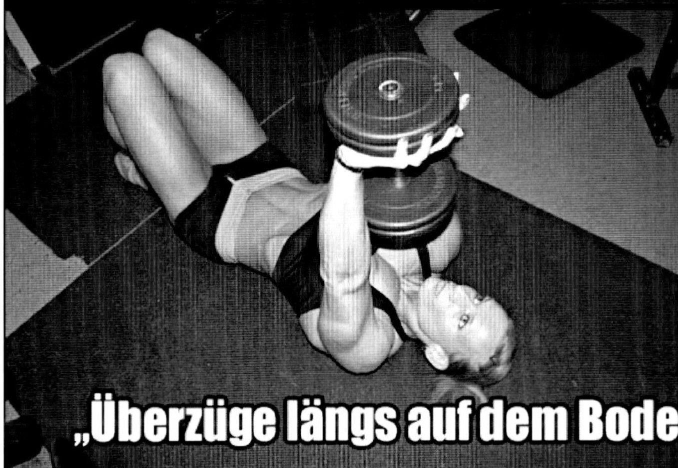

„Überzüge längs auf dem Boden“

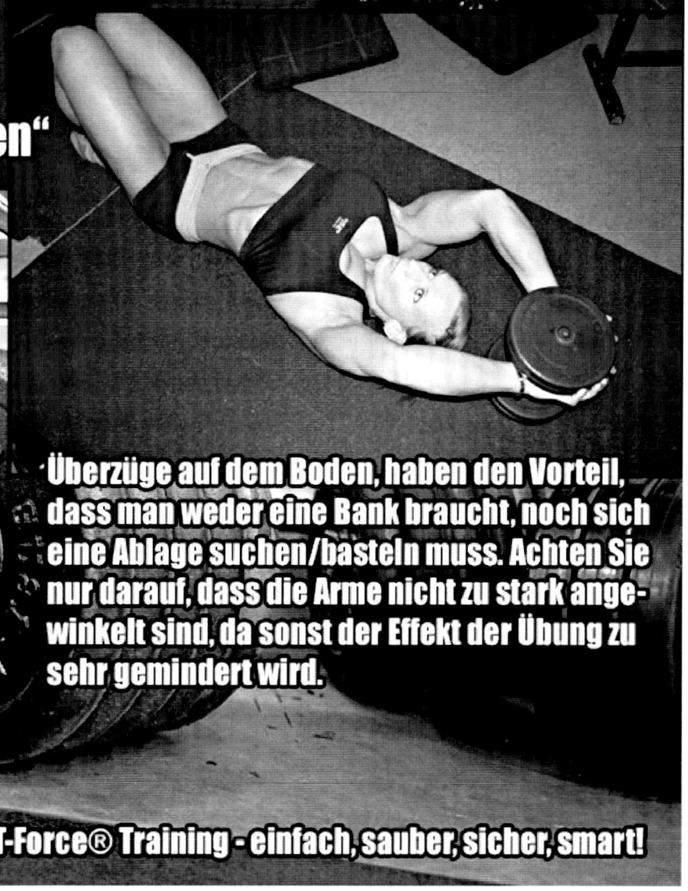

Überzüge können auf vielerlei Arten ausgeführt werden. Schauen Sie, dass Sie eine Ausführung wählen, welche Ihnen am meisten bringt. Die gängigste Variante muss nicht automatisch die beste Variante für Sie sein. Für den Erfolg bei Überzügen gilt das Gleiche wie für alle guten Grundübungen: Geben Sie der Übung Zeit und Konzentration. Mit einer guten Grundübung verhält es sich ähnlich wie mit dem Spruch vom Wein und seinem Alter - je länger Sie sich beherzt mit einer Grundübung auseinandersetzen, umso besser werden die Ergebnisse sein. Führen Sie Überzüge vor allem so aus, dass Sie die Übung in den Muskeln und NICHT in den Gelenken spüren.

Überzüge auf dem Boden, haben den Vorteil, dass man weder eine Bank braucht, noch sich eine Ablage suchen/basteln muss. Achten Sie nur darauf, dass die Arme nicht zu stark angewinkelt sind, da sonst der Effekt der Übung zu sehr gemindert wird.

PITT-Force® Training - einfach, sauber, sicher, smart!

PITT-Force® Training - einfach, sauber, sicher, smart!

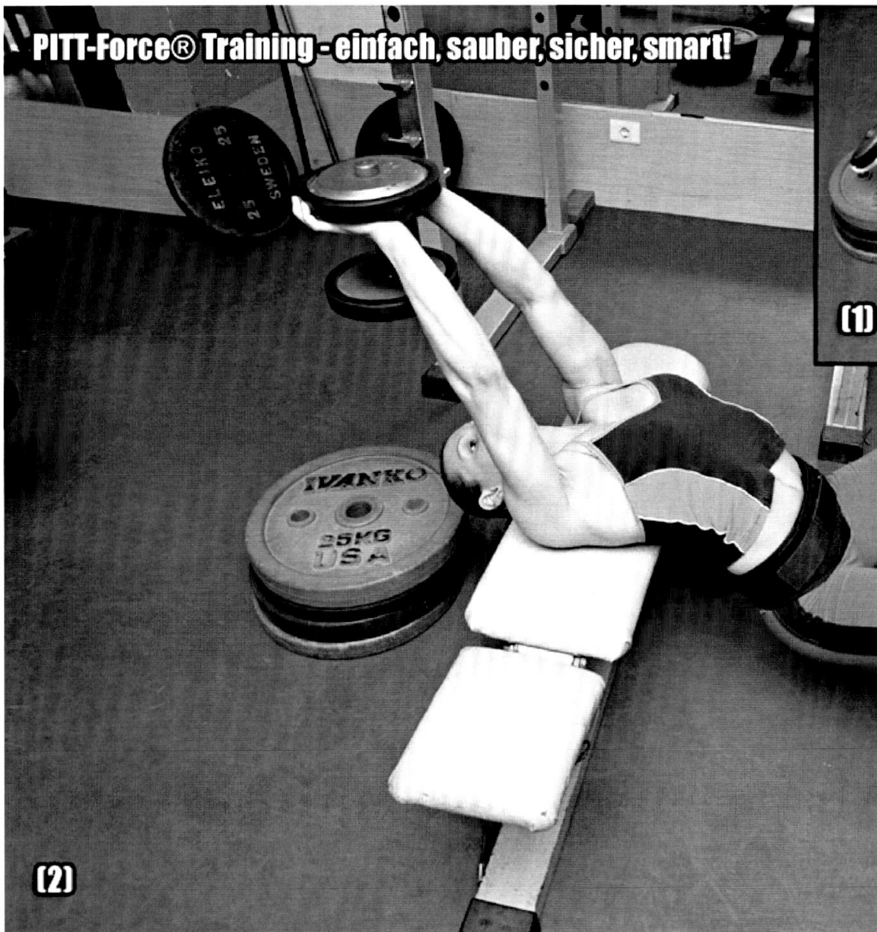

(1)

Achtung: Der Oberkörper ist zwar stark gewölbt, aber es sollte NICHT aus dem Hohlkreuz gezogen werden. Halten Sie immer den unteren Rücken stabil und unter Kontrolle.

(2)

Wichtiger Hinweis: Die Ellbogen zeigen IMMER nach aussen, sowohl zu Beginn (1), als auch während der Übung (2-4).

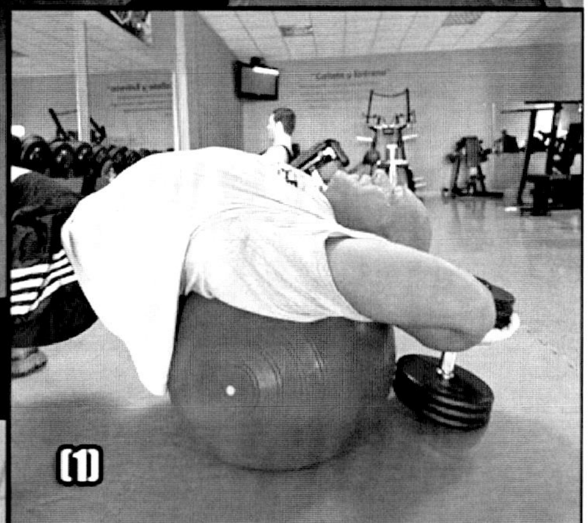

(1)

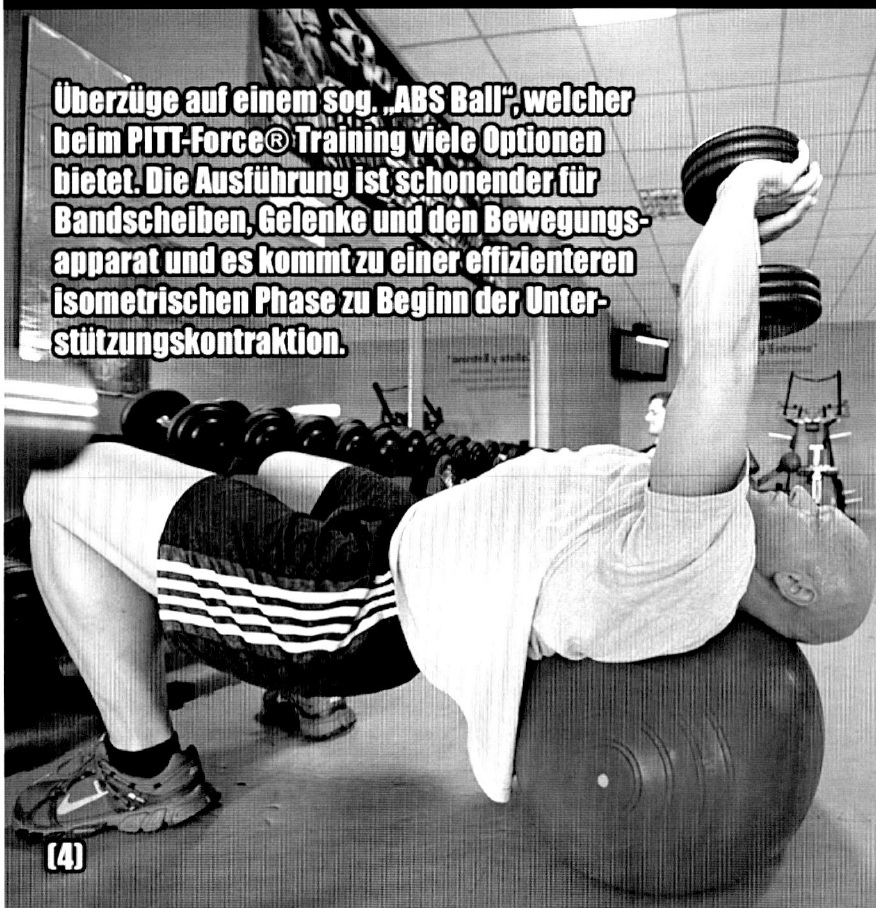

Überzüge auf einem sog. „ABS Ball", welcher beim PITT-Force® Training viele Optionen bietet. Die Ausführung ist schonender für Bandscheiben, Gelenke und den Bewegungsapparat und es kommt zu einer effizienteren isometrischen Phase zu Beginn der Unterstützungskontraktion.

(4)

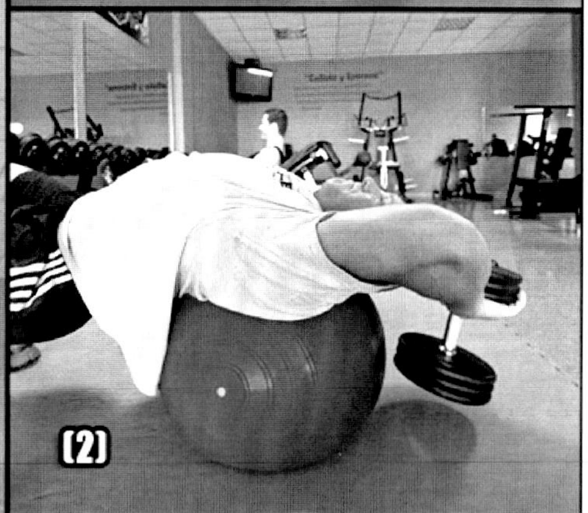

(2)

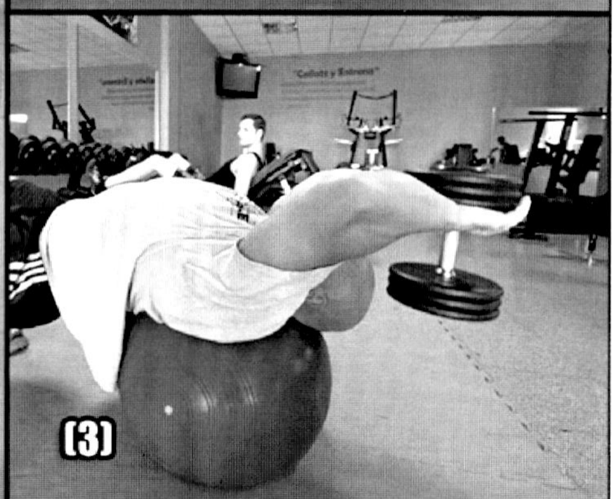

(3)

Wählen Sie einen Bewegungsradius, welcher Ihrer Beweglichkeit auf angenehme Weise entspricht. Wenn sich die Oberarme auf Kopfhöhe befinden, ist das völlig ausreichend. Wichtig: Die Muskeln der Brust ziehen die Oberarme nicht nur nach vorne, sondern auch nach innen. Versuchen Sie dies bei Überzügen zu beachten und es wird Ihnen leichter fallen, mit den Brustmuskeln zu ziehen.

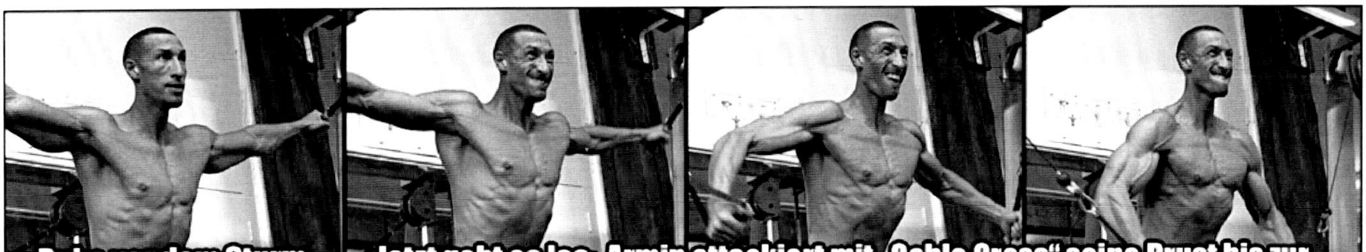
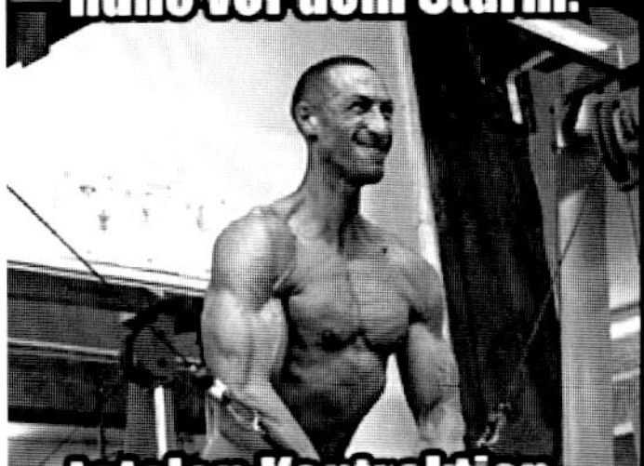

Ruhe vor dem Sturm. Jetzt geht es los: Armin attackiert mit „Cable Cross“ seine Brust bis zur totalen Kontraktion.

Isolationsübung:

Fliegende Bewegungen

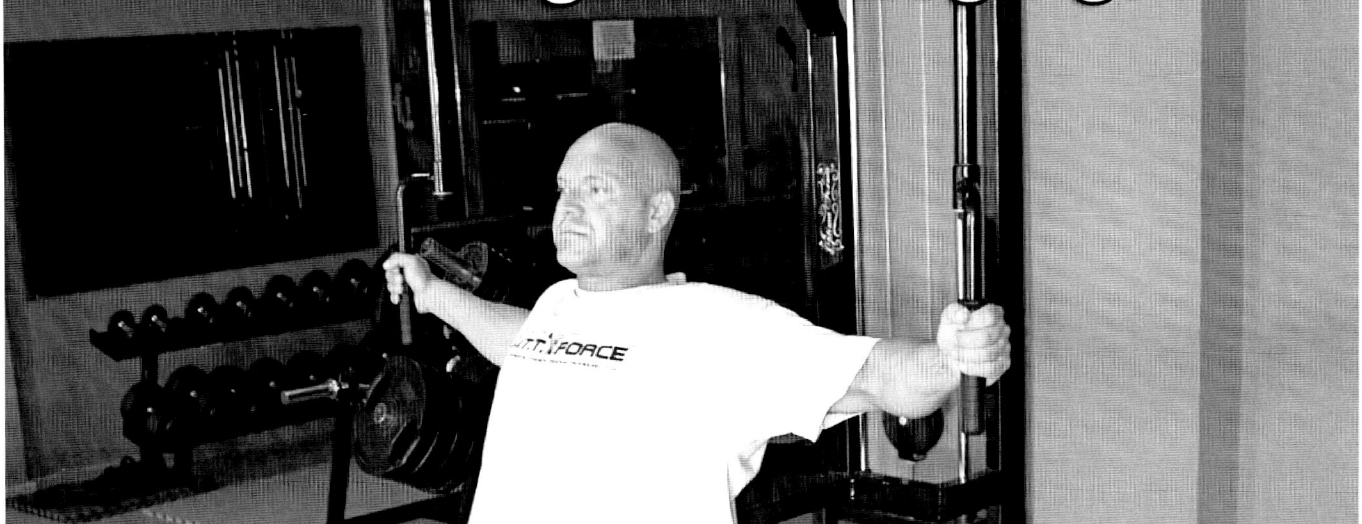

Die Isolationsübung „Fliegende Bewegung“, auch oftmals nur „Flieger“ genannt, trainiert die Brustmuskulatur ohne Beteiligung anderer Muskeln. Die Bewegung findet somit nur im Schultergelenk statt und die Arme bleiben während der Ausführung starr und leicht angewinkelt. Wenn man es nicht schafft mit Übungen wie Drücken, Dips und Überzügen seine Brustmuskeln ausreichend zu entwickeln, empfiehlt es sich eine Flieger-Variante mit ins Brustprogramm aufzunehmen. Auch hier ist es wichtig, dass man die Schultern wie bei den Drückübungen, unten und hinten hält. Bringen Sie die Schultern NICHT während der Bewegung nach vorne und arbeiten Sie NICHT mit zuviel Schwung, sonst minimiert sich der Effekt der Übung! Suchen Sie sich vor allem eine Variante aus, die Sie in der Brust spüren. Auch wenn freie Gewichte unschlagbar sind, kann es gut sein, dass Ihnen eine Maschine oder die Version am Kabel individuell besser liegt.

Der Autor bei fliegenden Bewegungen an einer sog. „Butterfly - Maschine“

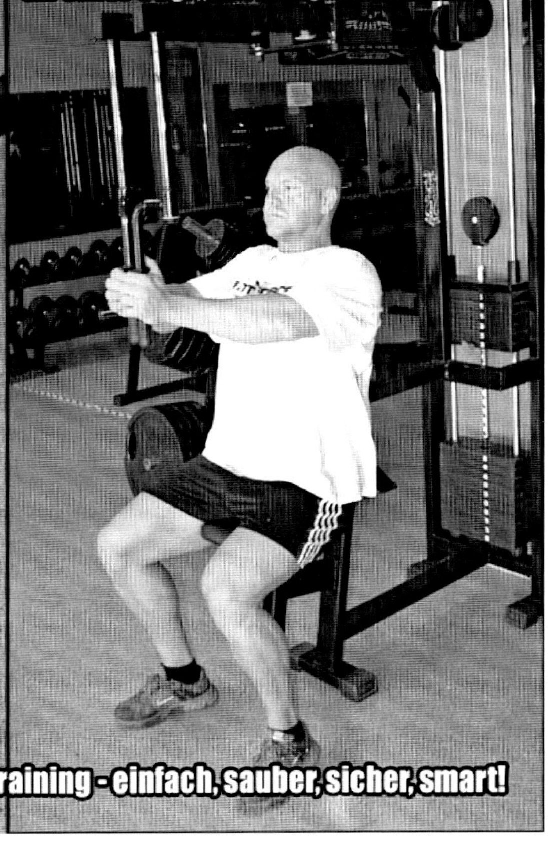

PITT-Force® Training - einfach, sauber, sicher, smart!

Fliegende mit Kurzhanteln sind eine sehr populäre Übung für die Brust. Auf dem Boden ausgeführt ergeben sich die Vorteile der Unterstützungskontrakion und es kann effizienter pausiert werden.

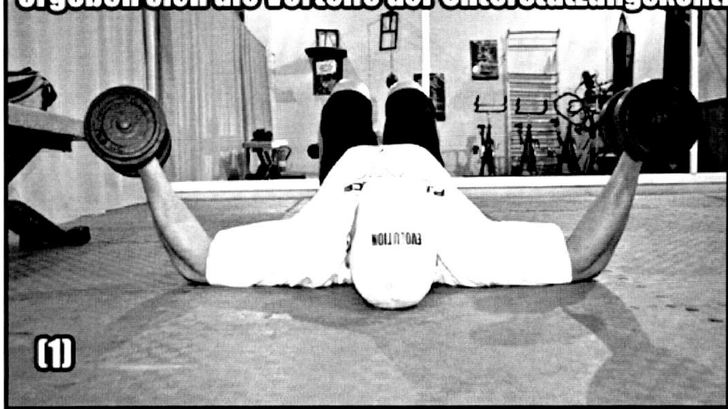

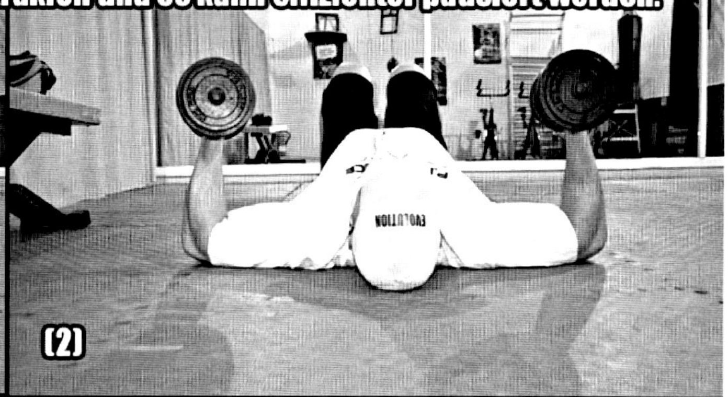

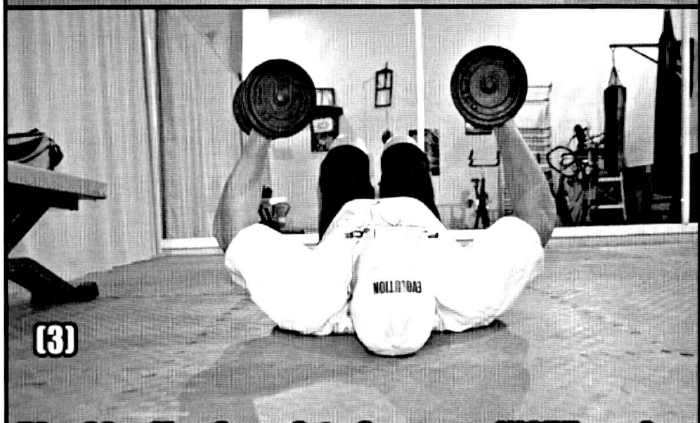

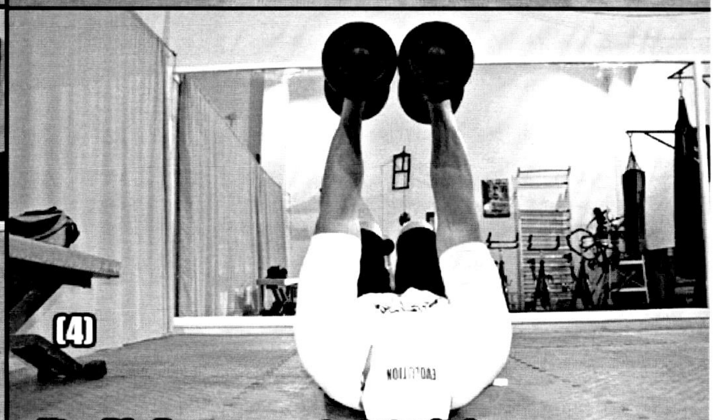

Die obige Version zeigt wie man es NICHT machen sollte: Die Bewegung startet mit den Unterarmen(2), die Hanteln wandern nach innen und es entsteht eher eine Drückbewegung, welche die Muskeln der Schultern und Arme verstärkt mit einbezieht, statt einer angestrebten Isolationsbewegung(3). Es sollten auch NICHT die Hanteln „zusammengeknallt" werden und die Schultern sollten NICHT nach vorne wandern(4)!

Bei der Version auf den unteren Bildern wird alles richtig gemacht: Die erste Bewegung findet im Schultergelenk/Oberarm statt(2). Die Hanteln verlaufen in der richtigen „Bahn", es bleibt eine hohe Spannung über den vollen Bewegungsradius vorhanden(3) und am Ende der Bewegung sind die Brustmuskeln voll kontrahiert und die Hanteln weiterhin unter Kontrolle(4). Von hier aus wird langsam abgesenkt, kurz pausiert und wieder konzentriert von vorne begonnen(1).

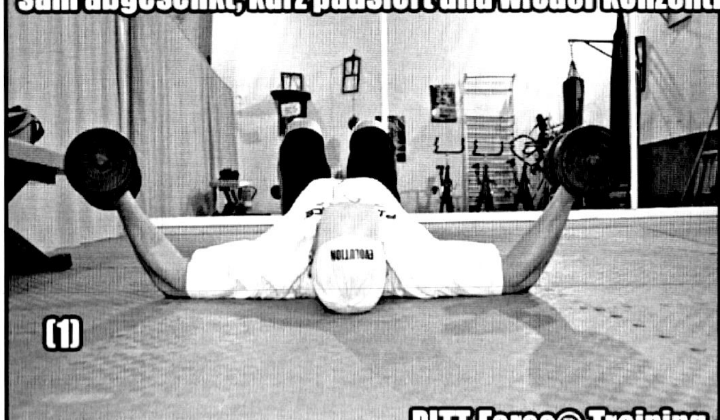

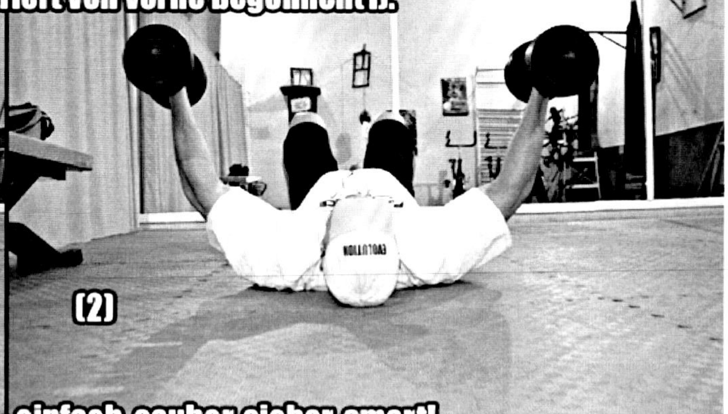

PITT-Force® Training - einfach, sauber, sicher, smart!

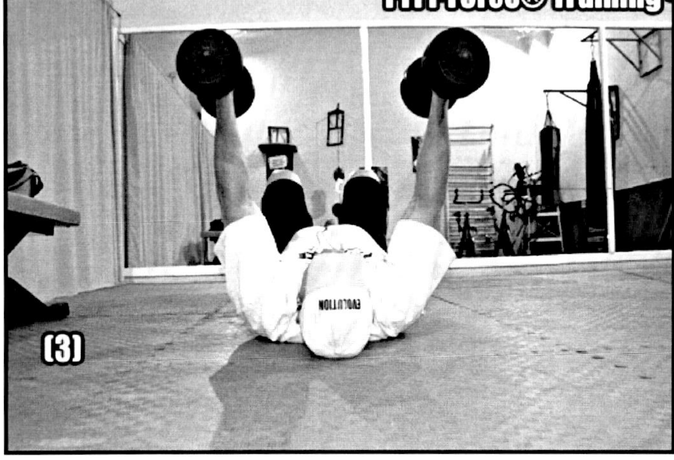

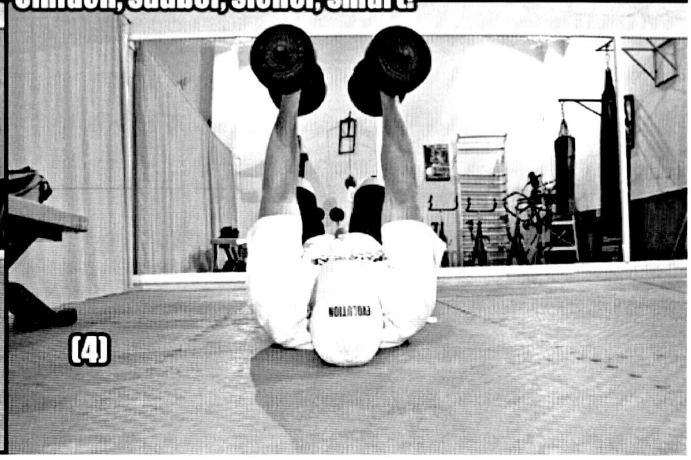

Spezialübungen für die Brust

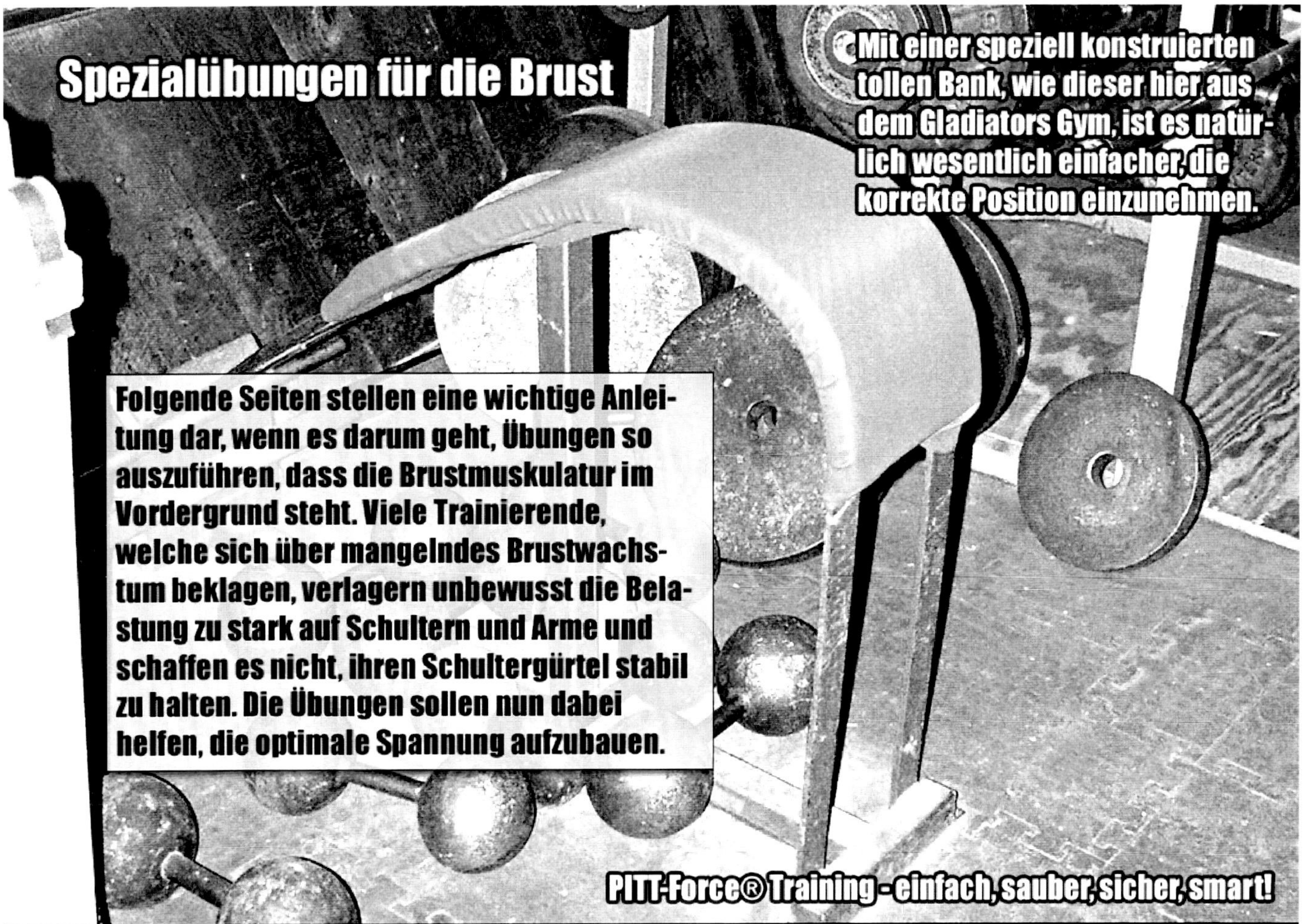

Mit einer speziell konstruierten tollen Bank, wie dieser hier aus dem Gladiators Gym, ist es natürlich wesentlich einfacher, die korrekte Position einzunehmen.

Folgende Seiten stellen eine wichtige Anleitung dar, wenn es darum geht, Übungen so auszuführen, dass die Brustmuskulatur im Vordergrund steht. Viele Trainierende, welche sich über mangelndes Brustwachstum beklagen, verlagern unbewusst die Belastung zu stark auf Schultern und Arme und schaffen es nicht, ihren Schultergürtel stabil zu halten. Die Übungen sollen nun dabei helfen, die optimale Spannung aufzubauen.

PITT-Force® Training - einfach, sauber, sicher, smart!

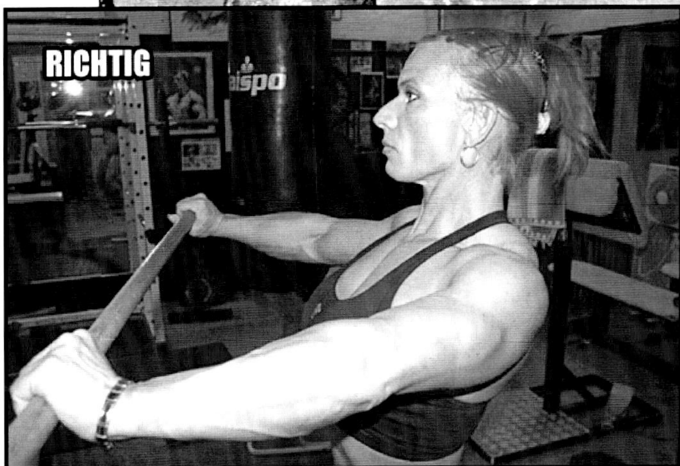

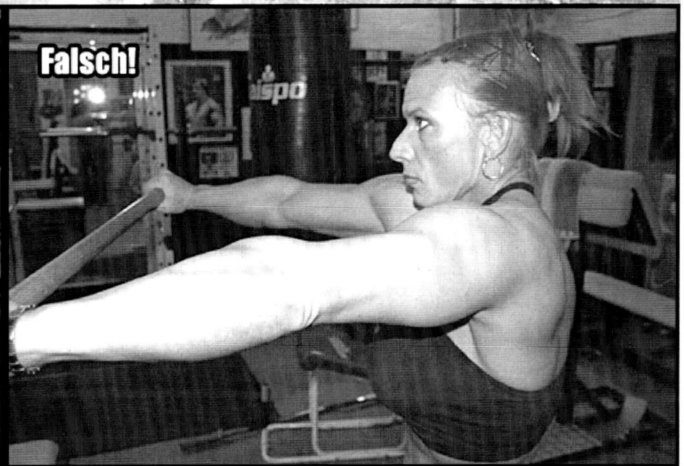

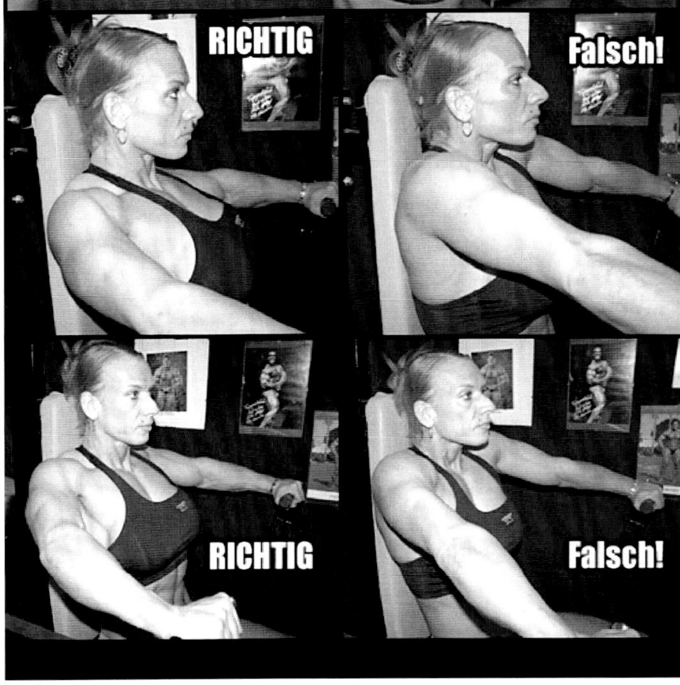

Machen Sie folgende Übung ruhig erst als „Trockenübung" mit einer leeren Stange oder einem langen Stock: Fassen Sie im gleichen Abstand, wie Sie es normalerweise bei der Drückübung machen würden und versuchen Sie die Schultern soweit wie möglich nach HINTEN und UNTEN zu ziehen und dort kraftvoll zu halten. Strecken Sie den Brustkorb raus, ohne dabei ins Hohlkreuz zu verfallen. Anschliessend üben Sie die gleiche Bewegung mit leichtem Gewicht an z.B. einer Brustmaschine. Es ist sehr wichtig, dass die Position der Schultern während des gesamten Trainingssatzes stabil und angespannt bleibt, damit die Brustmuskulatur optimal kontrahieren kann. Üben Sie bis es Ihnen in „Fleisch und Blut" übergegangen ist!

Spezialübung: „Brustpressen“

Diese Übung macht aus einem „Armdrücker“ einen „Brustdrücker“.

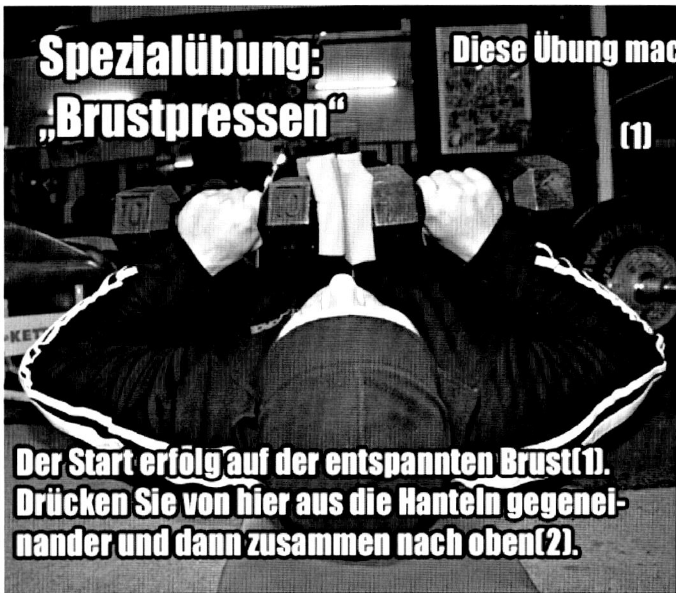

(1)

Der Start erfolg auf der entspannten Brust(1). Drücken Sie von hier aus die Hanteln gegeneinander und dann zusammen nach oben(2).

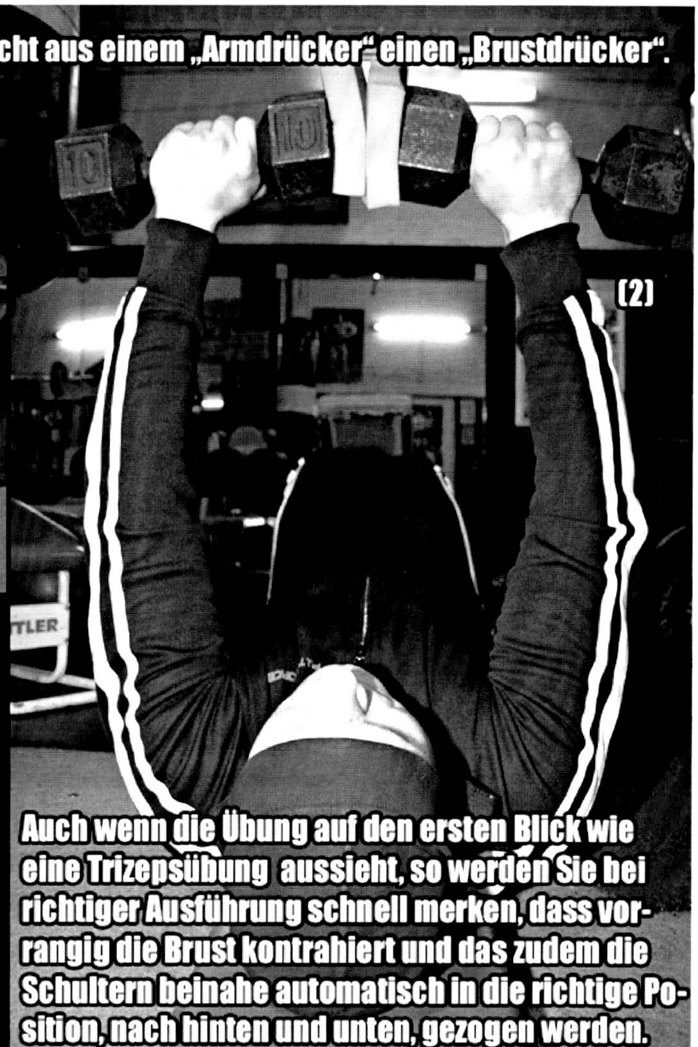

(2)

Sehen Sie die beiden Übungen „Brustpressen“ und „Überzüge mit Kurzhanteln“ NICHT als schwere Kraftübungen an. Es geht darum, dass Sie mit relativ leichten Gewichten versuchen, dass Sie verstehen wie die Brustmuskeln unter Belastung kontrahieren. Sie sollen lernen wie mit der Brust gedrückt bzw gezogen wird. Wenn Sie bei diesen Übungen ein zu schweres Gewicht nehmen, machen Sie evtl. einen wichtigen Lernprozess zunichte. Führen Sie die Übungen betont langsam aus, OHNE „Ruck und Schwung“.

Auch wenn die Übung auf den ersten Blick wie eine Trizepsübung aussieht, so werden Sie bei richtiger Ausführung schnell merken, dass vorrangig die Brust kontrahiert und das zudem die Schultern beinahe automatisch in die richtige Position, nach hinten und unten, gezogen werden.

Spezialübung: Überzüge mit Kurzhanteln

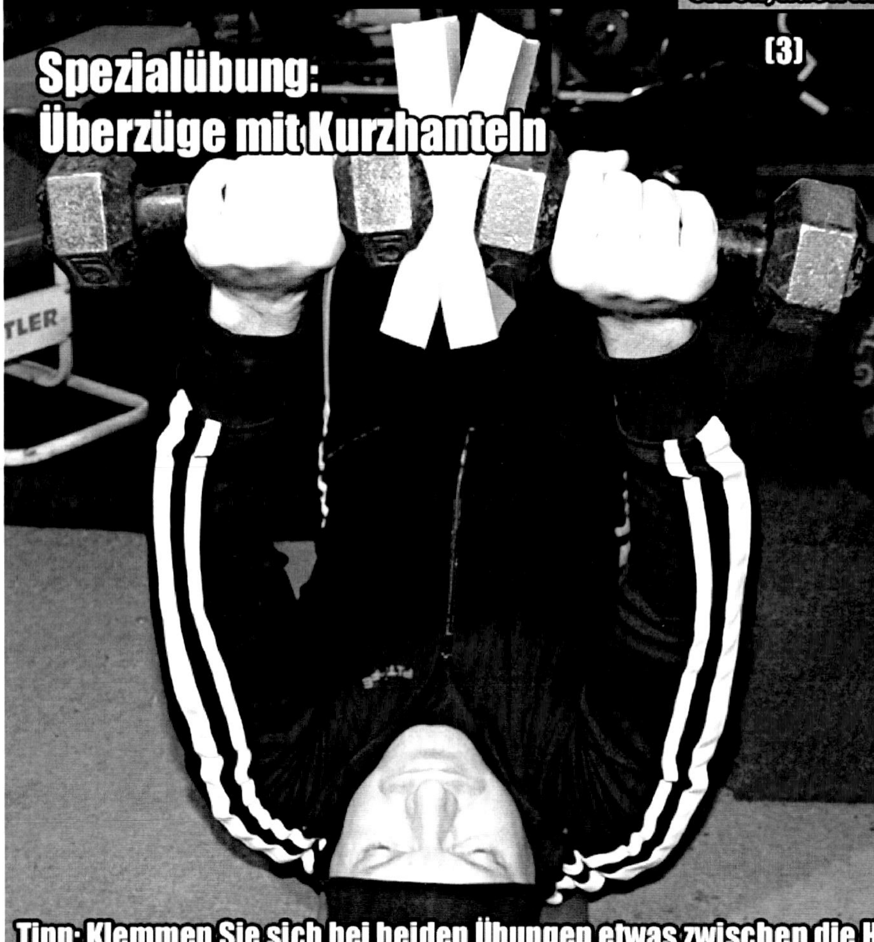

(3)

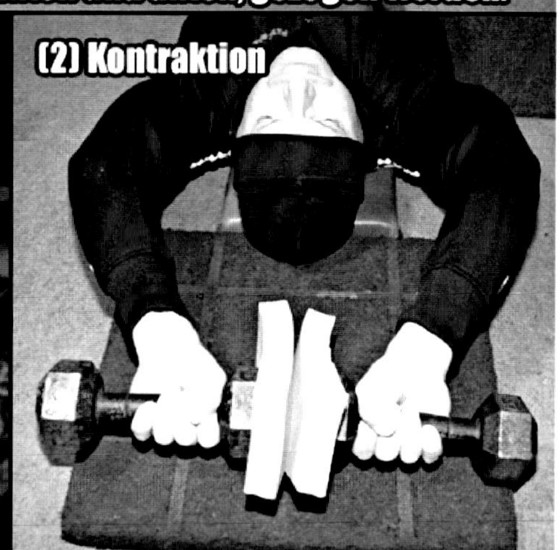

(2) Kontraktion

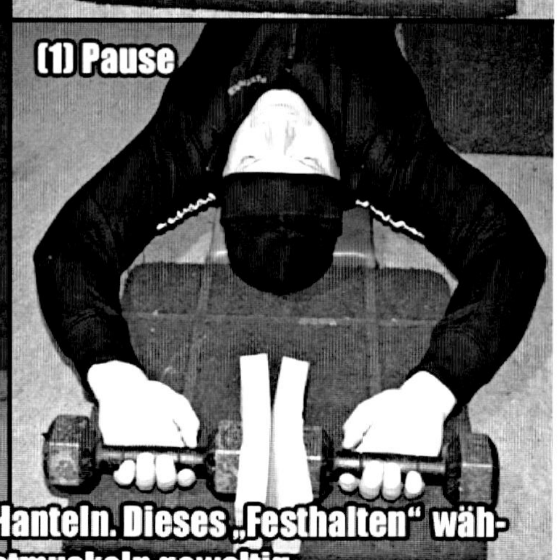

(1) Pause

Tipp: Klemmen Sie sich bei beiden Übungen etwas zwischen die Hanteln. Dieses „Festhalten“ während der Kontraktion, forciert den Effekt der Übungen auf die Brustmuskeln gewaltig.

PITT-Force® Training - einfach, sauber, sicher, smart!

Mit etwas Übung kann das Brustpressen auch auf der Schrägbank ausgeführt werden. Auch hier gilt eine betont langsame und kontrollierte Ausführung.

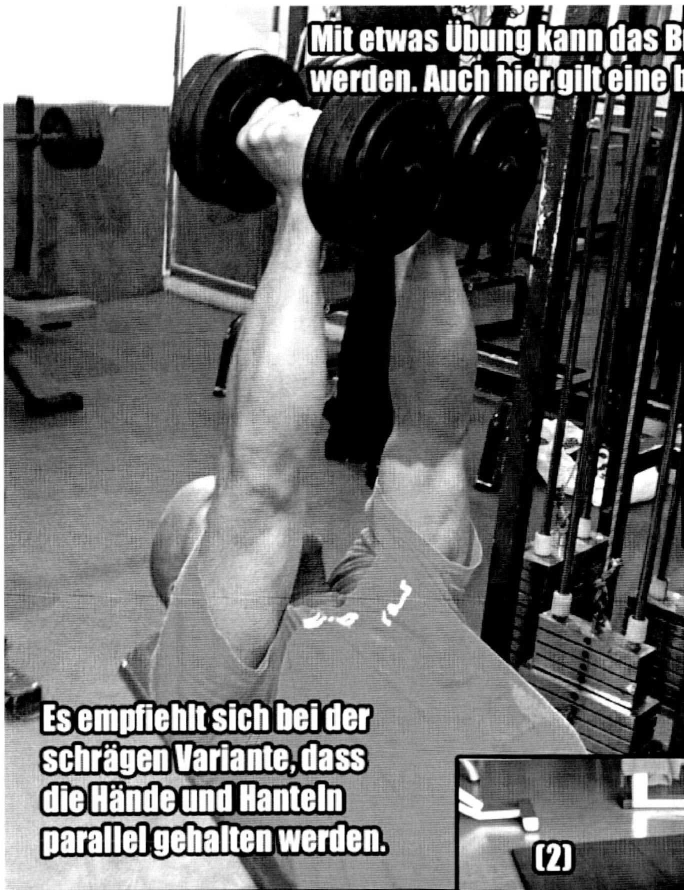

Es empfiehlt sich bei der schrägen Variante, dass die Hände und Hanteln parallel gehalten werden.

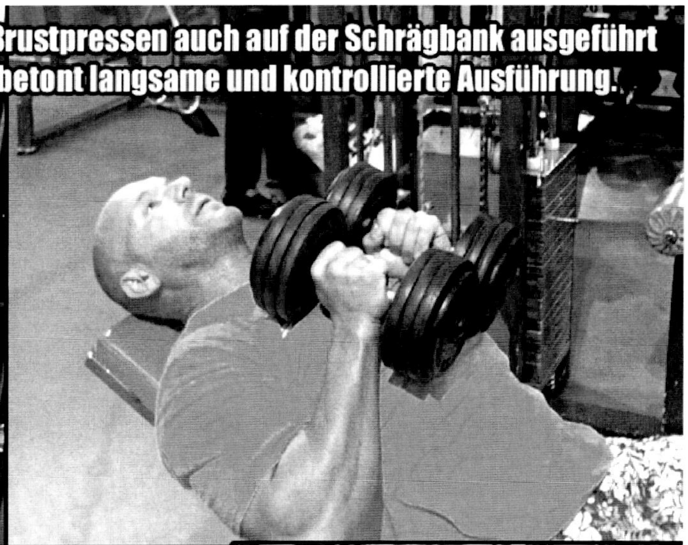

Überzüge mit zwei Kurzhanteln aus einer anderen Perspektive.

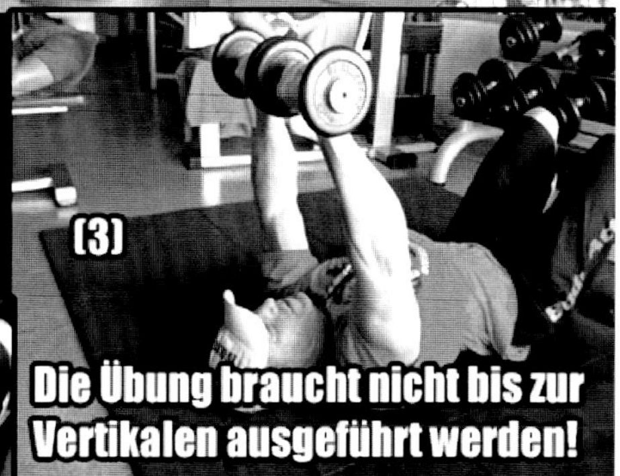

(3)

Die Übung braucht nicht bis zur Vertikalen ausgeführt werden!

Tipp: Trainieren Sie die Muskeln der Brust einmal in der Woche schwer und einmal leicht.

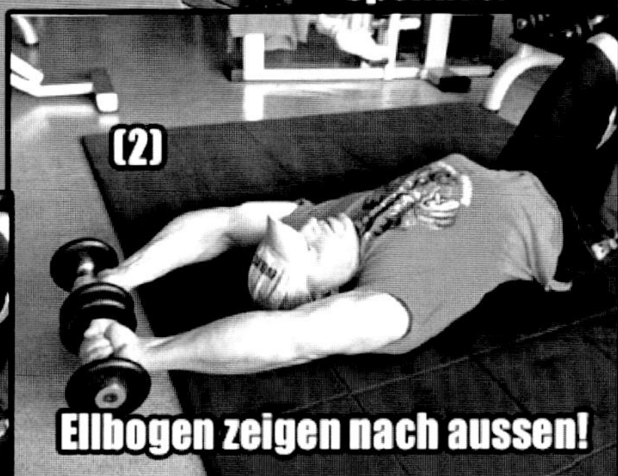

(2)

Ellbogen zeigen nach aussen!

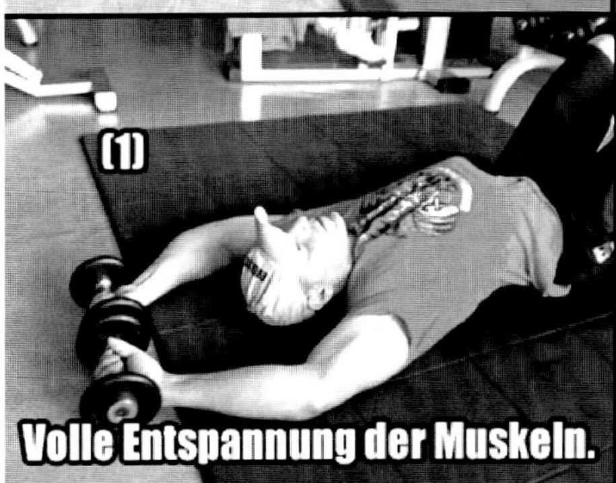

(1)

Volle Entspannung der Muskeln.

(1) Pause
(2) Start
(3) Ende

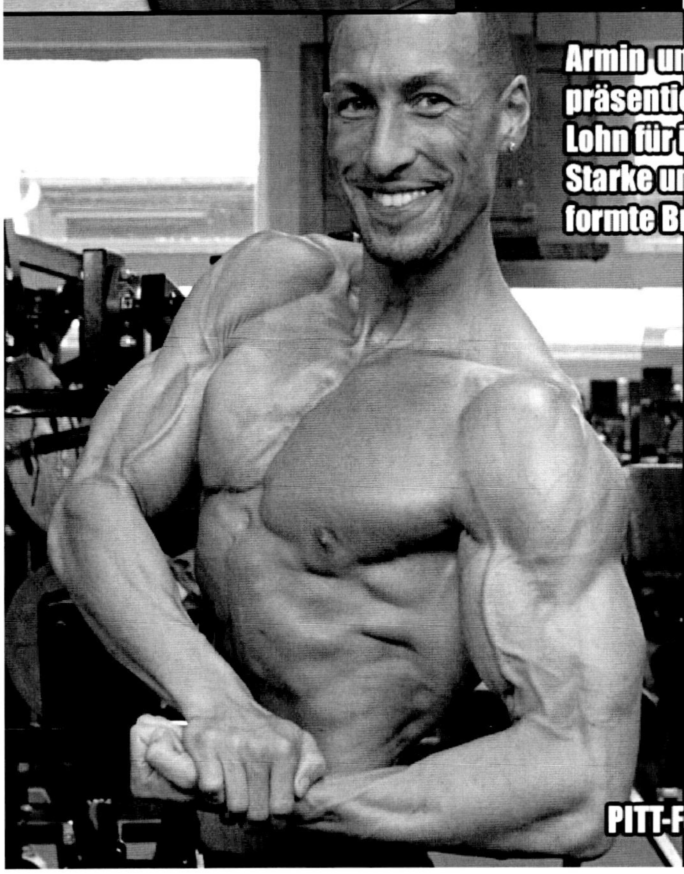

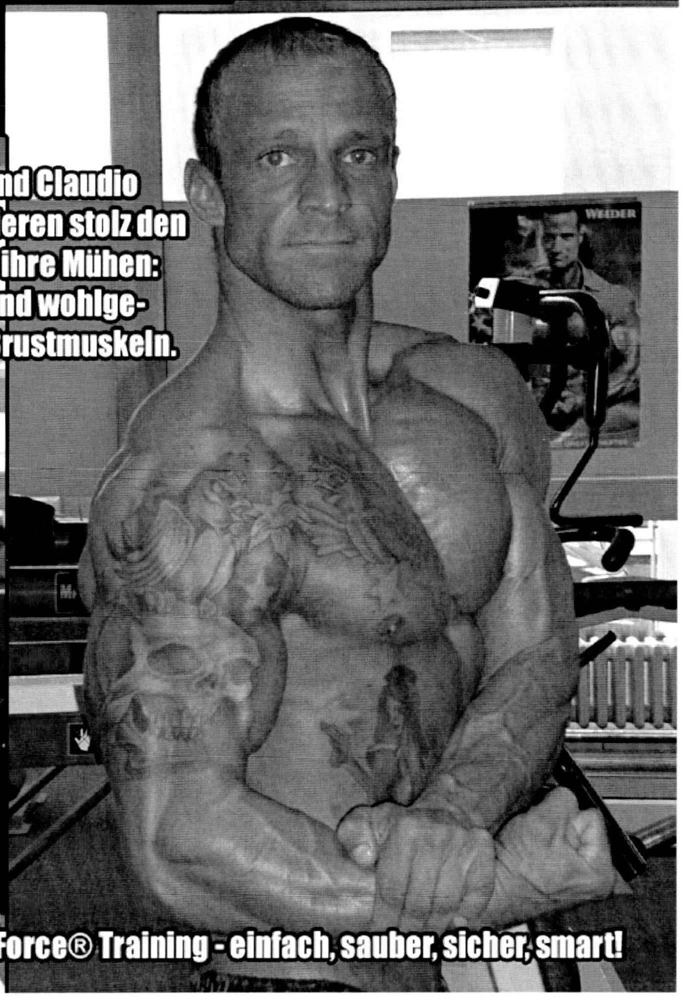

Armin und Claudio präsentieren stolz den Lohn für ihre Mühen: Starke und wohlgeformte Brustmuskeln.

PITT-Force® Training - einfach, sauber, sicher, smart!

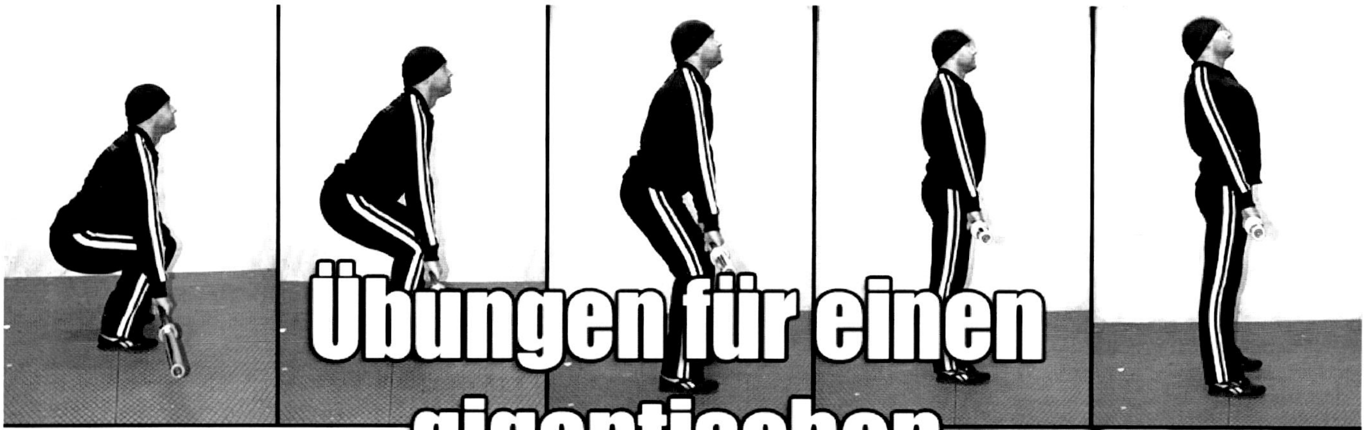

Übungen für einen gigantischen

Rücken

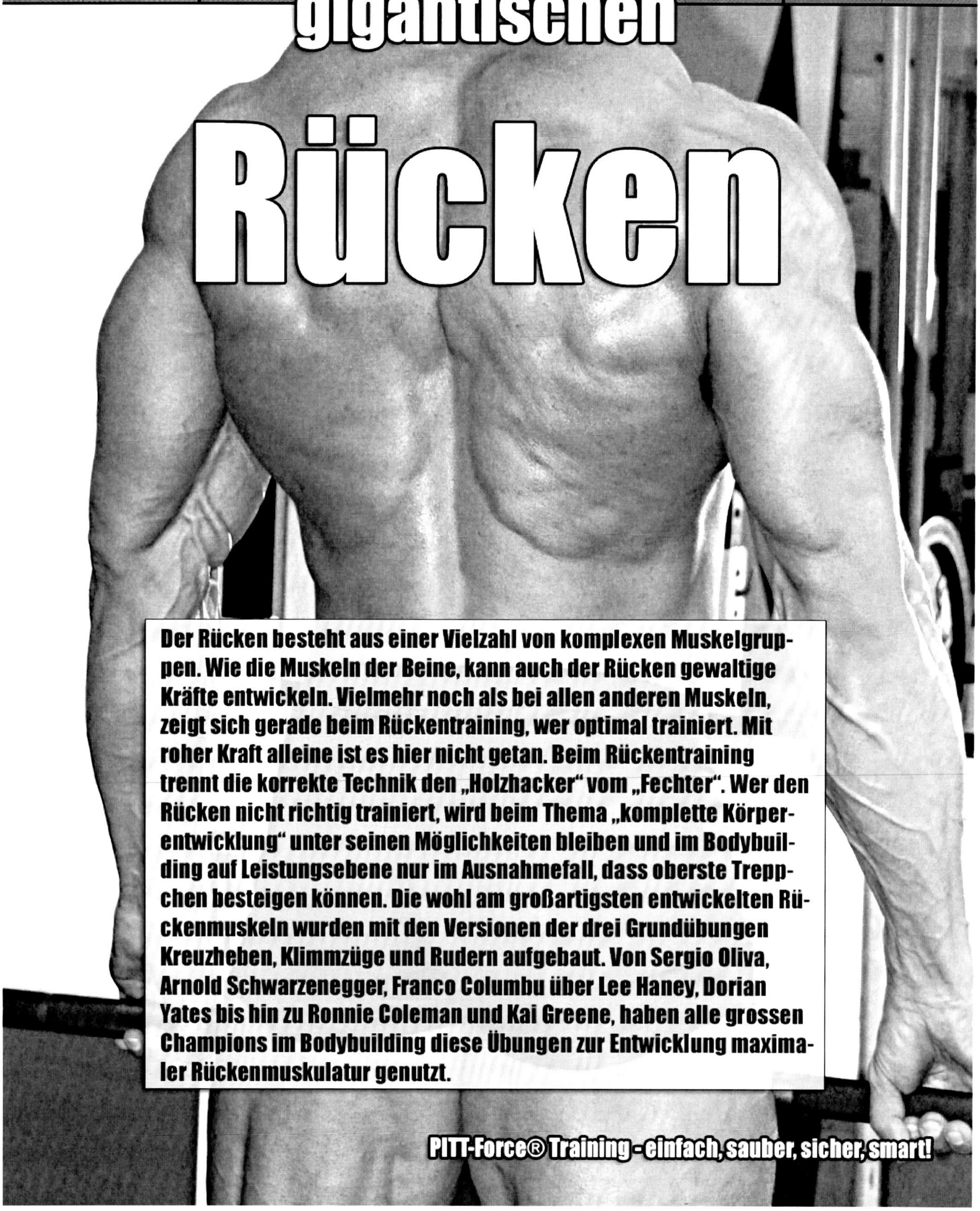

Der Rücken besteht aus einer Vielzahl von komplexen Muskelgruppen. Wie die Muskeln der Beine, kann auch der Rücken gewaltige Kräfte entwickeln. Vielmehr noch als bei allen anderen Muskeln, zeigt sich gerade beim Rückentraining, wer optimal trainiert. Mit roher Kraft alleine ist es hier nicht getan. Beim Rückentraining trennt die korrekte Technik den „Holzhacker" vom „Fechter". Wer den Rücken nicht richtig trainiert, wird beim Thema „komplette Körperentwicklung" unter seinen Möglichkeiten bleiben und im Bodybuilding auf Leistungsebene nur im Ausnahmefall, dass oberste Treppchen besteigen können. Die wohl am großartigsten entwickelten Rückenmuskeln wurden mit den Versionen der drei Grundübungen Kreuzheben, Klimmzüge und Rudern aufgebaut. Von Sergio Oliva, Arnold Schwarzenegger, Franco Columbu über Lee Haney, Dorian Yates bis hin zu Ronnie Coleman und Kai Greene, haben alle grossen Champions im Bodybuilding diese Übungen zur Entwicklung maximaler Rückenmuskulatur genutzt.

PITT-Force® Training - einfach, sauber, sicher, smart!

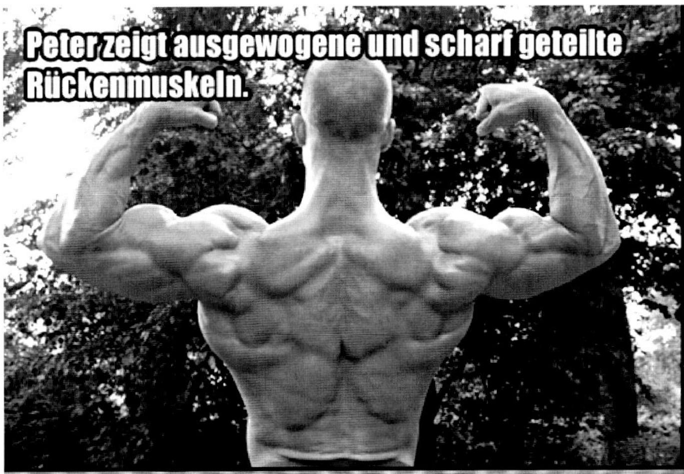

Peter zeigt ausgewogene und scharf geteilte Rückenmuskeln.

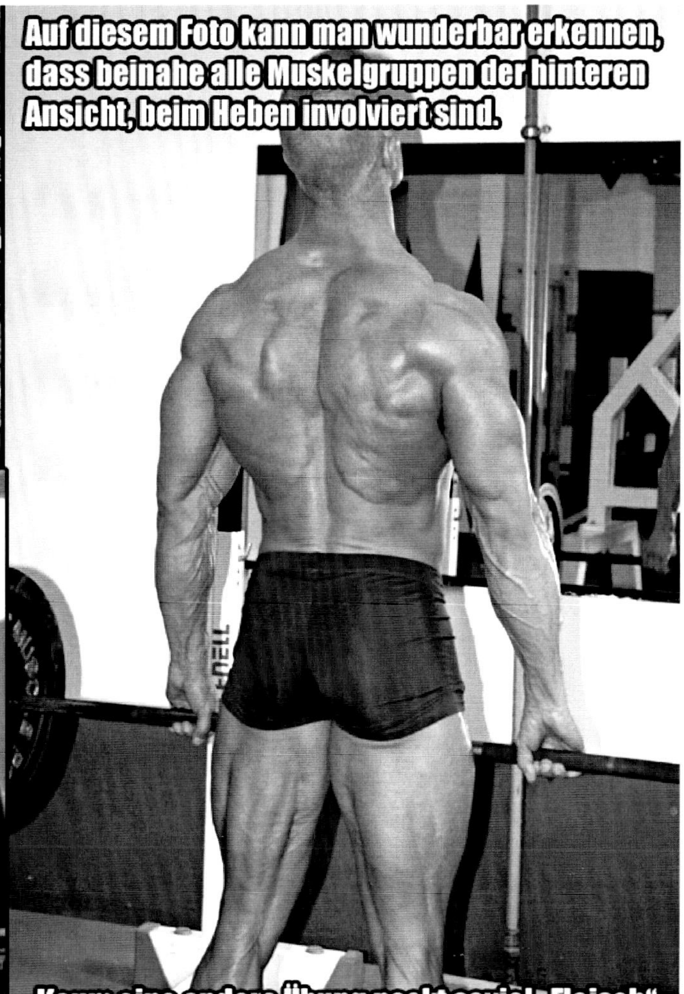

Auf diesem Foto kann man wunderbar erkennen, dass beinahe alle Muskelgruppen der hinteren Ansicht, beim Heben involviert sind.

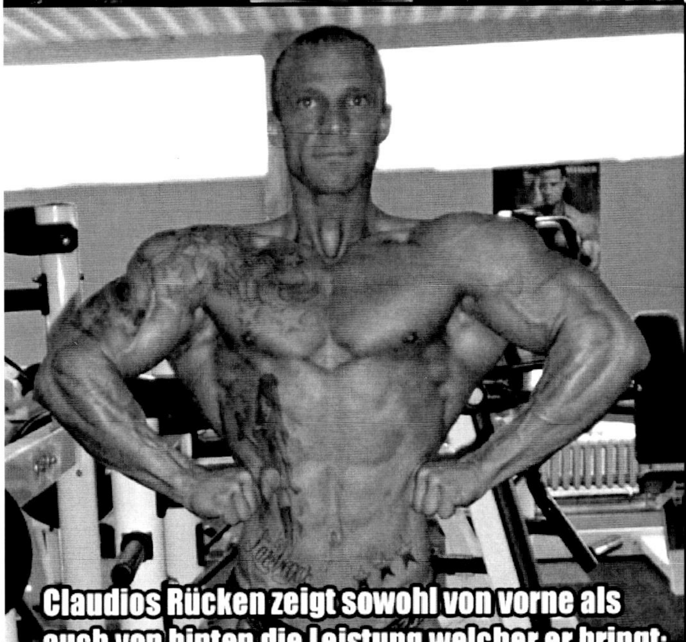

Claudios Rücken zeigt sowohl von vorne als auch von hinten die Leistung welcher er bringt: Kreuzheben mit 180 kg für 18 Wiederholungen.

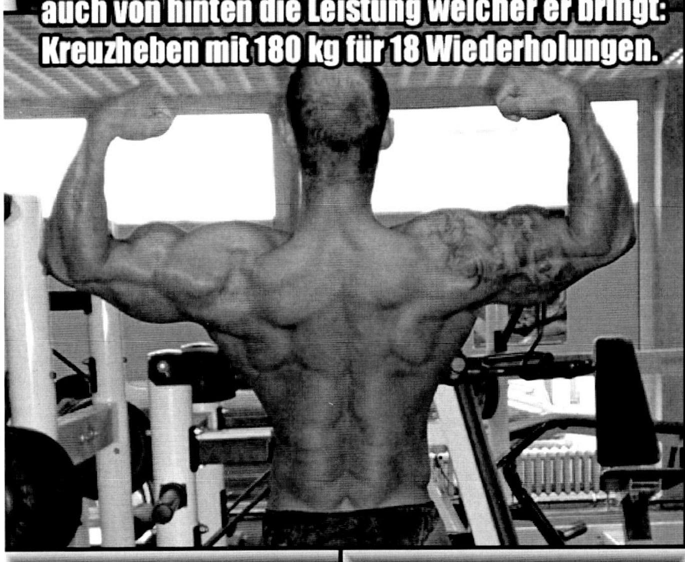

Kaum eine andere Übung packt soviel „Fleisch“ auf den Körper wie das Kreuzheben (auch „Deadlift“ genannt). Es ist eine Übung für wirkliche „Urkraft“, und sorgt u.a. für massive „Lats“, fette „Traps“, starke Rückenstrecker, kräftige „Po“- und Beinbizepsmuskeln (“Hams“), Unterarmentwicklung, Griffkraft und eine spektakuläre Rückenansicht im allgemeinen. Wenn schon die Kniebeuge im „high rep Bereich“ DIE Übung ist, wenn es um imposante Kraft- und Massezunahmen geht, so kann einen das Kreuzheben mit viel Gewicht für viele Wiederholungen wahrhaft „mutieren“ lassen.

ACHTUNG: Wie bei allen Grundübungen ist es besonders beim Kreuzheben der Fall, dass man sich die Übung von einem erfahrenen Trainer zeigen und kontrollieren lässt! Es wird immer vom Boden aus gezogen und das Gewicht wird bei jeder Wiederholung komplett abgesetzt. Korrekte Technik und kontrollierte Ausführung sind oberstes Gebot. Alle sieben bis vierzehn Tage einmal schwer ziehen, für 10-20 Wdh im Satz, ist völlig ausreichend. Drei bis vier Höhepunkte im Jahr sind hier mehr als genug. UND: Der Rücken bleibt IMMER gerade und die Arme IMMER gestreckt!

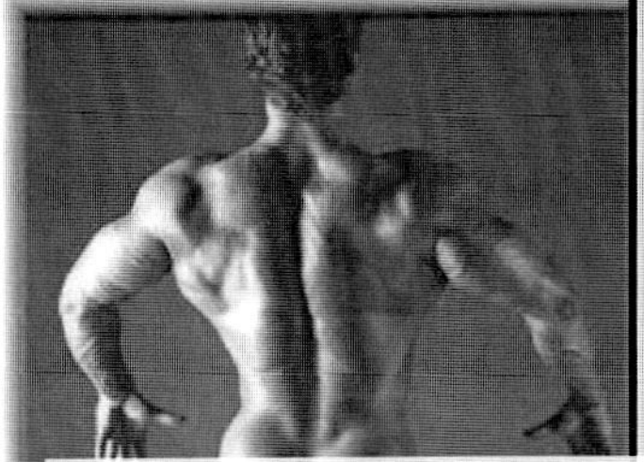

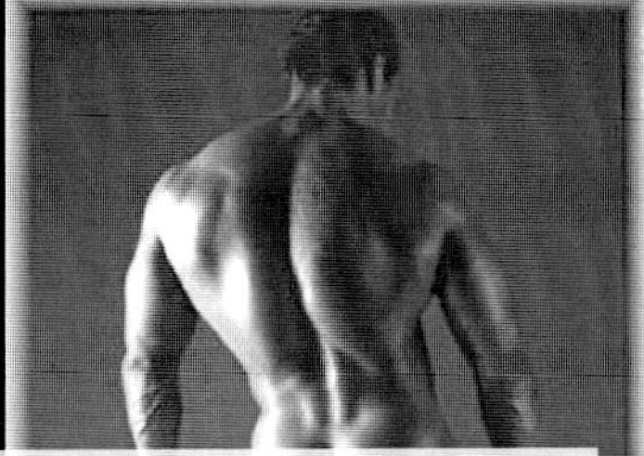

Auf seinen Rücken war Ihr Autor immer besonders stolz. PITT-Force® Sätze im Kreuzheben mit bis zu 200 Kg und eine KDK-Maximalleistung von 247,5 Kg waren die Bestleistungen.

PITT-Force® Training - einfach, sauber, sicher, smart!

Basic-Übung:
Kreuzheben

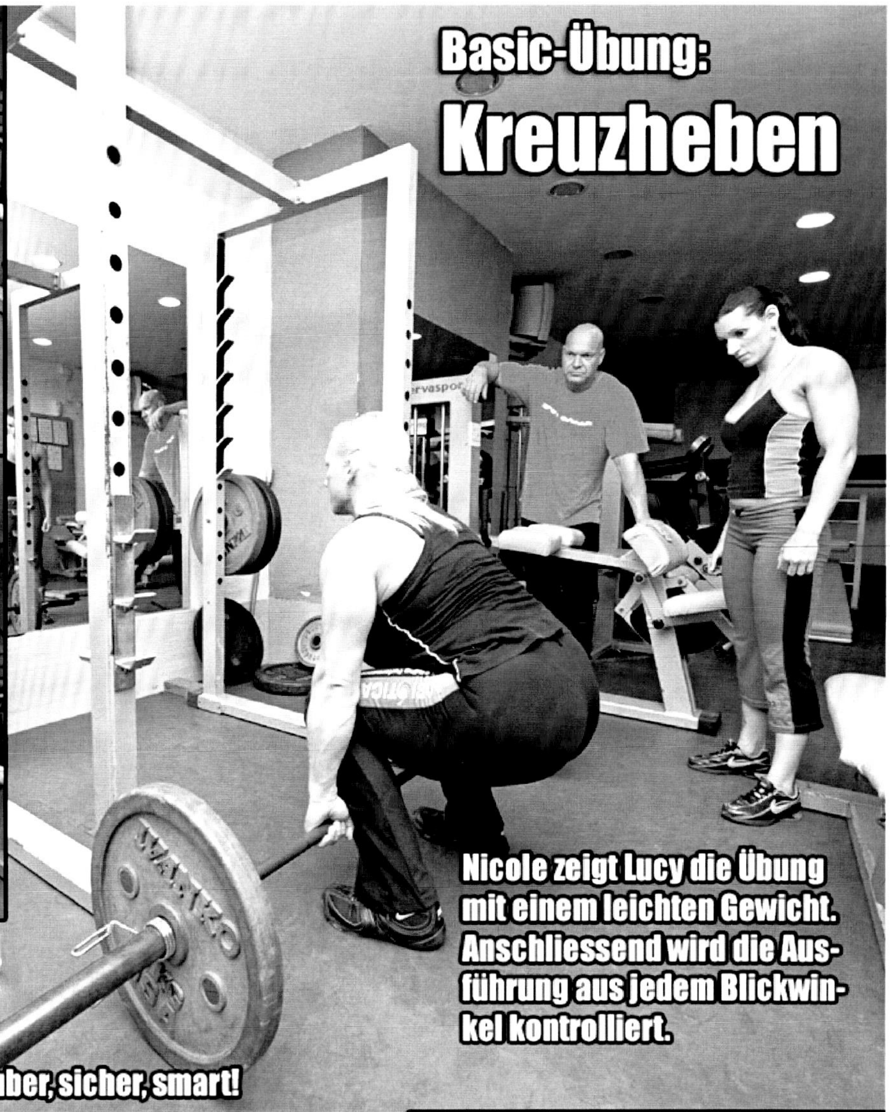

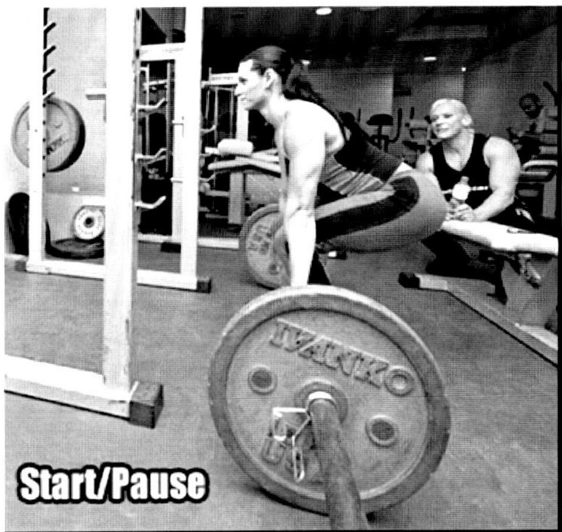

Start/Pause

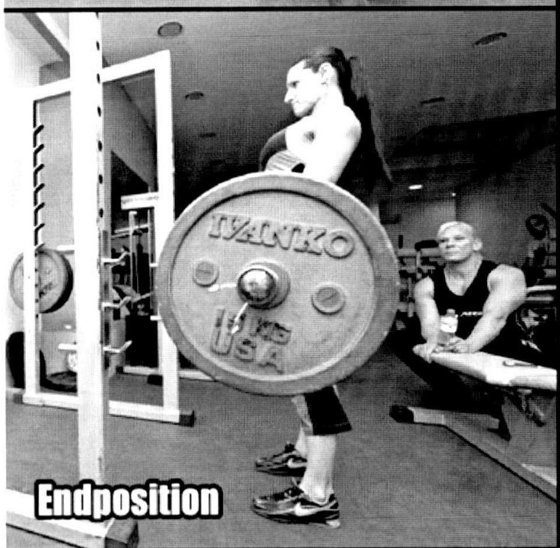

Endposition

Nicole zeigt Lucy die Übung mit einem leichten Gewicht. Anschliessend wird die Ausführung aus jedem Blickwinkel kontrolliert.

PITT-Force® Training - einfach, sauber, sicher, smart!

Auf dieser Seite ist wunderbar zu erkennen wie hilfreich es ist, wenn man sich eine technisch anspruchsvolle Übung zeigen und kontrollieren lässt. Tipp: Fragen Sie bei Übungen wie Kreuzheben und Kniebeugen einen guten Trainer um Rat und Hilfe.

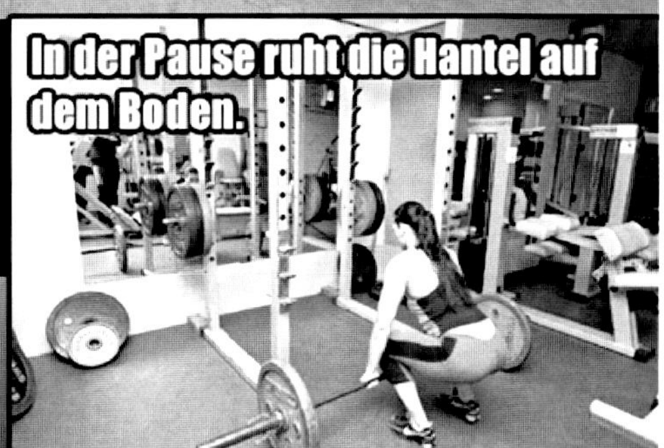

In der Pause ruht die Hantel auf dem Boden.

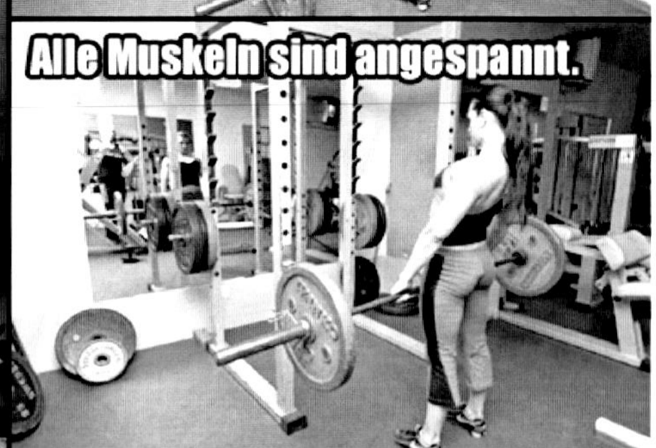

Alle Muskeln sind angespannt.

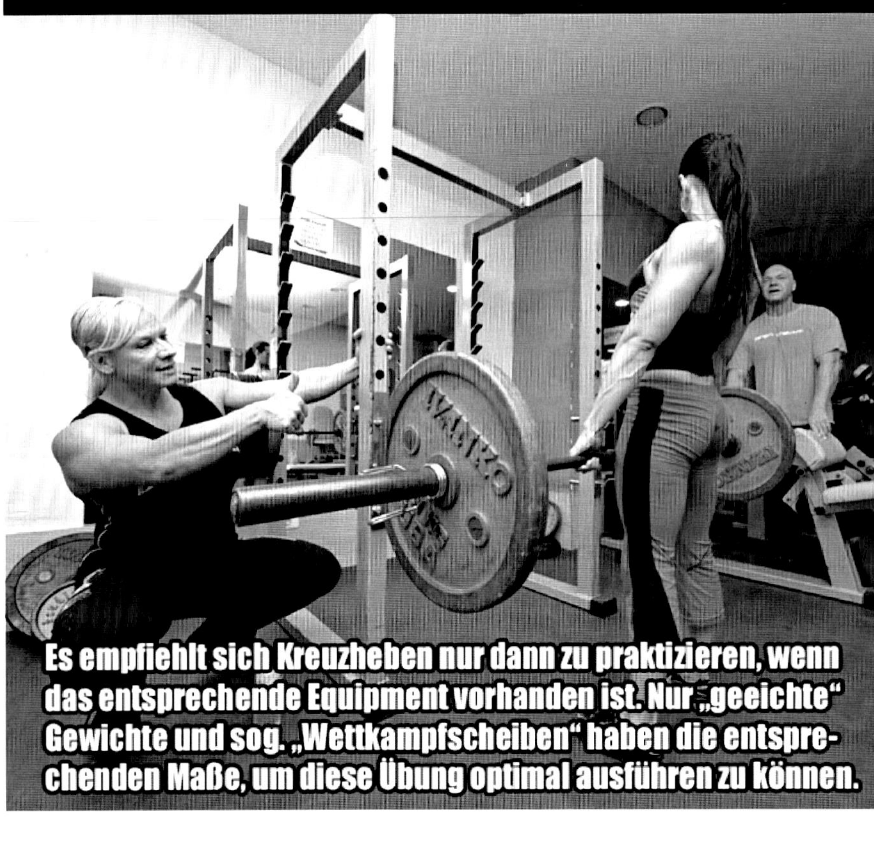

Es empfiehlt sich Kreuzheben nur dann zu praktizieren, wenn das entsprechende Equipment vorhanden ist. Nur „geeichte" Gewichte und sog. „Wettkampfscheiben" haben die entsprechenden Maße, um diese Übung optimal ausführen zu können.

Falls Ihnen das Kreuzheben nicht liegt oder Sie diese Übung in Ihrem Studio nicht machen können, schauen Sie einfach bei den folgenden Rückenübungen nach einer Alternative. Die verschiedenen Rudervarianten z.B. sind eine Option.

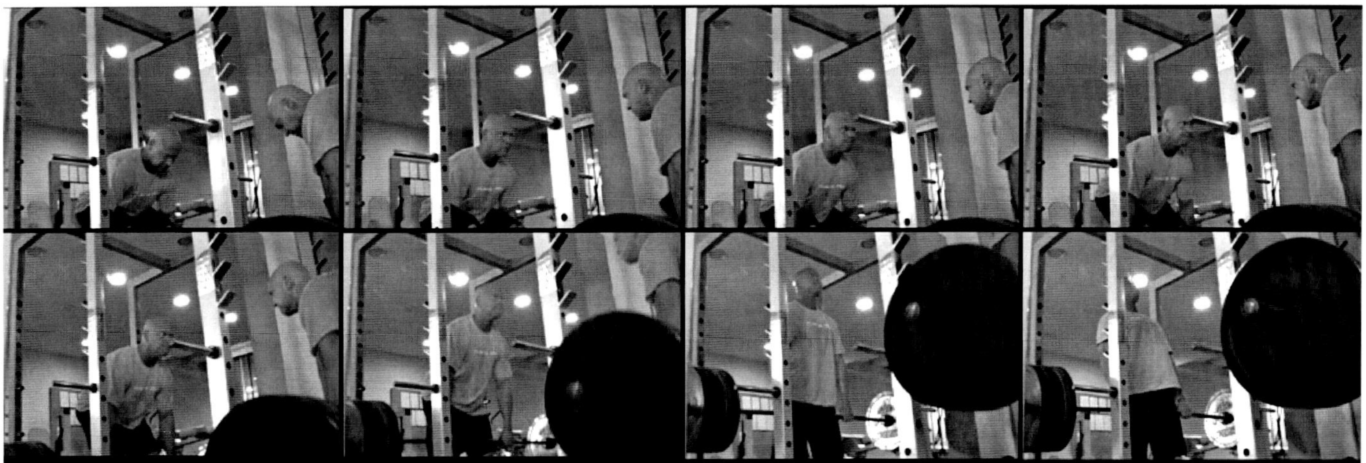

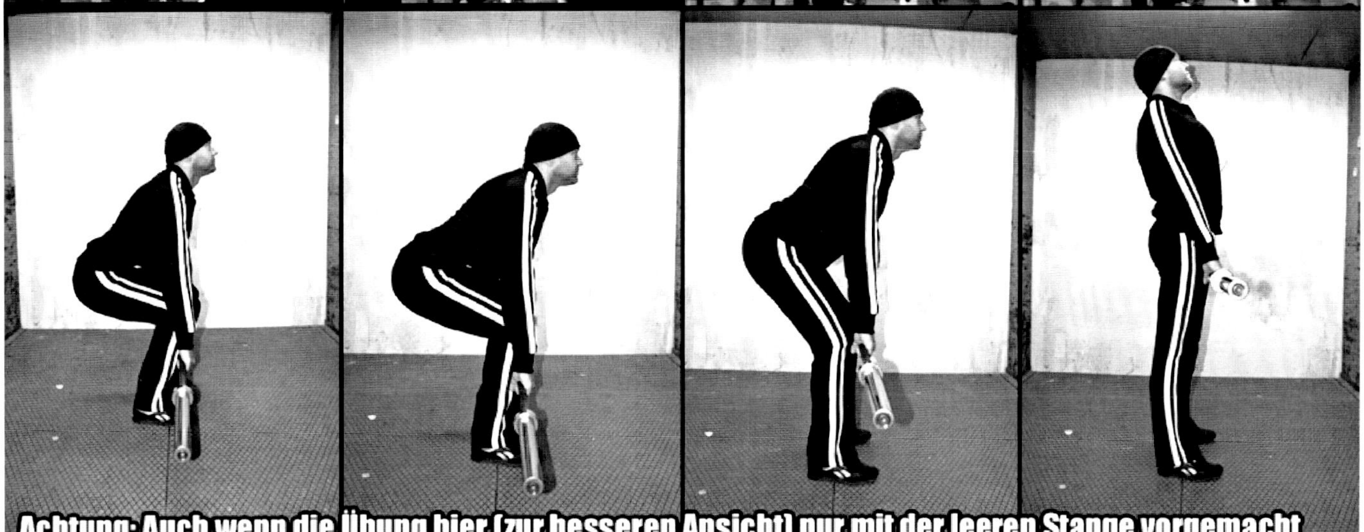

Achtung: Auch wenn die Übung hier (zur besseren Ansicht) nur mit der leeren Stange vorgemacht wird, so ist es gerade beim Kreuzheben nötig, dass eine gewisse Grundkraft vorhanden ist. Kreuzheben fängt erst ab dem Mindestgewicht (und der damit verbunden automatischen Mindesthöhe) von 60Kg an! Positionieren Sie sich so, dass die Stange beinahe die Unterschenkel berührt. „Hocken Sie sich in die Übung rein" und bauen Sie Spannung auf. Die Oberschenkel befinden sich knapp überhalb der Horizontalen. Ziehen Sie gleichmässig sowohl mit dem Oberkörper als auch den Beinen. Die Hantel wird dicht an den Unterschenkeln hochgezogen, berührt diese aber NICHT! Die Arme bleiben die ganze Zeit gestreckt . In der Endposition sind die Schultern nach hinten gezogen und die Beine sind durchgestreckt.

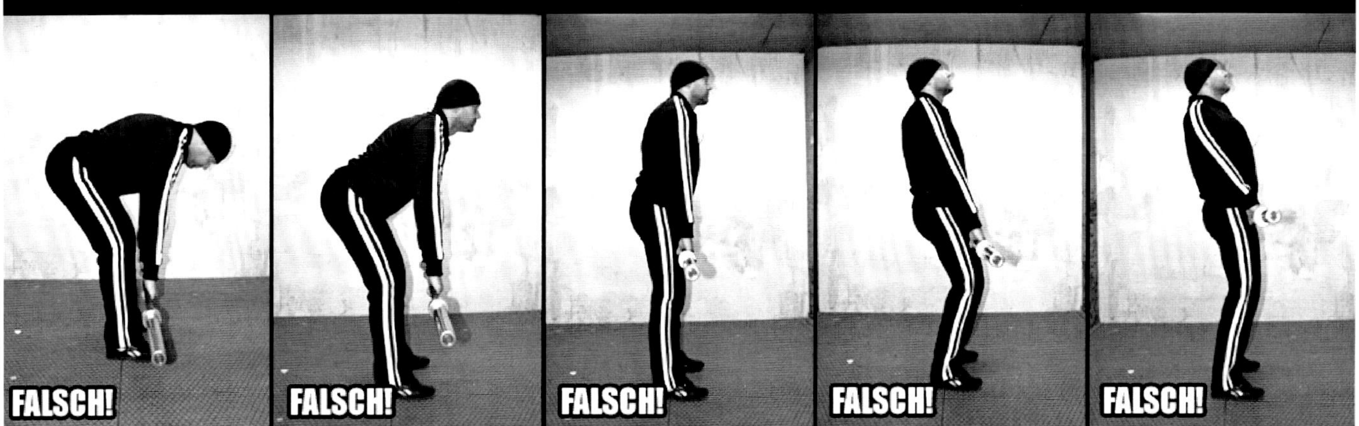

Fehlerhafte Ausführungen:
Der Trainierende fängt schon mit einer völlig unvorteilhaften Startposition an. Der Rücken ist krumm, der Kopf nach vorne geneigt und die Beine sind fast noch völlig gestreckt (1). Die Hantel wird viel zu weit von der Körpermitte entfernt gezogen (2). In der Endposition befinden sich die Schultern und der Oberkörper zu weit vorne. Die Bewegung wurde nicht erfolgreich zum Abschluss gebracht (3). Die Beine sind angewinkelt und die Knie wurden unter das Gewicht geschoben (4). Der Trainierende zieht am Ende der Bewegung mit den Schultern und Armen nach (5).

PITT-Force® Training - einfach, sauber, sicher, smart!

Basic-Übung:
Klimmzüge

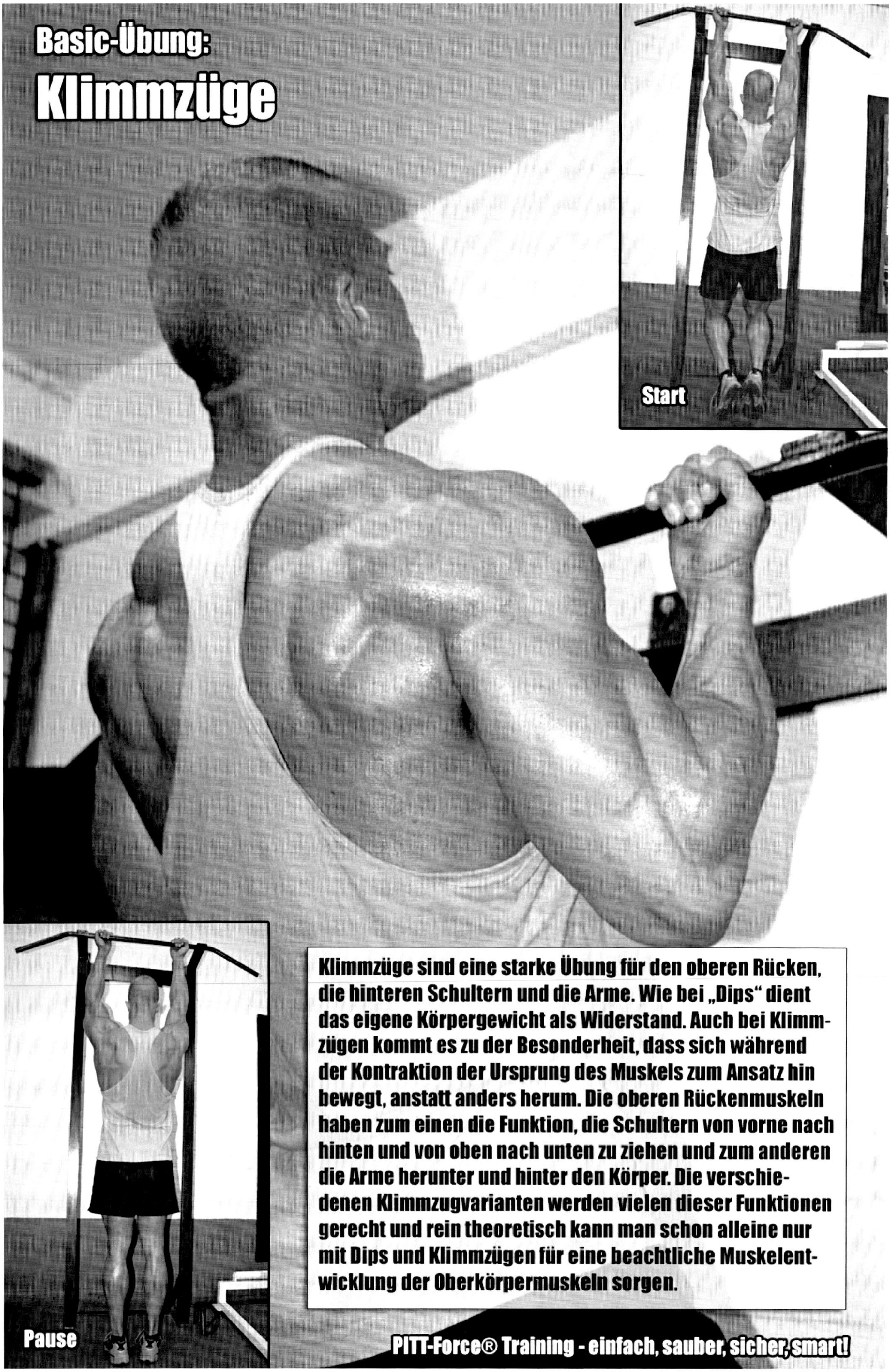

Klimmzüge sind eine starke Übung für den oberen Rücken, die hinteren Schultern und die Arme. Wie bei „Dips“ dient das eigene Körpergewicht als Widerstand. Auch bei Klimmzügen kommt es zu der Besonderheit, dass sich während der Kontraktion der Ursprung des Muskels zum Ansatz hin bewegt, anstatt anders herum. Die oberen Rückenmuskeln haben zum einen die Funktion, die Schultern von vorne nach hinten und von oben nach unten zu ziehen und zum anderen die Arme herunter und hinter den Körper. Die verschiedenen Klimmzugvarianten werden vielen dieser Funktionen gerecht und rein theoretisch kann man schon alleine nur mit Dips und Klimmzügen für eine beachtliche Muskelentwicklung der Oberkörpermuskeln sorgen.

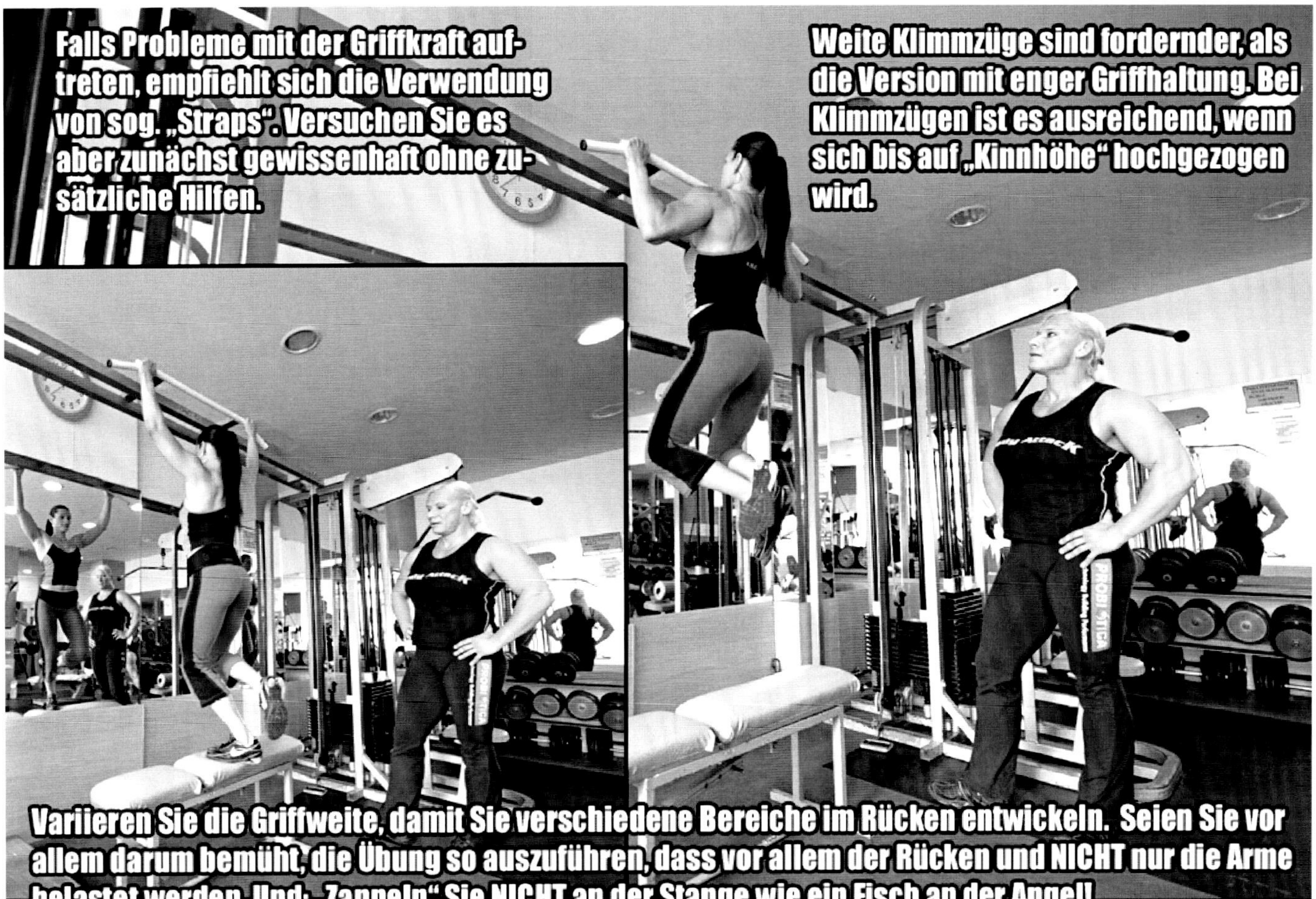

Falls Probleme mit der Griffkraft auftreten, empfiehlt sich die Verwendung von sog. „Straps“. Versuchen Sie es aber zunächst gewissenhaft ohne zusätzliche Hilfen.

Weite Klimmzüge sind fordernder, als die Version mit enger Griffhaltung. Bei Klimmzügen ist es ausreichend, wenn sich bis auf „Kinnhöhe“ hochgezogen wird.

Variieren Sie die Griffweite, damit Sie verschiedene Bereiche im Rücken entwickeln. Seien Sie vor allem darum bemüht, die Übung so auszuführen, dass vor allem der Rücken und NICHT nur die Arme belastet werden. Und: „Zappeln“ Sie NICHT an der Stange wie ein Fisch an der Angel!

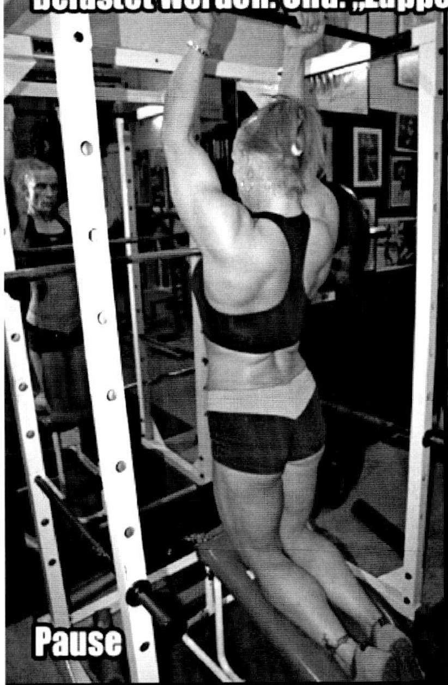

Pause

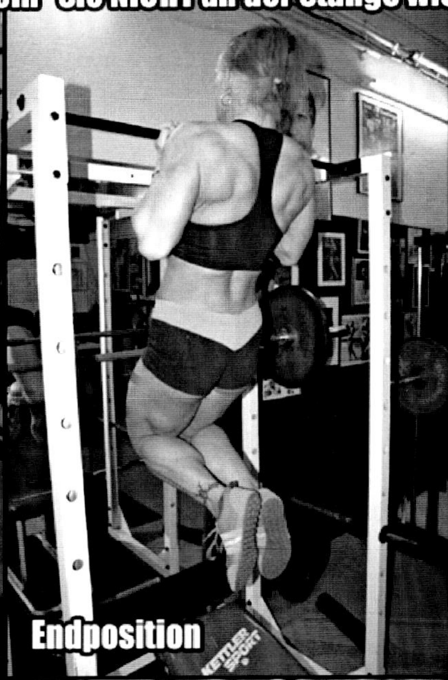

Endposition

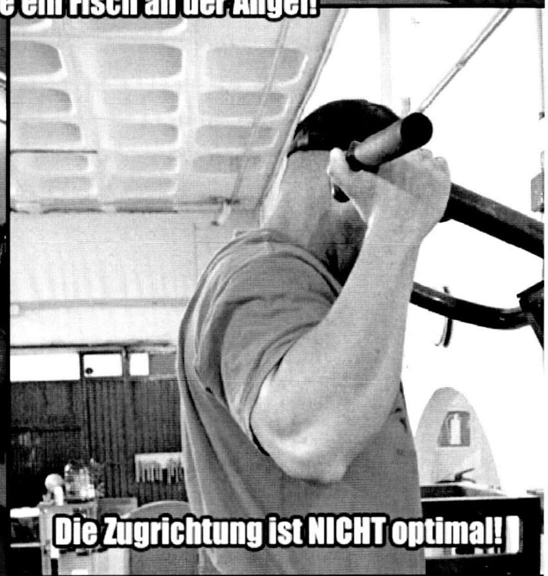

Die Zugrichtung ist NICHT optimal!

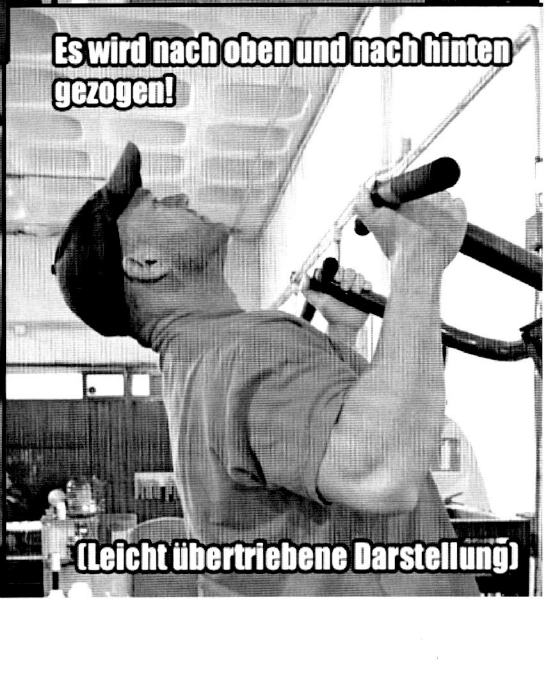

Es wird nach oben und nach hinten gezogen!

(Leicht übertriebene Darstellung)

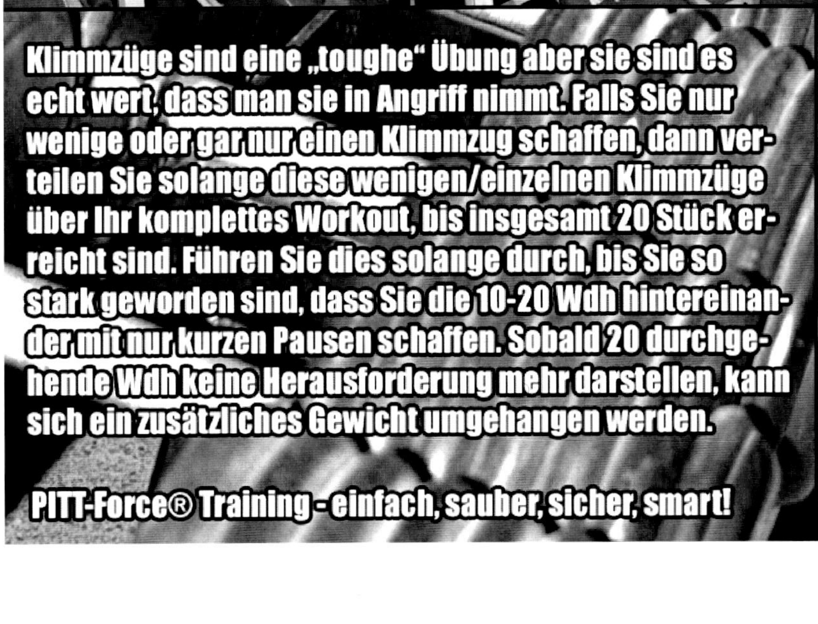

Klimmzüge sind eine „toughe“ Übung aber sie sind es echt wert, dass man sie in Angriff nimmt. Falls Sie nur wenige oder gar nur einen Klimmzug schaffen, dann verteilen Sie solange diese wenigen/einzelnen Klimmzüge über Ihr komplettes Workout, bis insgesamt 20 Stück erreicht sind. Führen Sie dies solange durch, bis Sie so stark geworden sind, dass Sie die 10-20 Wdh hintereinander mit nur kurzen Pausen schaffen. Sobald 20 durchgehende Wdh keine Herausforderung mehr darstellen, kann sich ein zusätzliches Gewicht umgehangen werden.

PITT-Force® Training - einfach, sauber, sicher, smart!

Klimmzüge an der Maschine

Wer sich mit KLimmzügen schwer tut oder gar Schwierigkeiten hat, nur einen einzigen Klmmzug auszuführen, für den ist eine Klimmzugmaschine eine Alternative. Achten Sie bitte schon an dieser Stelle auf die besondere Ausführung: Obwohl der Arm zu Beginn der Übung bereits leicht angewinkelt ist, startet die erste Bewegung mit dem Zug aus dem oberen Rücken! Bei den Rücken-Spezialübungen wird diese Technik nochmal vertieft behandelt werden.

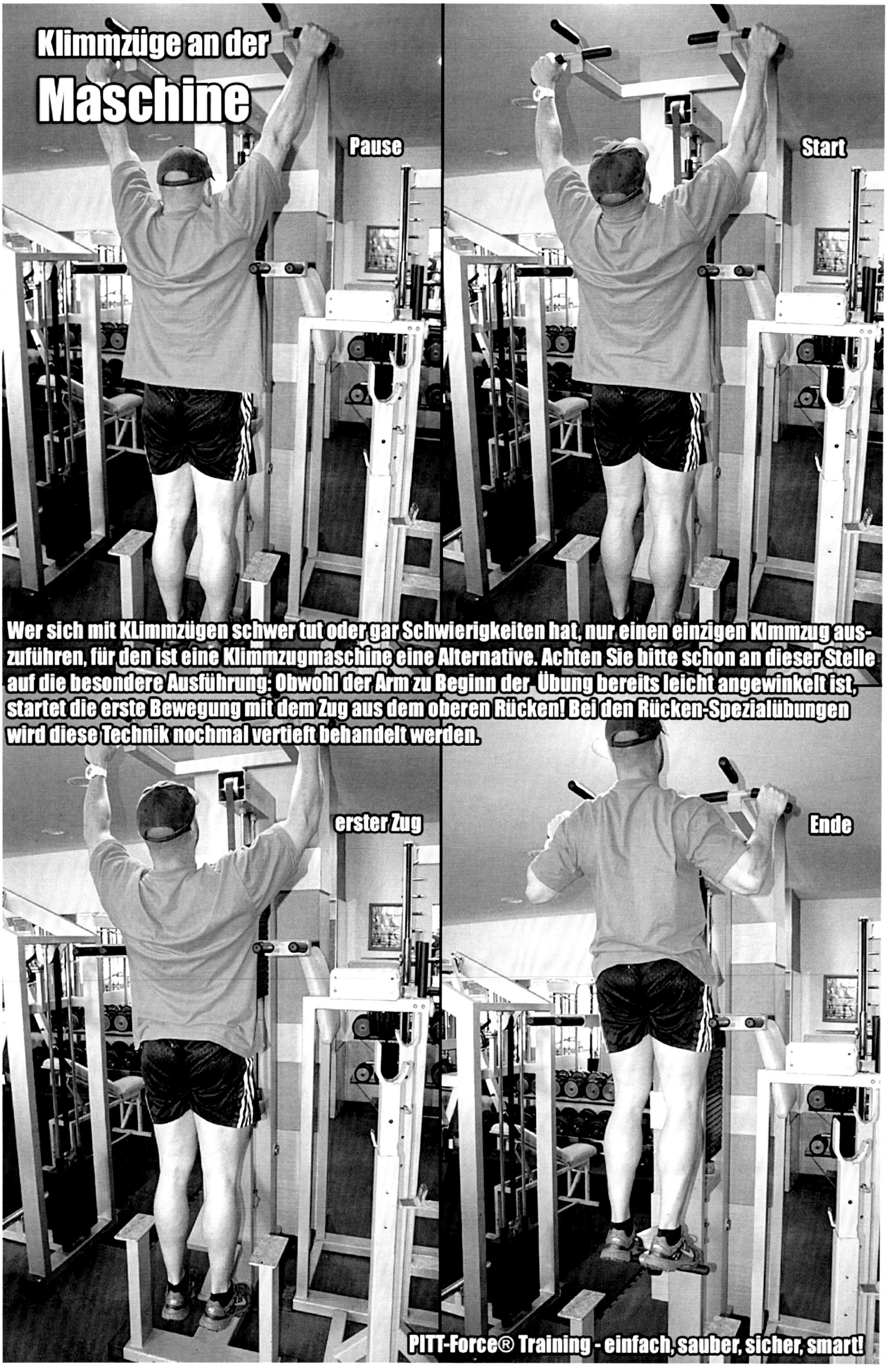

Zugvarianten am „Turm“

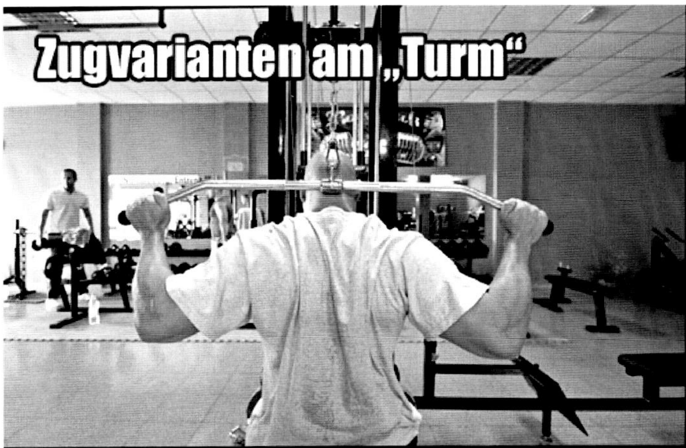

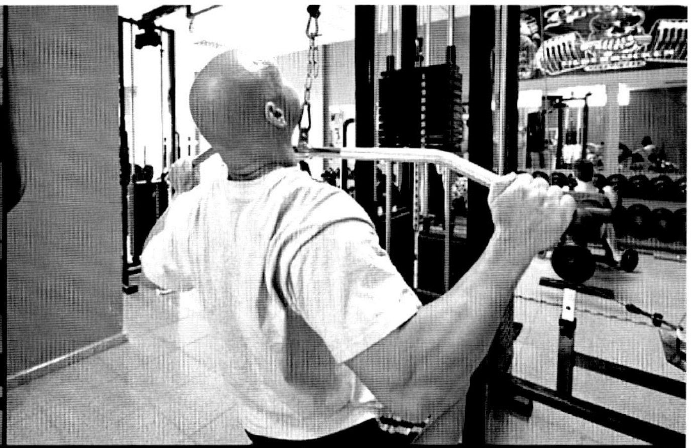

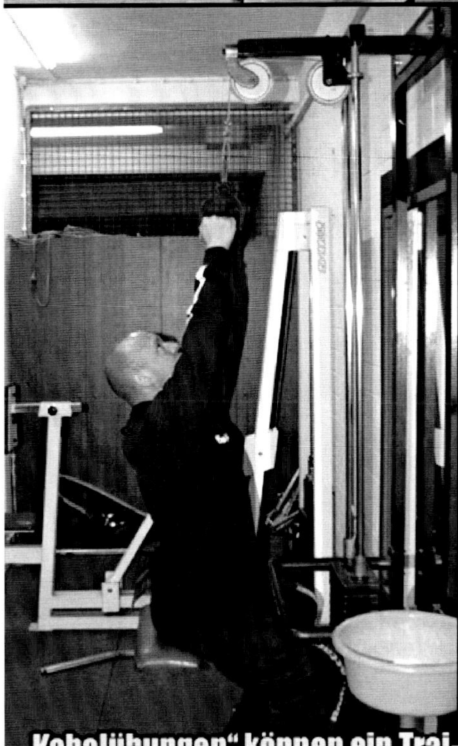

Die meisten Trainingseinrichtungen verfügen über sog. „Zugtürme“. Vielen Trainierenden fällt es bei diesen Übungen am Turm oftmals leichter ihre Zielmuskulatur im Rücken, und vor allem weniger die Armmuskulatur, während der Zugbewegung isolierter zu belasten. Es sollte hier jedoch darauf geachtet werden, dass die Beteiligung des unteren Rückens auf ein notwendiges Minimum reduziert wird und nur das Maß an „produktivem Schwung“ eingesetzt wird, welches für einen erfolgreichen Satz nötig ist.

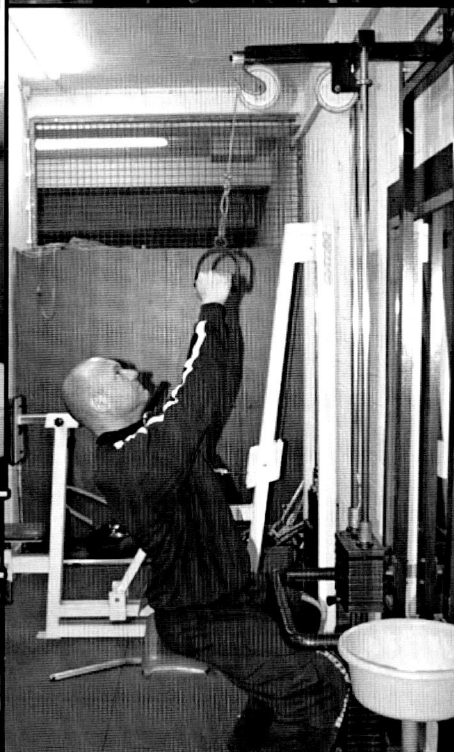

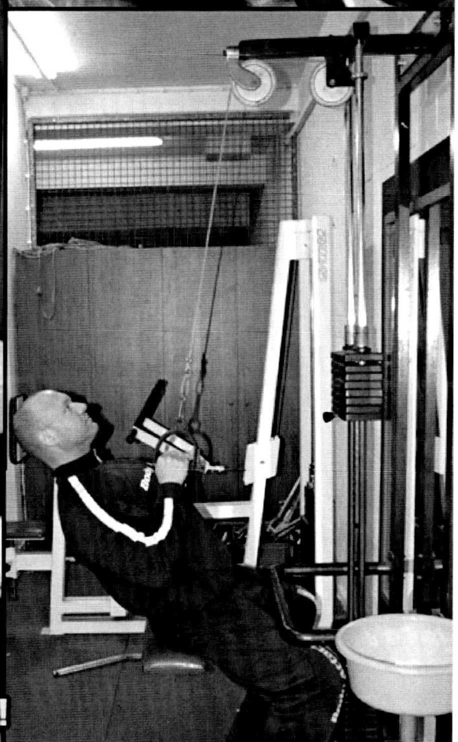

„Kabelübungen“ können ein Training mit freien Gewichten oder Klimmzüge NICHT gänzlich ersetzen! Ein Vorteil der Übungen ist u.a., dass sie „weich“ sind, aber wer nur weich trainiert sieht am Ende auch weich aus.

Achten Sie auch hier darauf, dass die erste und meiste Kraft aus den Muskeln des oberen Rückens und NICHT nur aus den Armen oder gar ausschliesslich aus den Rückenstreckern erfolgt. Schauen Sie sich hierzu ebenfalls die hilfreichen Übungen bei den Spezialtechniken an.

PITT-Force® Training - einfach, sauber, sicher, smart!

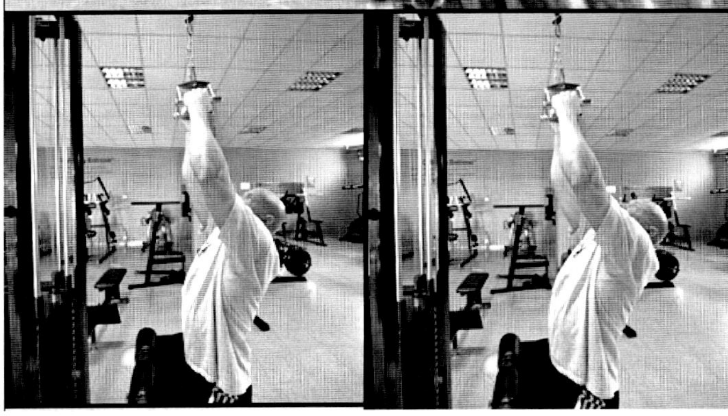

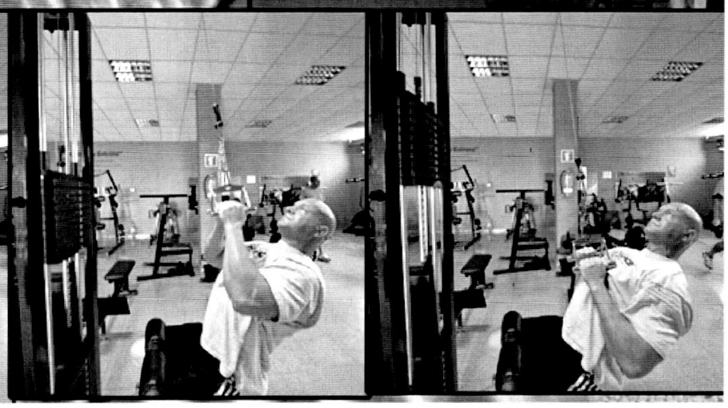

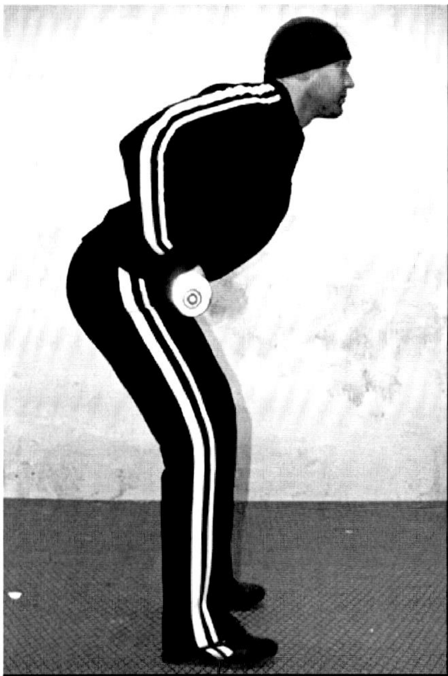

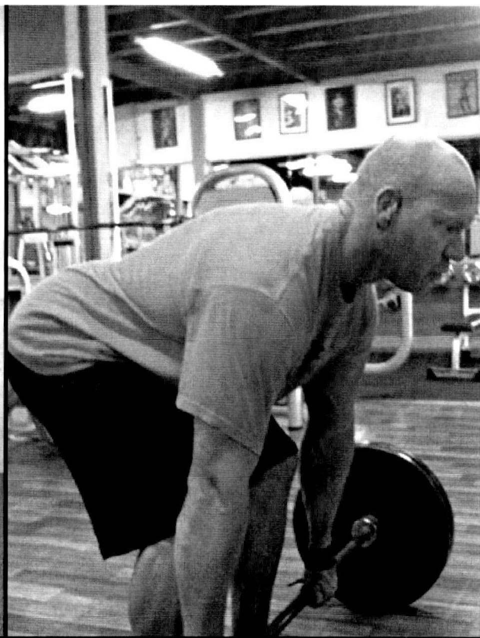

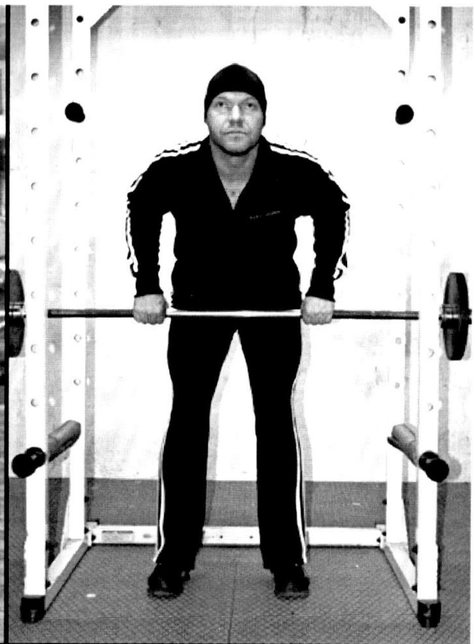

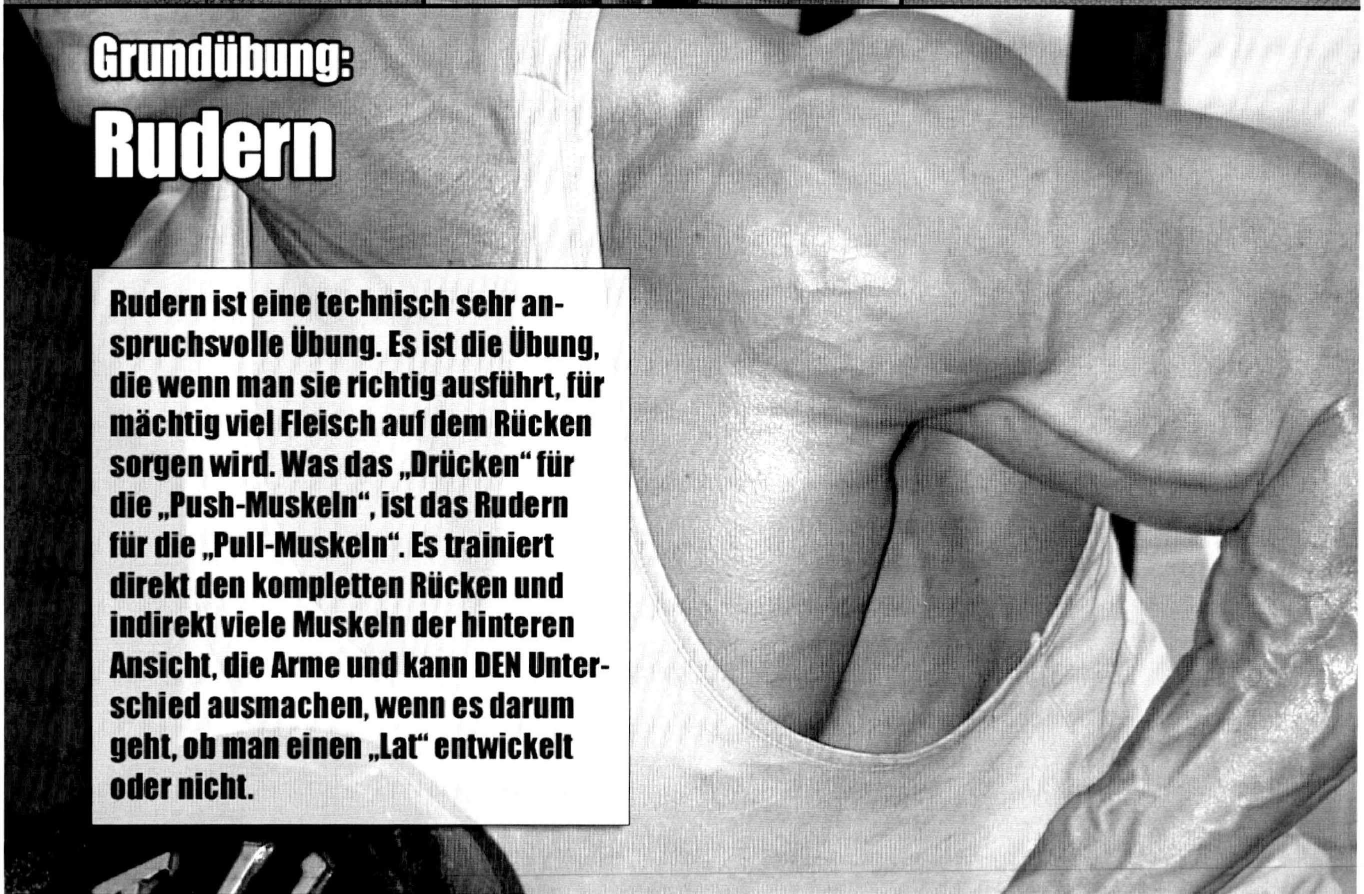

Grundübung:

Rudern

Rudern ist eine technisch sehr anspruchsvolle Übung. Es ist die Übung, die wenn man sie richtig ausführt, für mächtig viel Fleisch auf dem Rücken sorgen wird. Was das „Drücken“ für die „Push-Muskeln“, ist das Rudern für die „Pull-Muskeln“. Es trainiert direkt den kompletten Rücken und indirekt viele Muskeln der hinteren Ansicht, die Arme und kann DEN Unterschied ausmachen, wenn es darum geht, ob man einen „Lat“ entwickelt oder nicht.

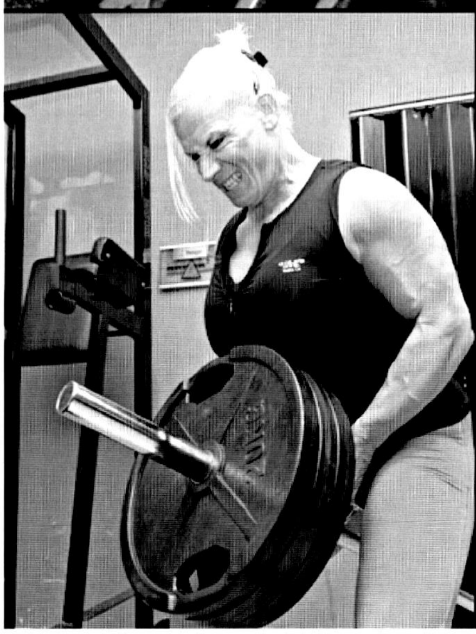

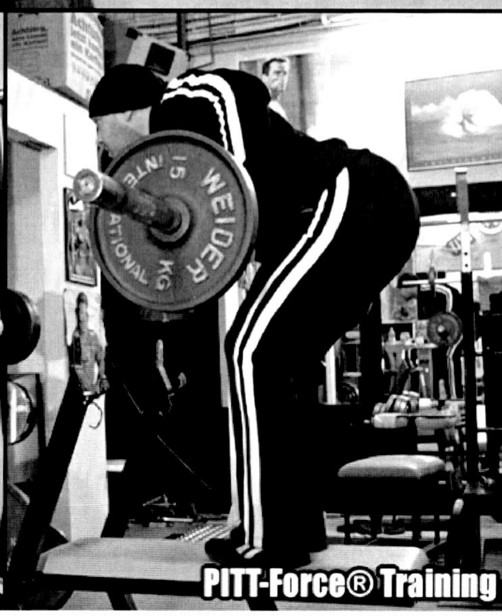

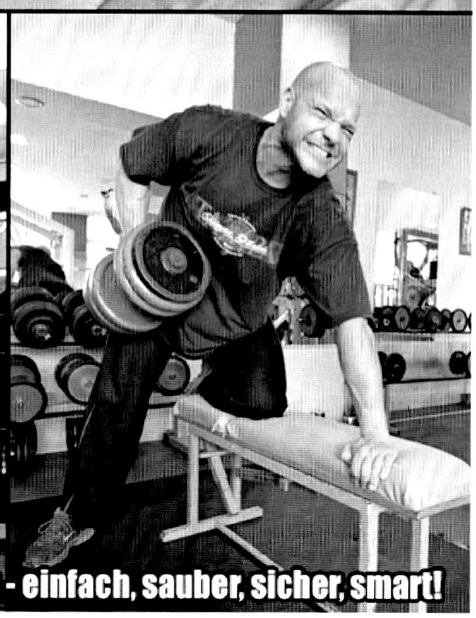

PITT-Force® Training - einfach, sauber, sicher, smart!

Rudern vorgebeugt - Anleitung

Version 1 Einstiegsversion „klasisches Rudern“

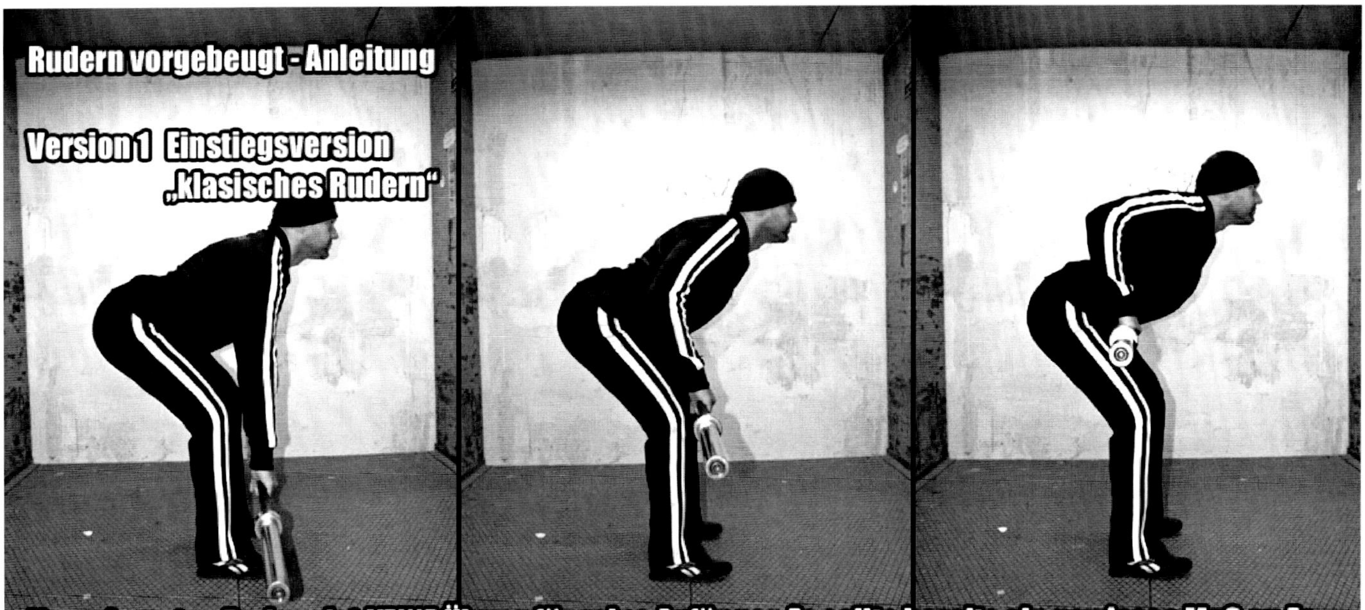

Vorgebeugtes Rudern ist KEINE Übung für reine Anfänger. Es sollte bereits ein gewisses Maß an Erfahrung, Kraft und Muskelmasse vorhanden sein. Üben Sie die Übung zunächst betont langsam, mit durchgehenden Wdh und sehr leichtem Gewicht oder gar nur der Stange und halten Sie das Gewicht in der obersten Position, um sich ein zu starkes Schwingen von vorne herein abzugewöhnen. Gezogen wird nach hinten und unten in Richtung Bauch. Der Po wird rausgestreckt und der Oberkörper wird von den Beinbeugern getragen. Die Knie sind leicht gebeugt und die Schultern werden von vorne nach hinten gezogen. Finden Sie Ihr individuelles Maß beim Vordehnungsreflex heraus.

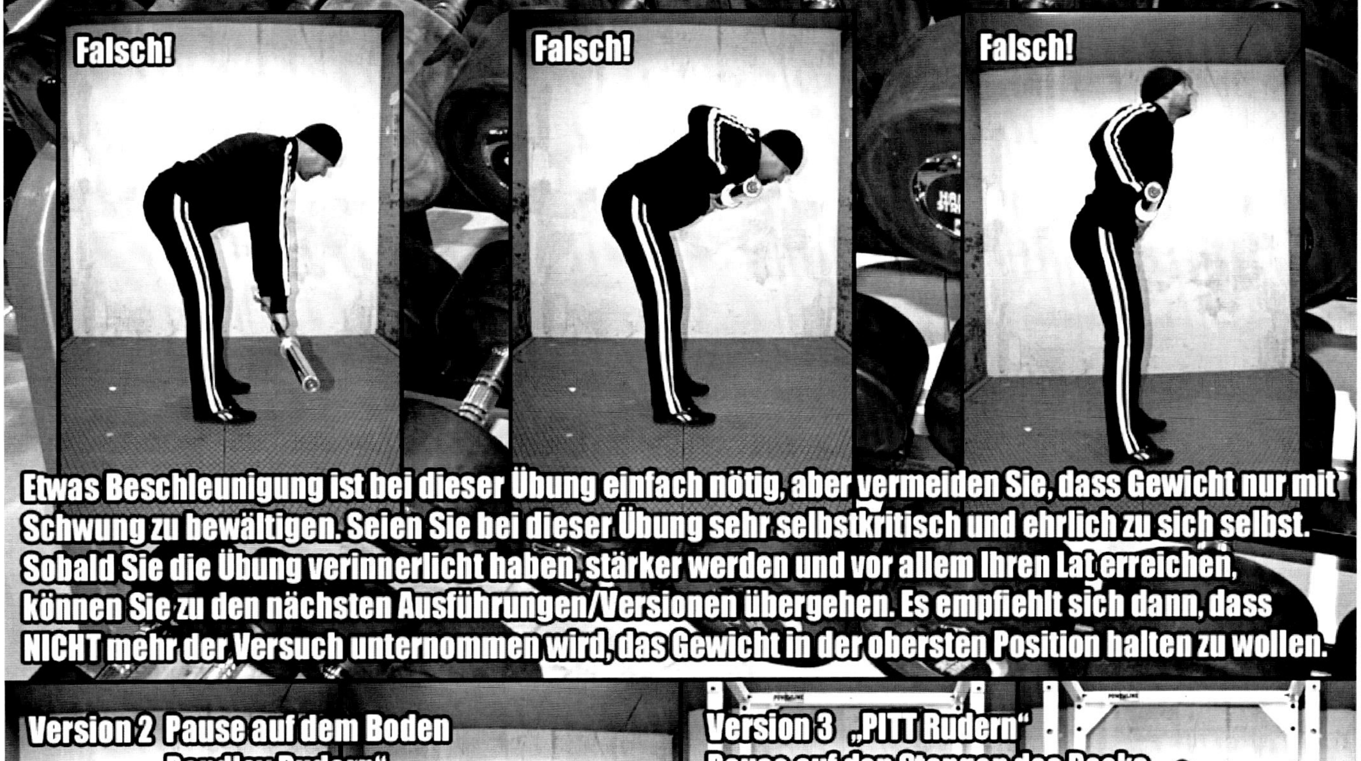

Etwas Beschleunigung ist bei dieser Übung einfach nötig, aber vermeiden Sie, dass Gewicht nur mit Schwung zu bewältigen. Seien Sie bei dieser Übung sehr selbstkritisch und ehrlich zu sich selbst. Sobald Sie die Übung verinnerlicht haben, stärker werden und vor allem Ihren Lat erreichen, können Sie zu den nächsten Ausführungen/Versionen übergehen. Es empfiehlt sich dann, dass NICHT mehr der Versuch unternommen wird, das Gewicht in der obersten Position halten zu wollen.

Version 2 Pause auf dem Boden „Pendlay Rudern“

Version 3 „PITT Rudern“ Pause auf den Stangen des Racks

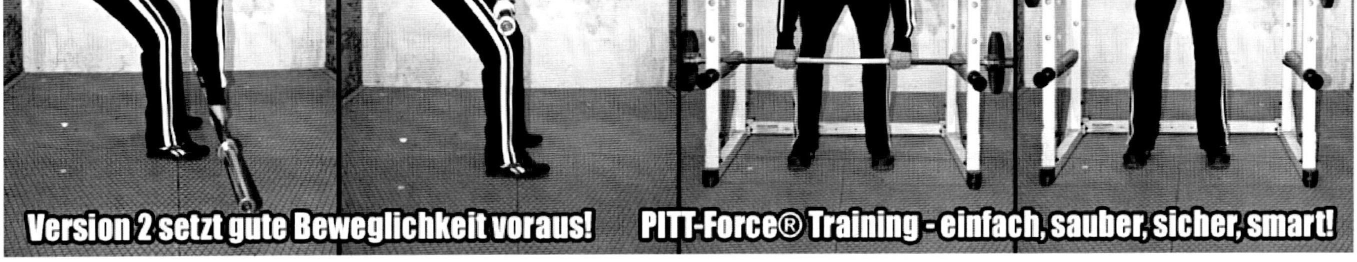

Version 2 setzt gute Beweglichkeit voraus!

PITT-Force® Training - einfach, sauber, sicher, smart!

Version „Yates Rudern"

„Yates Rudern" im Rack

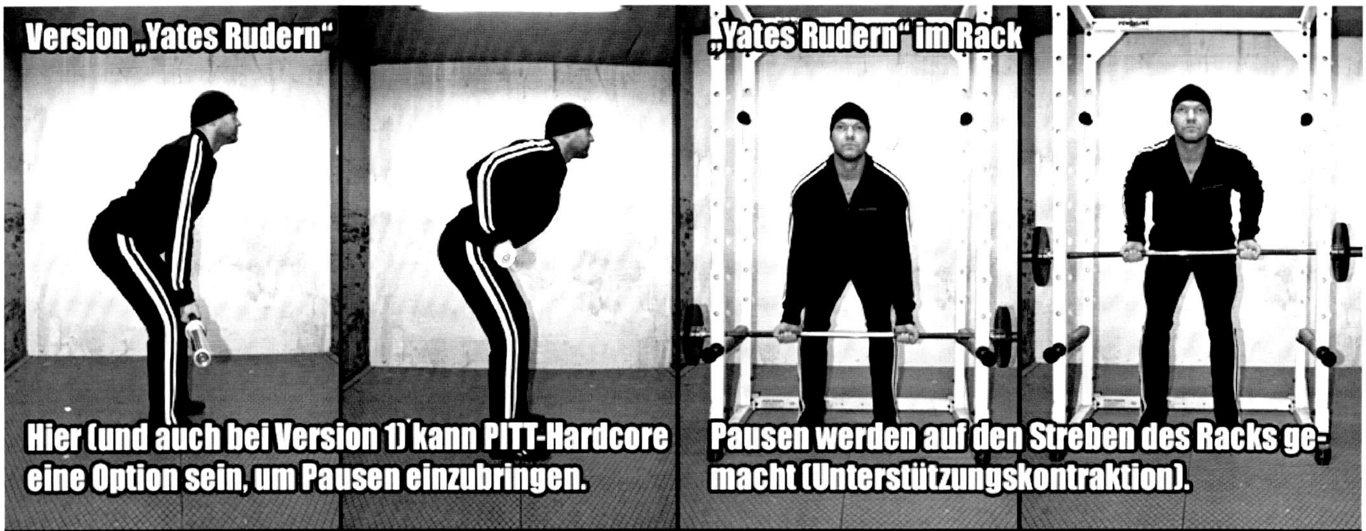

Hier (und auch bei Version 1) kann PITT-Hardcore eine Option sein, um Pausen einzubringen.

Pausen werden auf den Streben des Racks gemacht (Unterstützungskontraktion).

Mr. Olympia Dorian Yates machte diese Version populär. Es wird im Untergriff gezogen, was den Ausführenden dazu zwingt, die Ellbogen enger am Körper zu führen. Diese Version eignet sich vor allem für jene Trainierende, die Probleme haben ihren Lat in die Übung einzubringen. Zudem erlaubt die Ausführung eine etwas aufrechtere Position des Oberkörpers. Dies ermöglicht die Verwendung höherer Gewichtslasten. Egal welche Version Sie wählen, arbeiten Sie darauf hin, dass Sie am Ende bei einer Version landen, welche effektive Pausen zwischen den Wiederholungen enthält.

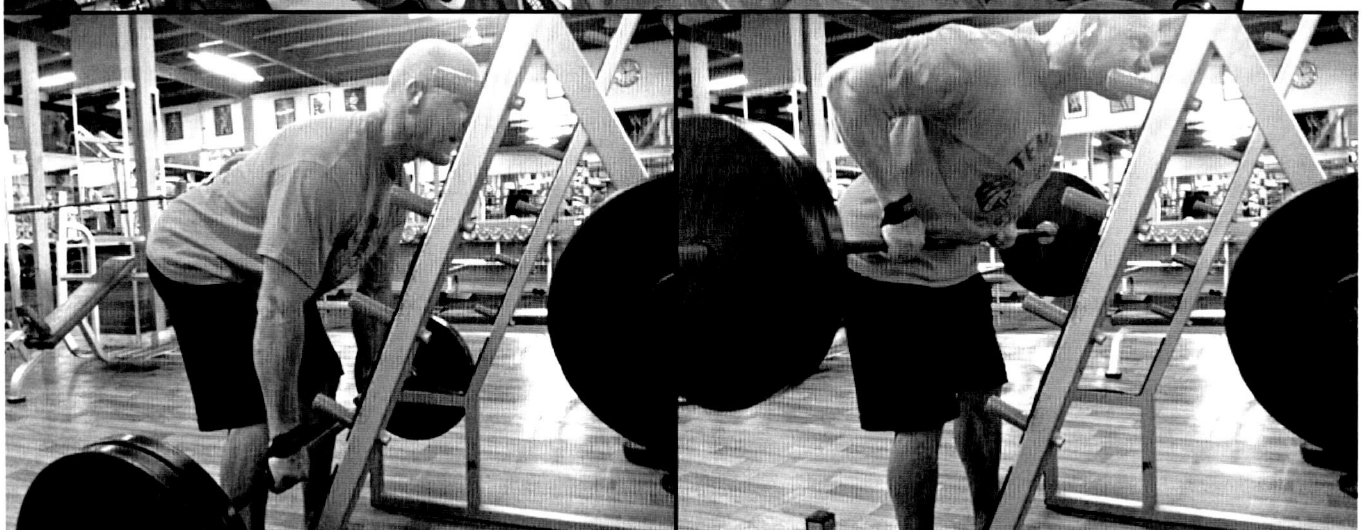

Die beiden Versionen in „Äktschen": Auf den obigen Bildern (PITT-Rudern) wurde das Gewicht auf den Streben eines Kniebeugen-Sicherheitsgestells abgelegt. Auf der Bilderserie unten (Pendlay-Rudern) wurde vom Boden aus gezogen. Achtung: Das Gewicht wurde NUR für das Foto in der Endposition gehalten. Für den Einstieg in die Übung mit leichten Widerständen, mag das ein empfehlenswertes Vorgehen sein. Sobald Sie jedoch in der Übung beachtlich stärker werden, sollte Sie NICHT mehr versuchen, dass Gewicht zwanghaft in der Endpositon festzuhalten!

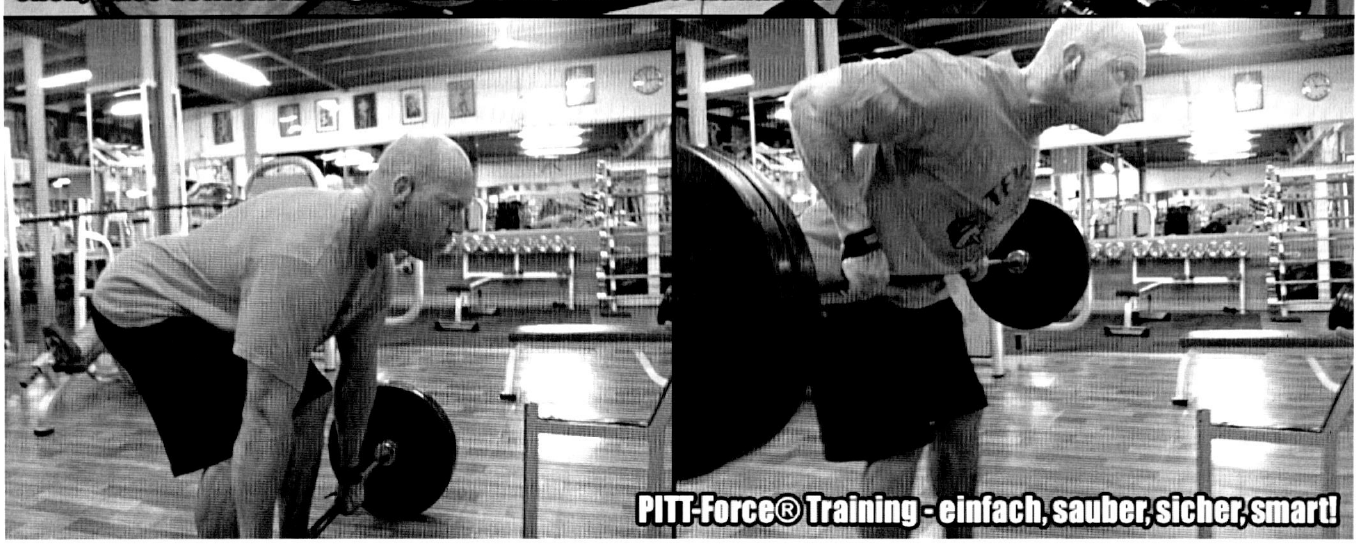

PITT-Force® Training - einfach, sauber, sicher, smart!

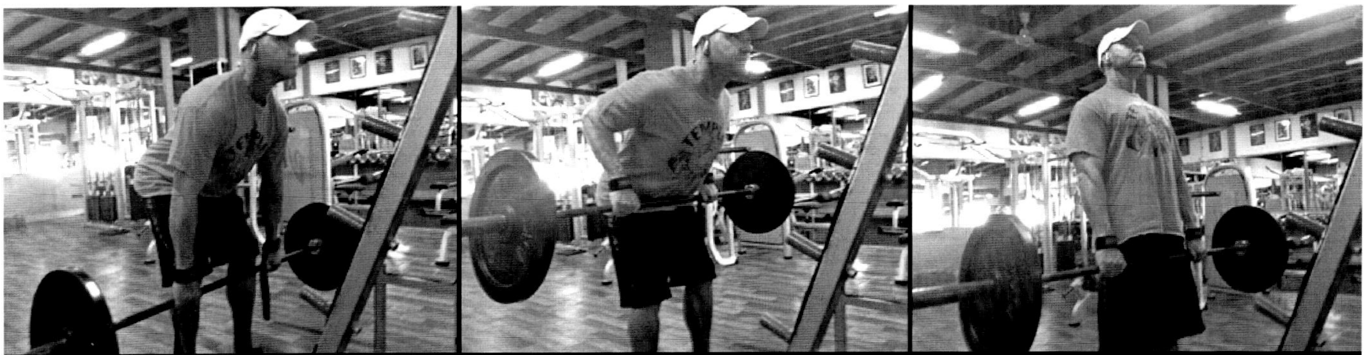

„Klassisches Rudern" nach „PITT-Hardcore". Das Gewicht wird durchgehend ca. 8-12 mal gezogen. Bevor Versagen eintritt, wird kurz pausiert (z.B. kurz aufrichten), dann folgen weitere Einzel-Wdh.

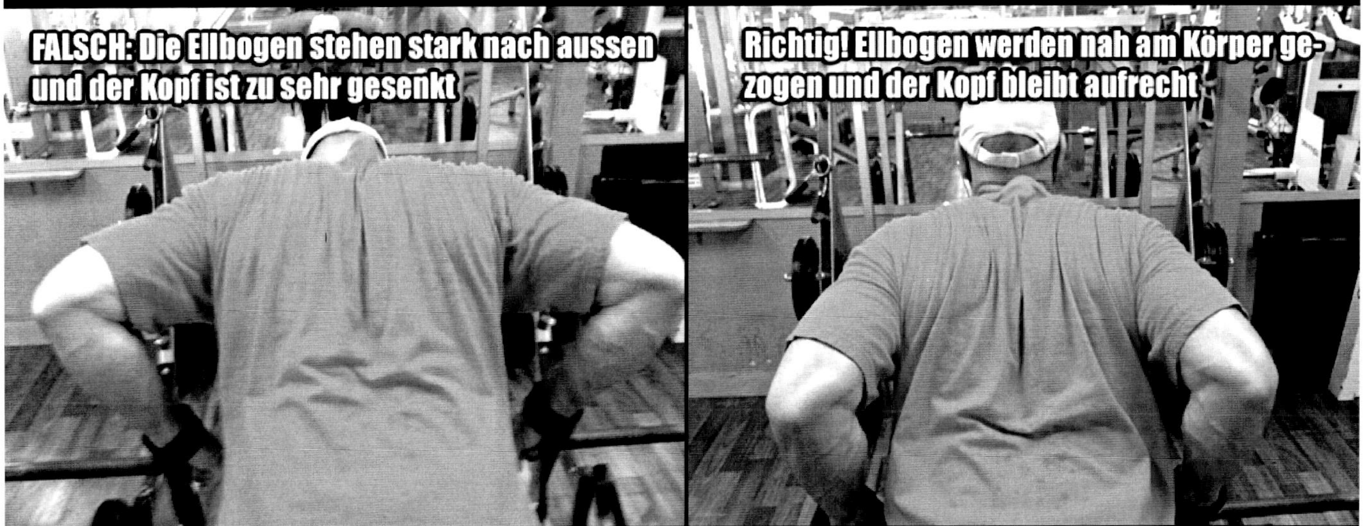

FALSCH: Die Ellbogen stehen stark nach aussen und der Kopf ist zu sehr gesenkt

Richtig! Ellbogen werden nah am Körper gezogen und der Kopf bleibt aufrecht

Tipp: Falls Sie bei einigen Rückenübungen Probleme mit der Griffkraft bekommen, empfehlen sich sog. „Straps" (Zughilfen). Benutzen Sie diese aber weder bei allen Übungen noch machen Sie sich sowas zur Gewohnheit. Wenn Sie diese Hilfen ständig und bei jeder Übung einsetzen, kann es sehr gut sein, dass wichtige Muskeln im Unterarmbereich im wahrsten Sinne des Wortes „verkümmern".

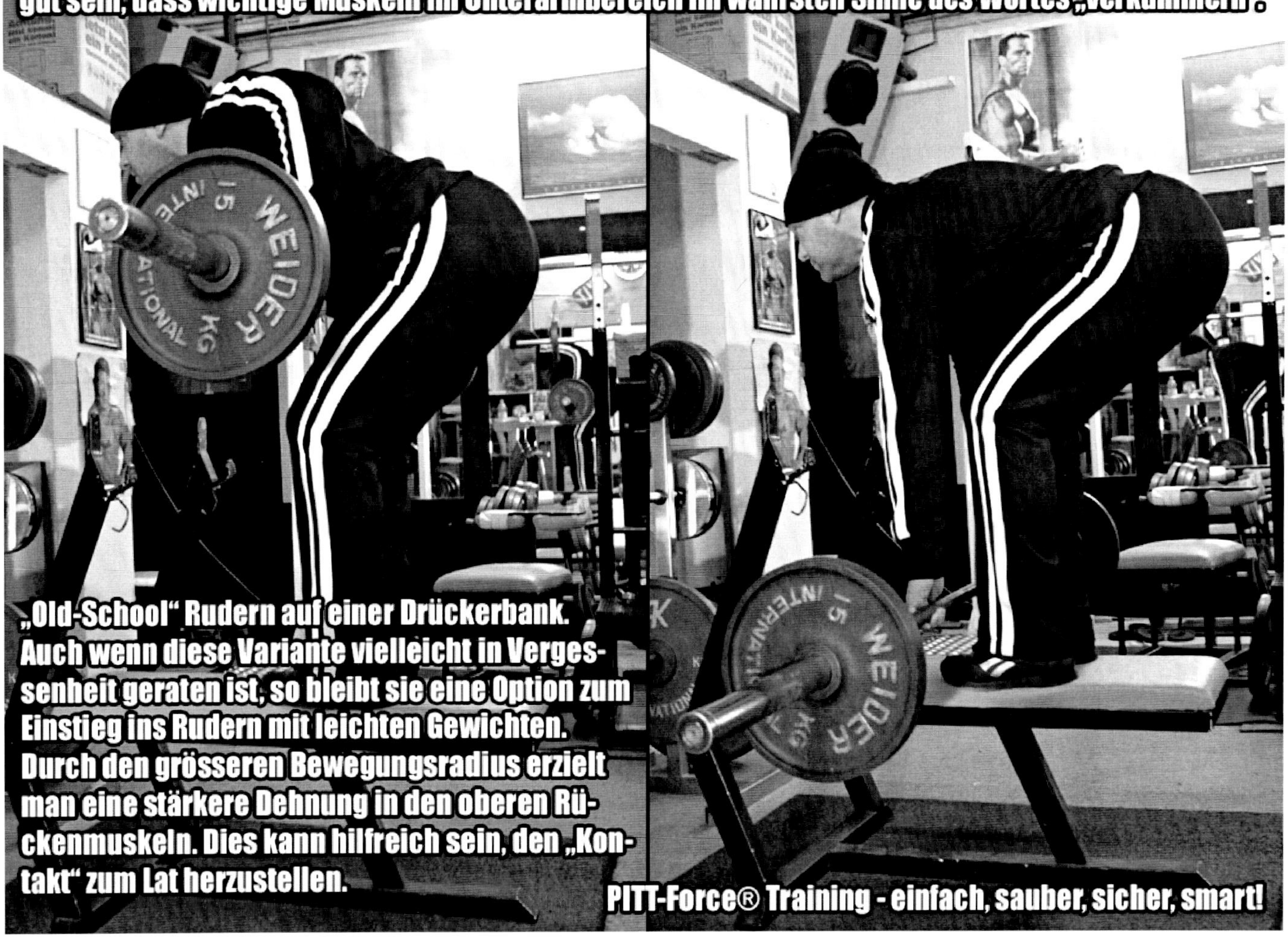

„Old-School" Rudern auf einer Drückerbank. Auch wenn diese Variante vielleicht in Vergessenheit geraten ist, so bleibt sie eine Option zum Einstieg ins Rudern mit leichten Gewichten. Durch den grösseren Bewegungsradius erzielt man eine stärkere Dehnung in den oberen Rückenmuskeln. Dies kann hilfreich sein, den „Kontakt" zum Lat herzustellen.

PITT-Force® Training - einfach, sauber, sicher, smart!

T-Bar Rudern

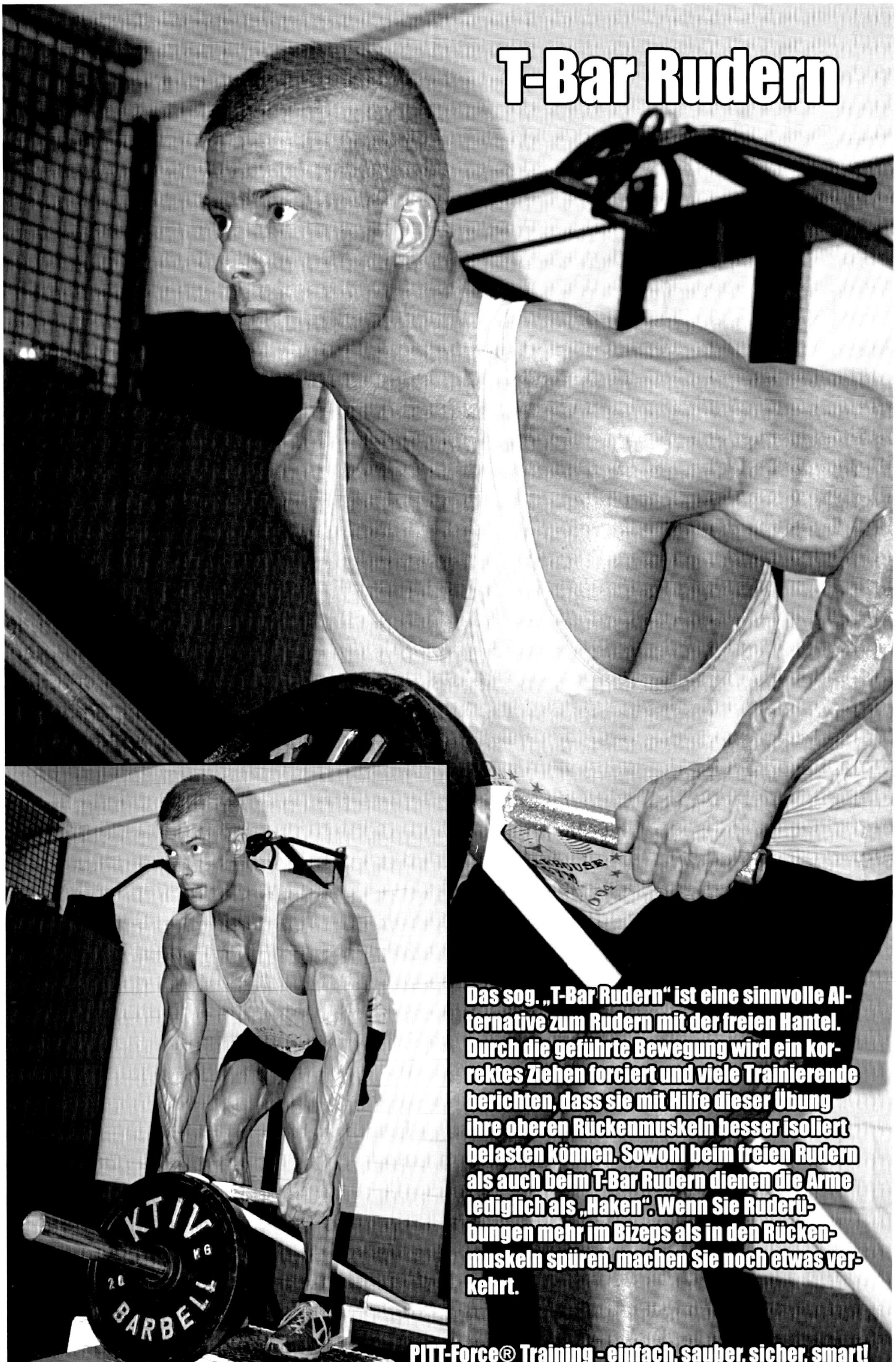

Das sog. „T-Bar Rudern“ ist eine sinnvolle Alternative zum Rudern mit der freien Hantel. Durch die geführte Bewegung wird ein korrektes Ziehen forciert und viele Trainierende berichten, dass sie mit Hilfe dieser Übung ihre oberen Rückenmuskeln besser isoliert belasten können. Sowohl beim freien Rudern als auch beim T-Bar Rudern dienen die Arme lediglich als „Haken“. Wenn Sie Ruderübungen mehr im Bizeps als in den Rückenmuskeln spüren, machen Sie noch etwas verkehrt.

PITT-Force® Training - einfach, sauber, sicher, smart!

Kurzhantel-Rudern

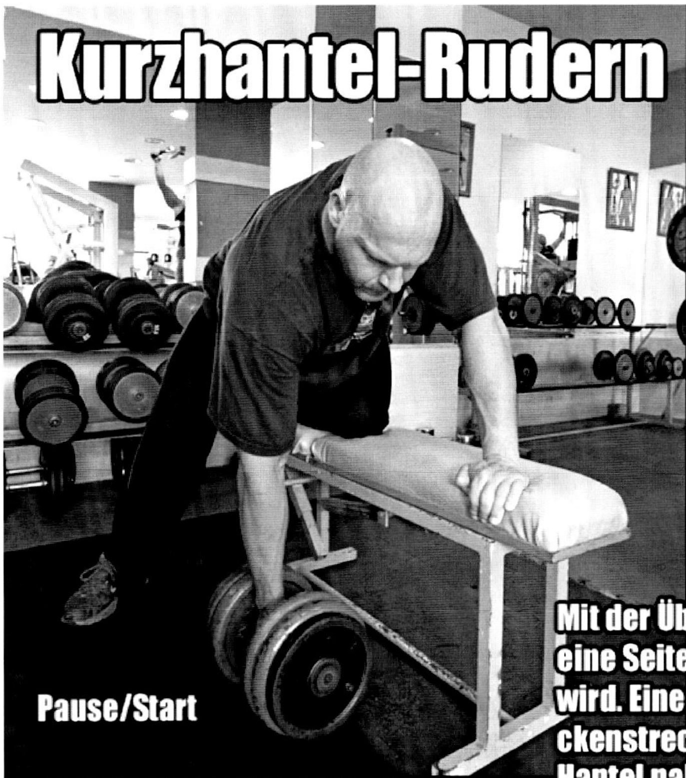

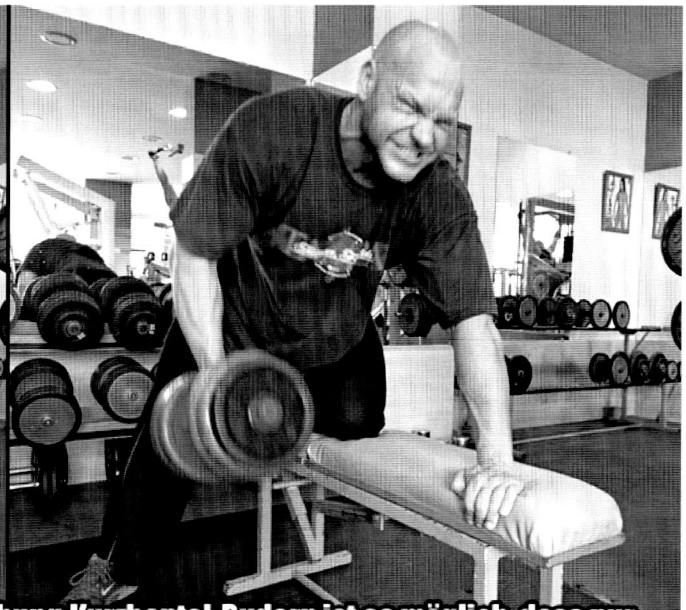

Mit der Übung Kurzhantel-Rudern ist es möglich, dass nur eine Seite des Lats und der Zugmuskulatur gezielt belastet wird. Eine starke Beteiligung der Beinmuskeln und der Rückenstrecker ist hier ausgeschlossen. Ziehen Sie die Hantel nahe am Körper und in Richtung Bauch. Auch beim KH-Rudern gilt die besondere Ausführung, welche bei den Spezialübungen näher erläutert wird.

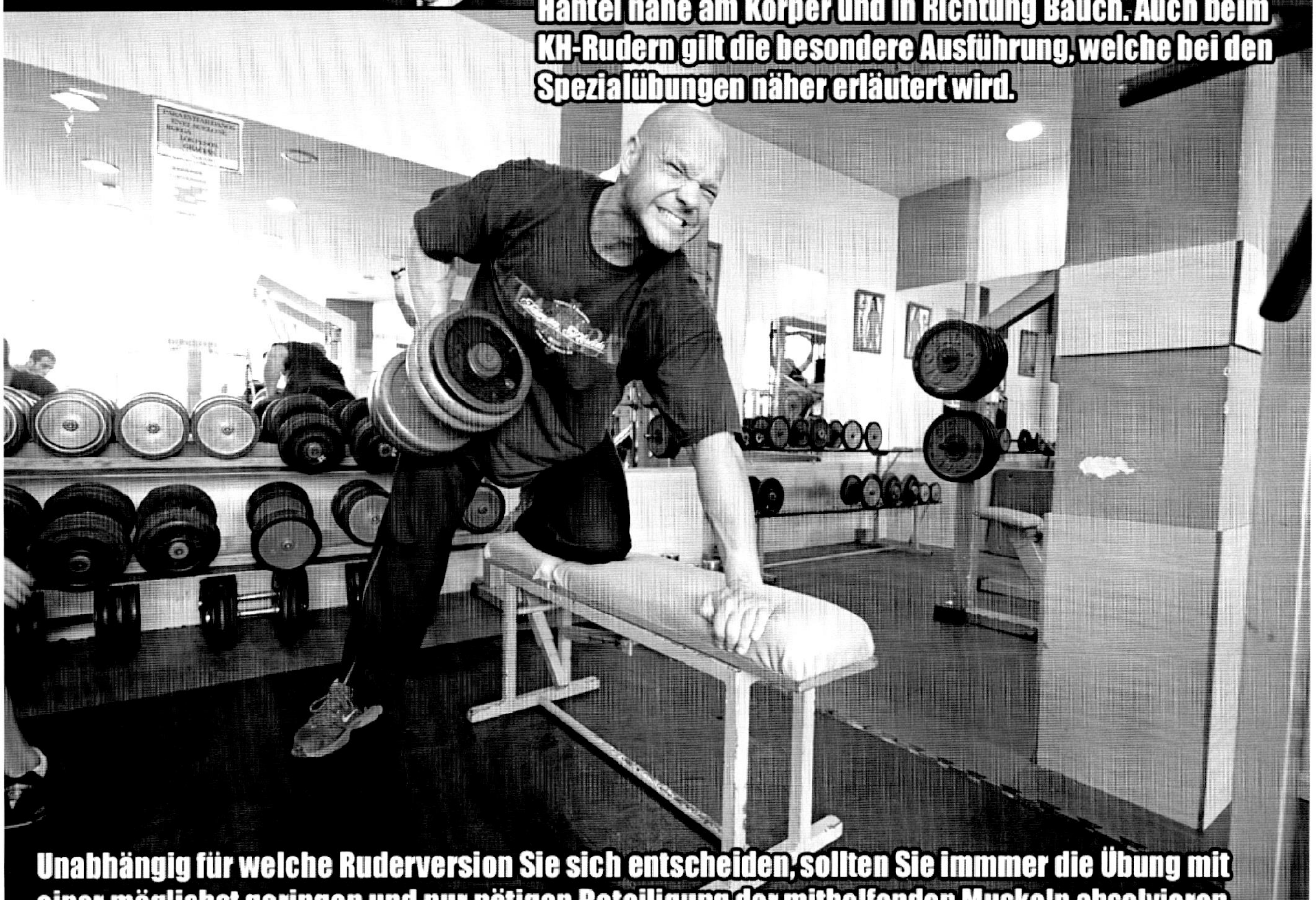

Unabhängig für welche Ruderversion Sie sich entscheiden, sollten Sie immmer die Übung mit einer möglichst geringen und nur nötigen Beteiligung der mithelfenden Muskeln absolvieren. Grundübungen belasten zwar immer mehrere Muskelgruppen gleichzeitig, aber die grosse Kunst bei solchen Mehrgelenksübungen besteht darin, dass der Zielmuskel durch die Unterstützung der beteiligten Muskeln isolierter belastet wird. Dies entscheidet letztendlich, ob eine Grundübung überhaupt die angestrebten Resultate bringt.

Auf den folgenden Seiten werden Sie Vorschläge für geeignete Maschinenübungen finden. Diese Maschinen bieten sinnvolle Variation, machen Spass, dienen der Ergänzung oder helfen dabei, dass man auf effektive Weise „Kontakt" zu den Rückenmuskeln herstellen kann. Übungen wie freies Rudern, Klimmzüge und Kreuzheben können damit jedoch, zumindest auf Leistungsebene, nicht gänzlich ersetzt werden.

PITT-Force® Training - einfach, sauber, sicher, smart!

Rückenmaschinen (“Plate loaded“)

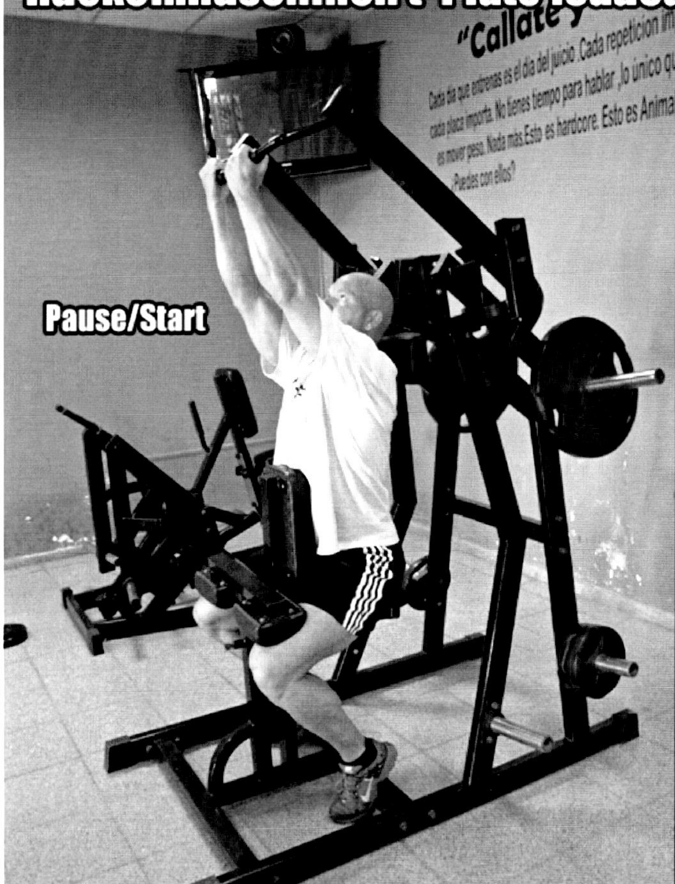

Pause/Start

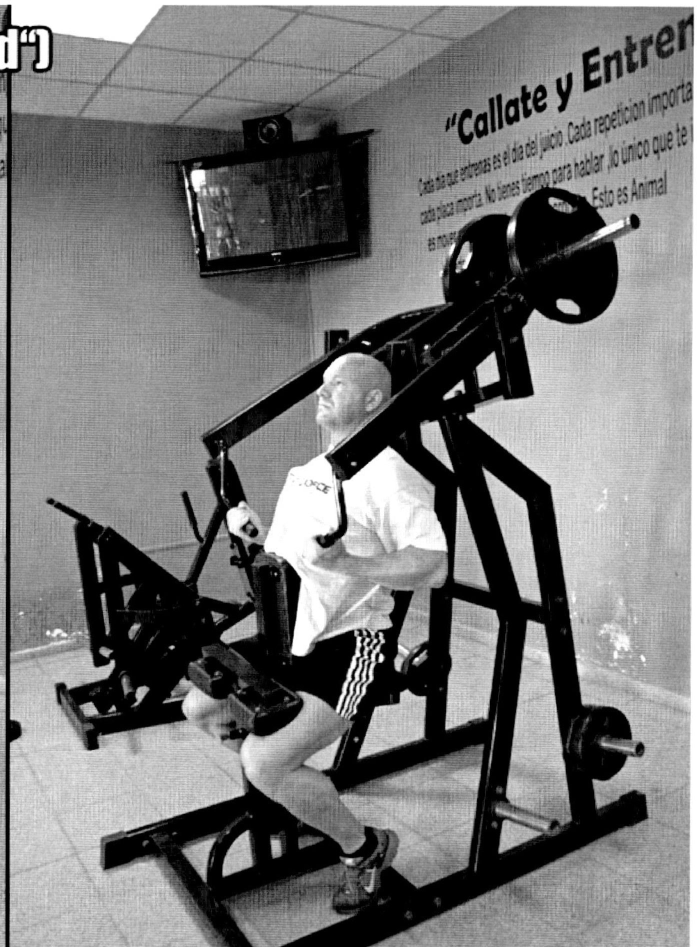

An „Plate loaded“ Maschinen lässt sich wunderbar ein PITT-Force® Training für die Rückenmuskeln durchführen. Obige Maschine hat ihre höchste Belastung im mittleren Bereich der Kontraktion, startet „weich“, schliesst ein Abfälschen aus und der Trainierende ist zusätzlich hinten gestützt.

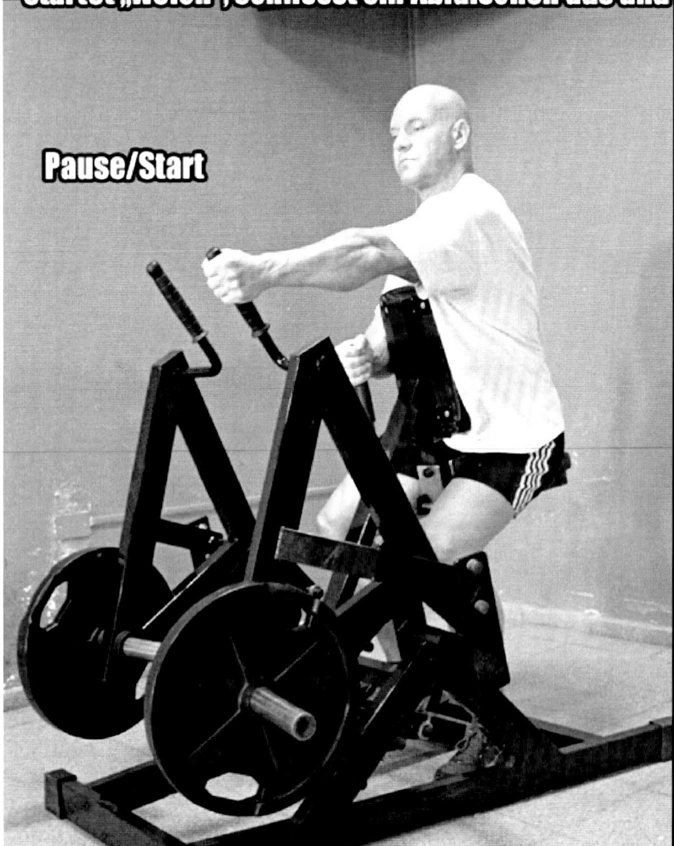

Pause/Start

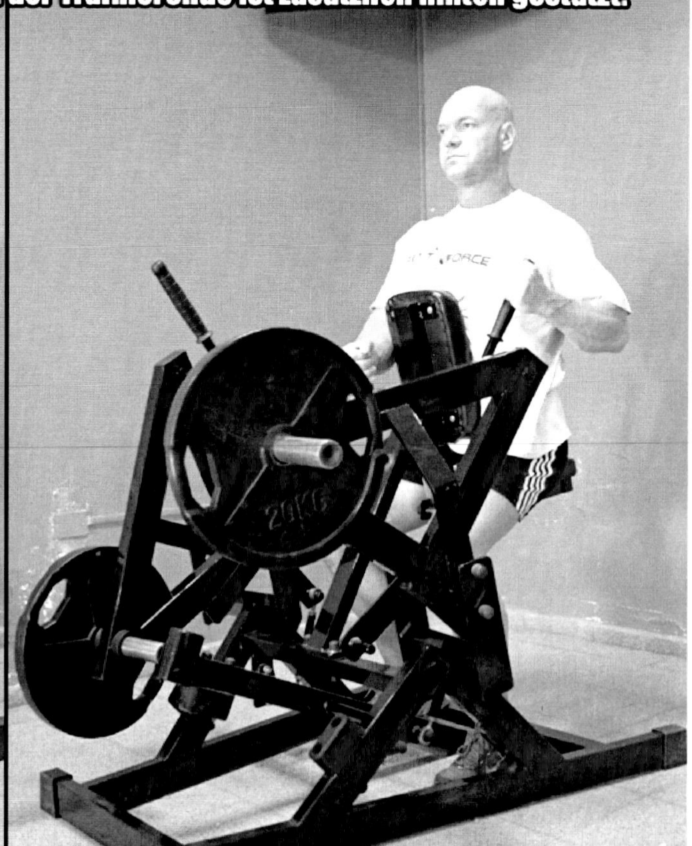

Diese Maschine ist dem freien Rudern nachkonstruiert. Auch hier wird ein Mithelfen von unterem Rücken und Beinen ausgeschlossen. Wählen Sie eine Sitzhöhe, bei welcher der Arm NICHT in einem zu spitzen Winkel endet. Die Abbildung zeigt die absolut untere Grenze der Sitzhöhe.

PITT-Force® Training - einfach, sauber, sicher, smart!

Plate Loaded - Konstruktion: „Längskontraktion“

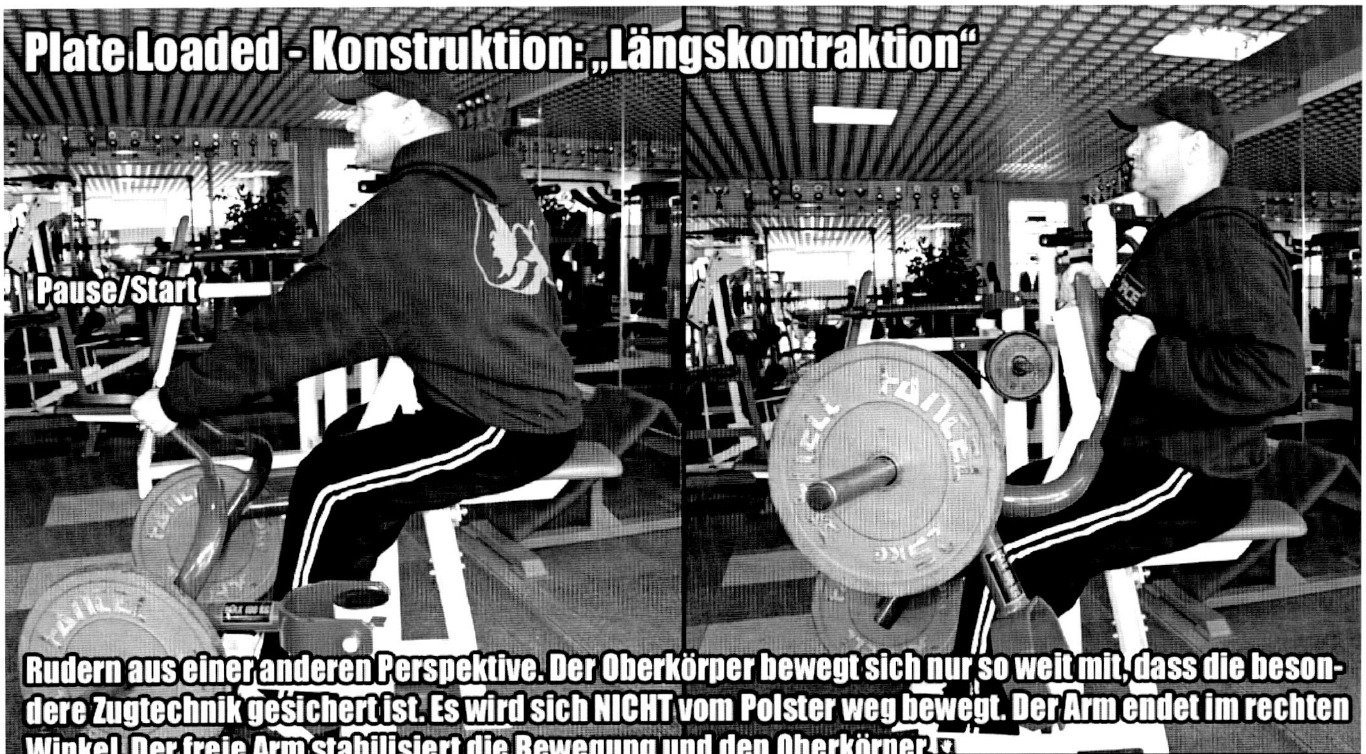

Rudern aus einer anderen Perspektive. Der Oberkörper bewegt sich nur so weit mit, dass die besondere Zugtechnik gesichert ist. Es wird sich NICHT vom Polster weg bewegt. Der Arm endet im rechten Winkel. Der freie Arm stabilisiert die Bewegung und den Oberkörper.

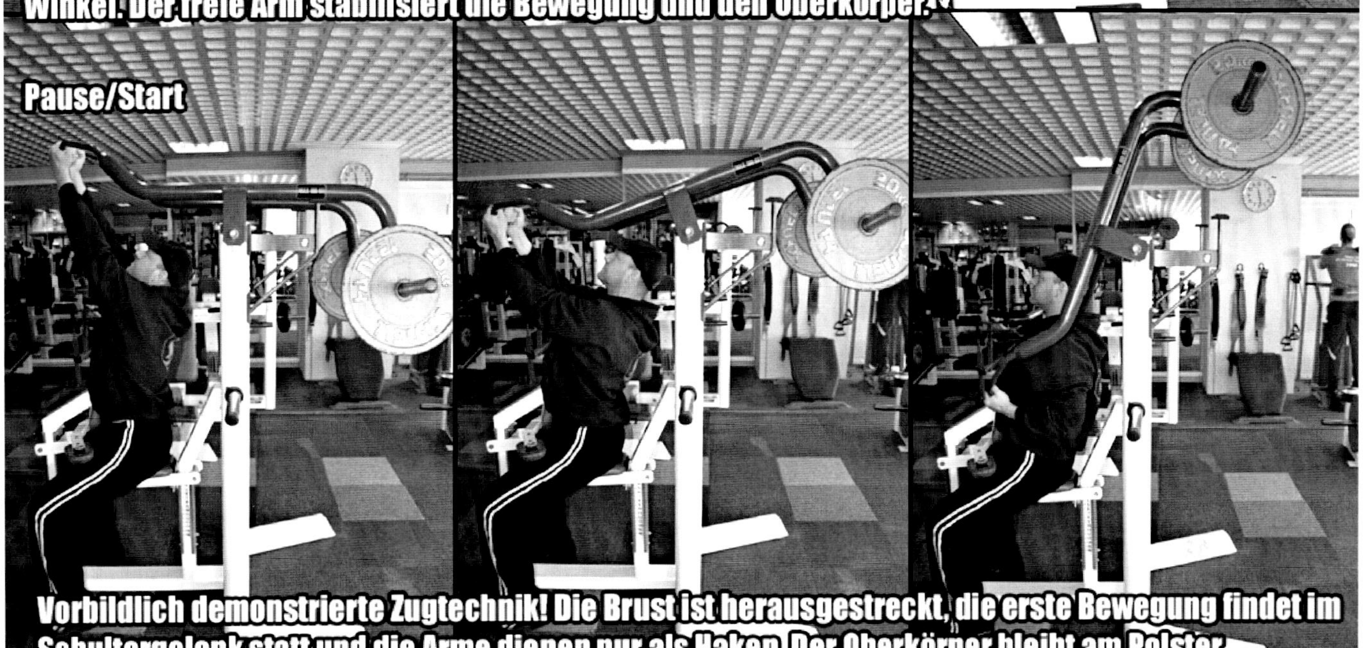

Vorbildlich demonstrierte Zugtechnik! Die Brust ist herausgestreckt, die erste Bewegung findet im Schultergelenk statt und die Arme dienen nur als Haken. Der Oberkörper bleibt am Polster.

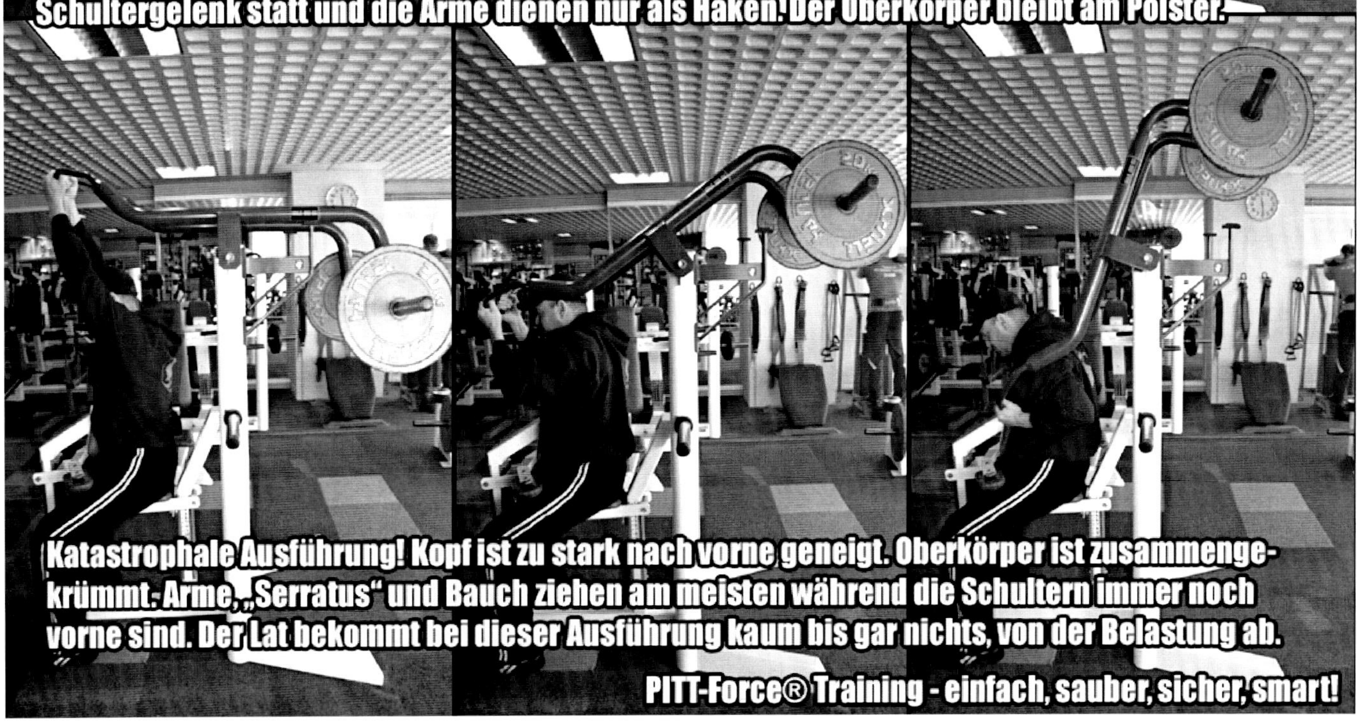

Katastrophale Ausführung! Kopf ist zu stark nach vorne geneigt. Oberkörper ist zusammengekrümmt. Arme, „Serratus“ und Bauch ziehen am meisten während die Schultern immer noch vorne sind. Der Lat bekommt bei dieser Ausführung kaum bis gar nichts, von der Belastung ab.

PITT-Force® Training - einfach, sauber, sicher, smart!

Spezialübungen für den Rücken

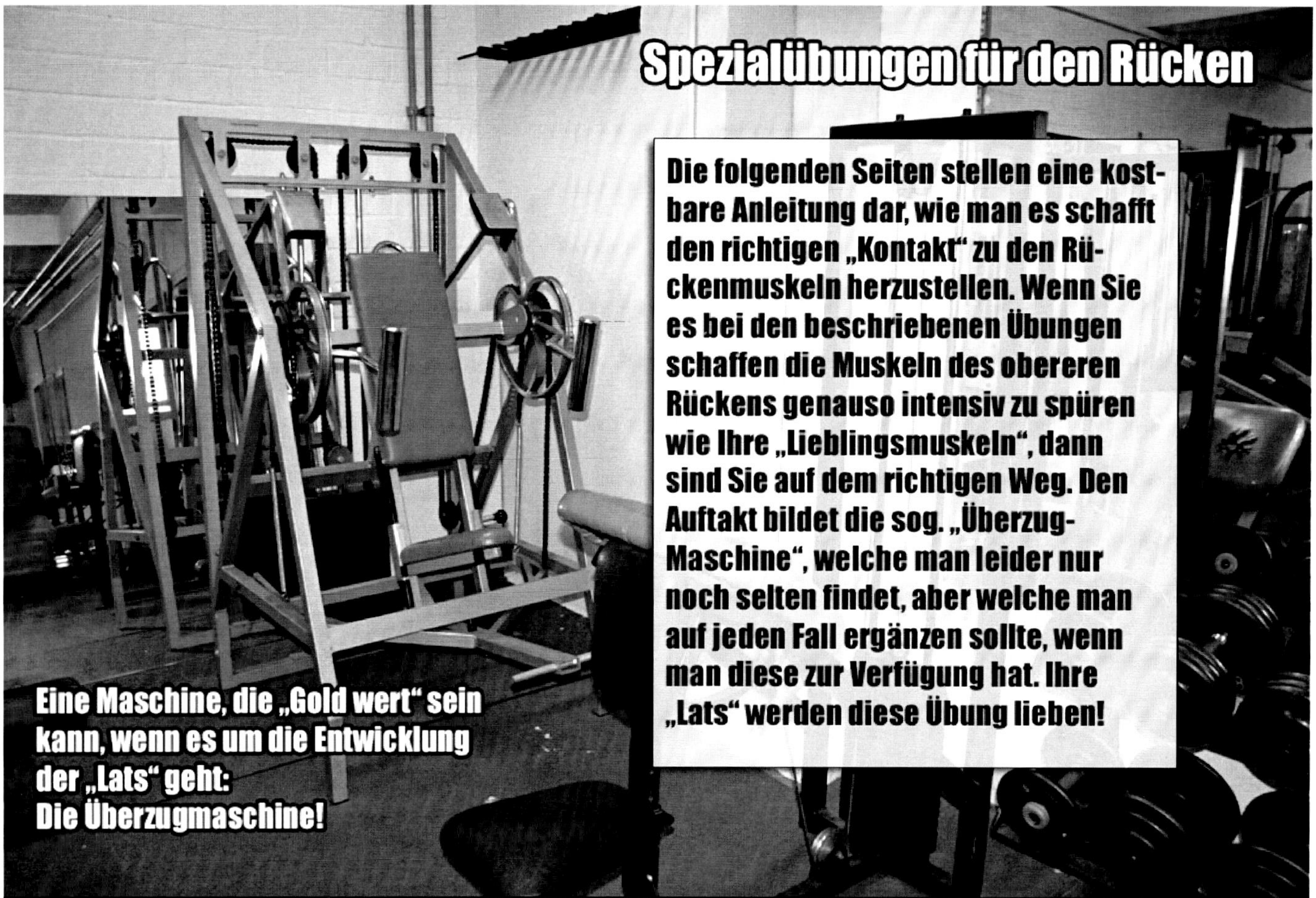

Die folgenden Seiten stellen eine kostbare Anleitung dar, wie man es schafft den richtigen „Kontakt“ zu den Rückenmuskeln herzustellen. Wenn Sie es bei den beschriebenen Übungen schaffen die Muskeln des obereren Rückens genauso intensiv zu spüren wie Ihre „Lieblingsmuskeln“, dann sind Sie auf dem richtigen Weg. Den Auftakt bildet die sog. „Überzug-Maschine“, welche man leider nur noch selten findet, aber welche man auf jeden Fall ergänzen sollte, wenn man diese zur Verfügung hat. Ihre „Lats“ werden diese Übung lieben!

Eine Maschine, die „Gold wert“ sein kann, wenn es um die Entwicklung der „Lats“ geht:
Die Überzugmaschine!

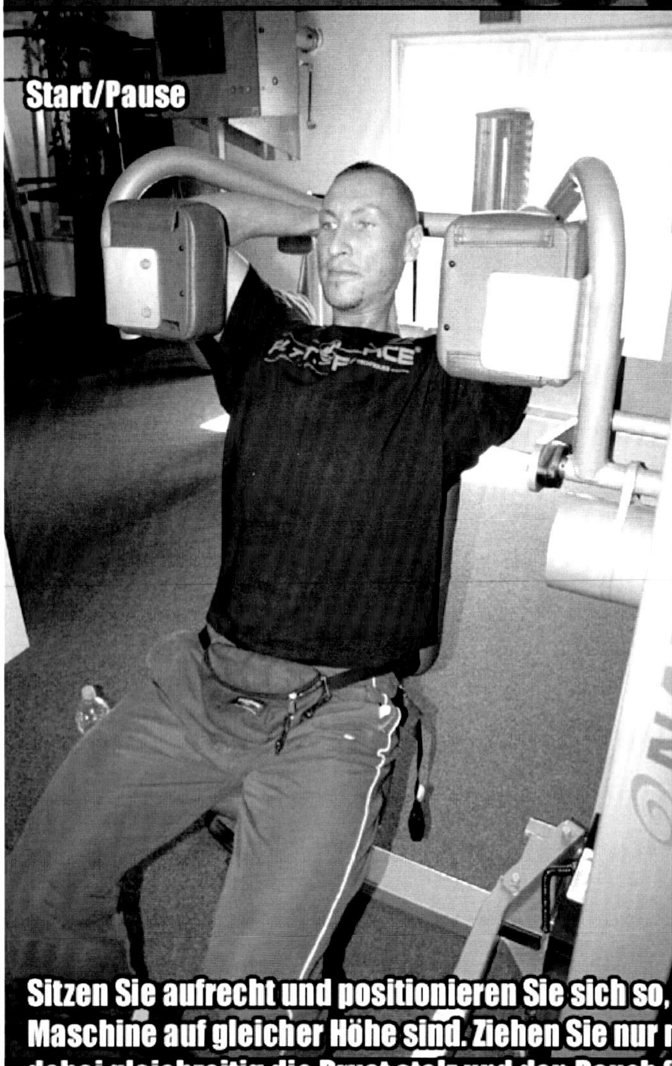

Start/Pause

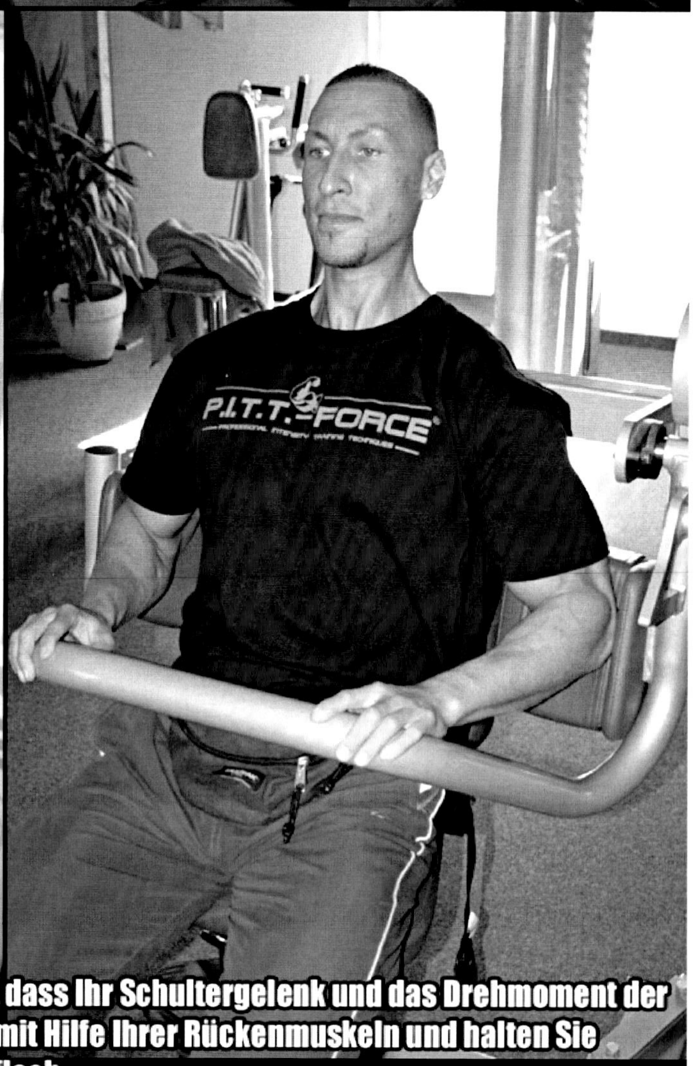

Sitzen Sie aufrecht und positionieren Sie sich so, dass Ihr Schultergelenk und das Drehmoment der Maschine auf gleicher Höhe sind. Ziehen Sie nur mit Hilfe Ihrer Rückenmuskeln und halten Sie dabei gleichzeitig die Brust stolz und den Bauch flach.

PITT-Force® Training - einfach, sauber, sicher, smart!

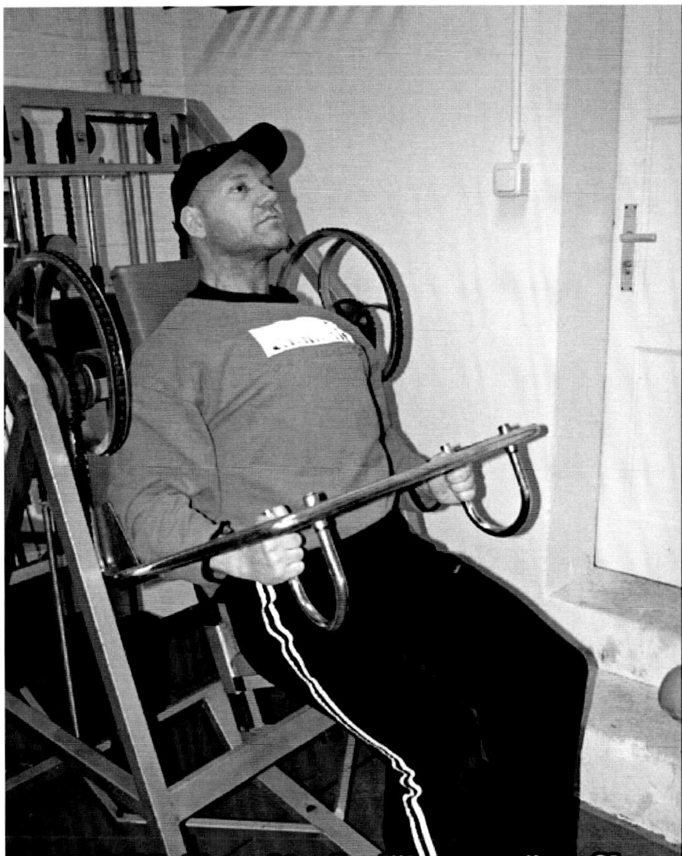

Richtig! Bei korrekter Ausführung spüren Sie jede einzelne Faser der beteiligten Muskeln.

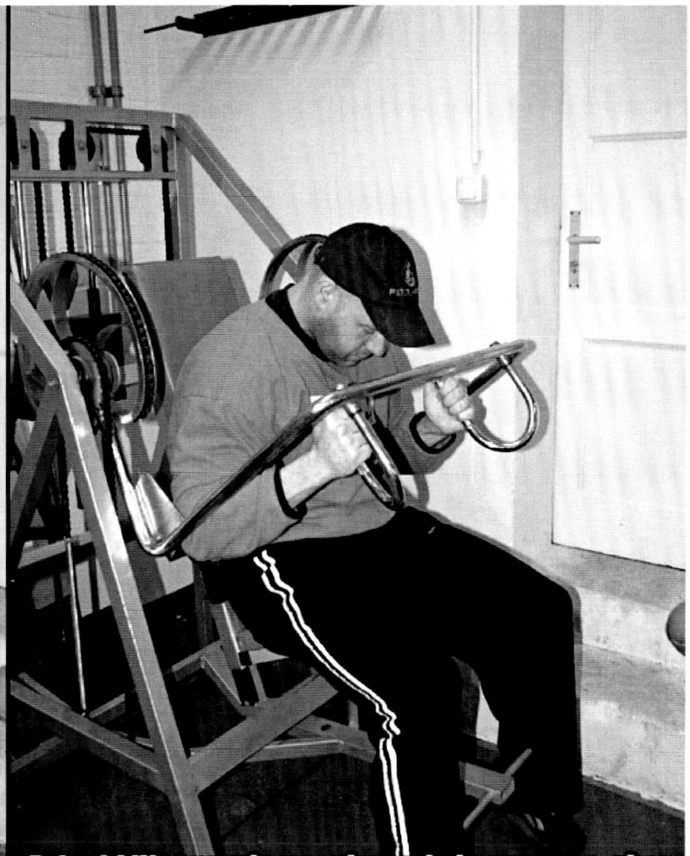

Falsch! Hier wurde zwar irgendwie gezogen, aber der Lat wurde leider NICHT optimal stimuliert.

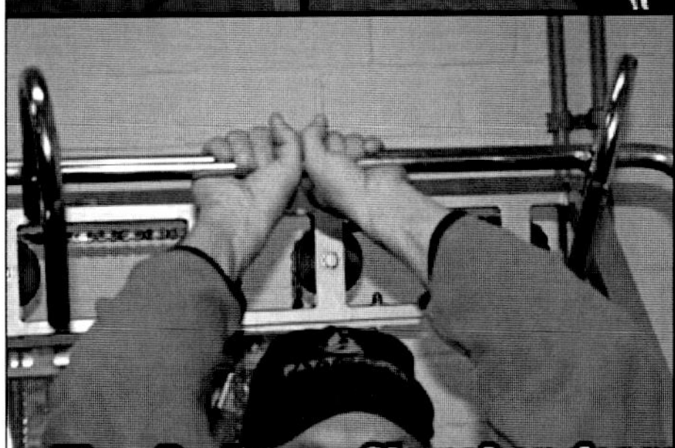

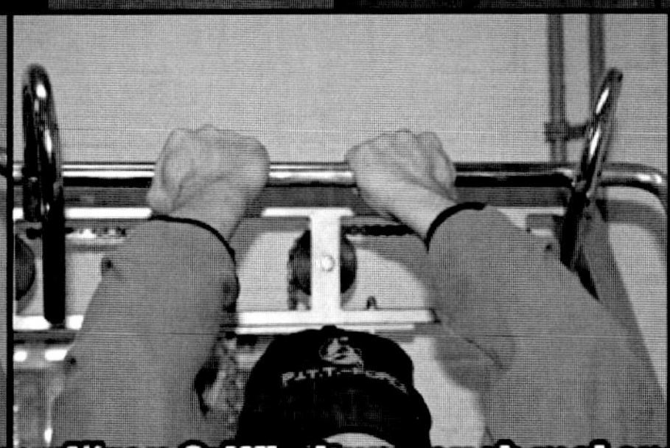

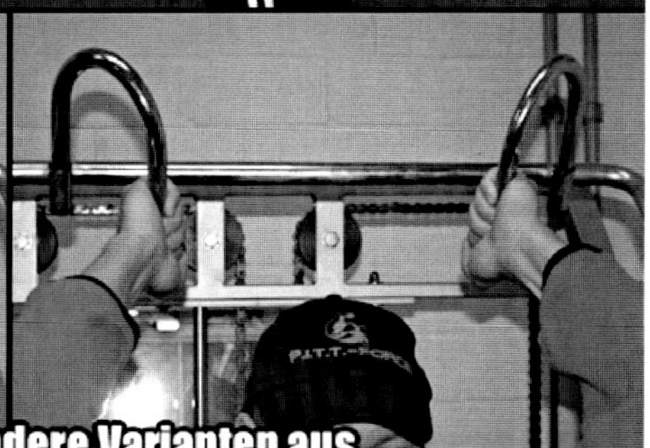

Tipp: Probieren Sie neben der regulären Griffhaltung auch mal andere Varianten aus.

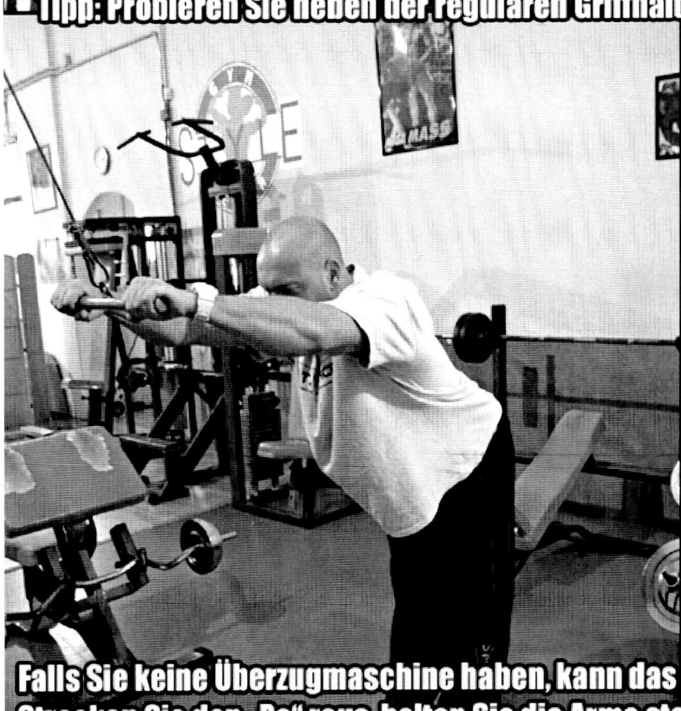

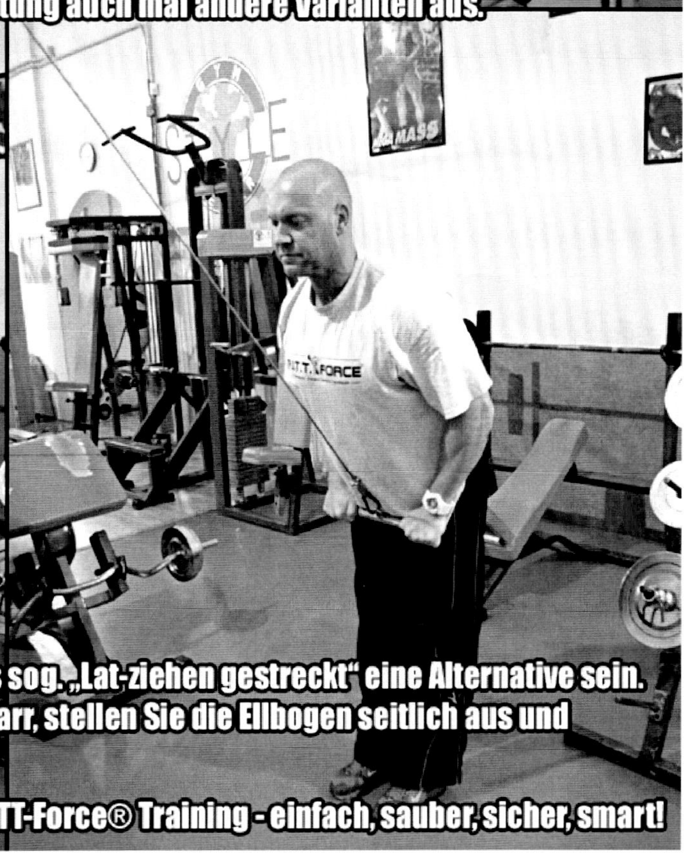

Falls Sie keine Überzugmaschine haben, kann das sog. „Lat-ziehen gestreckt“ eine Alternative sein. Strecken Sie den „Po“ raus, halten Sie die Arme starr, stellen Sie die Ellbogen seitlich aus und ziehen Sie die Schultern nach hinten und unten.

PITT-Force® Training - einfach, sauber, sicher, smart!

Erlernen der Zugtechnik mit „Lat-Shrugs“

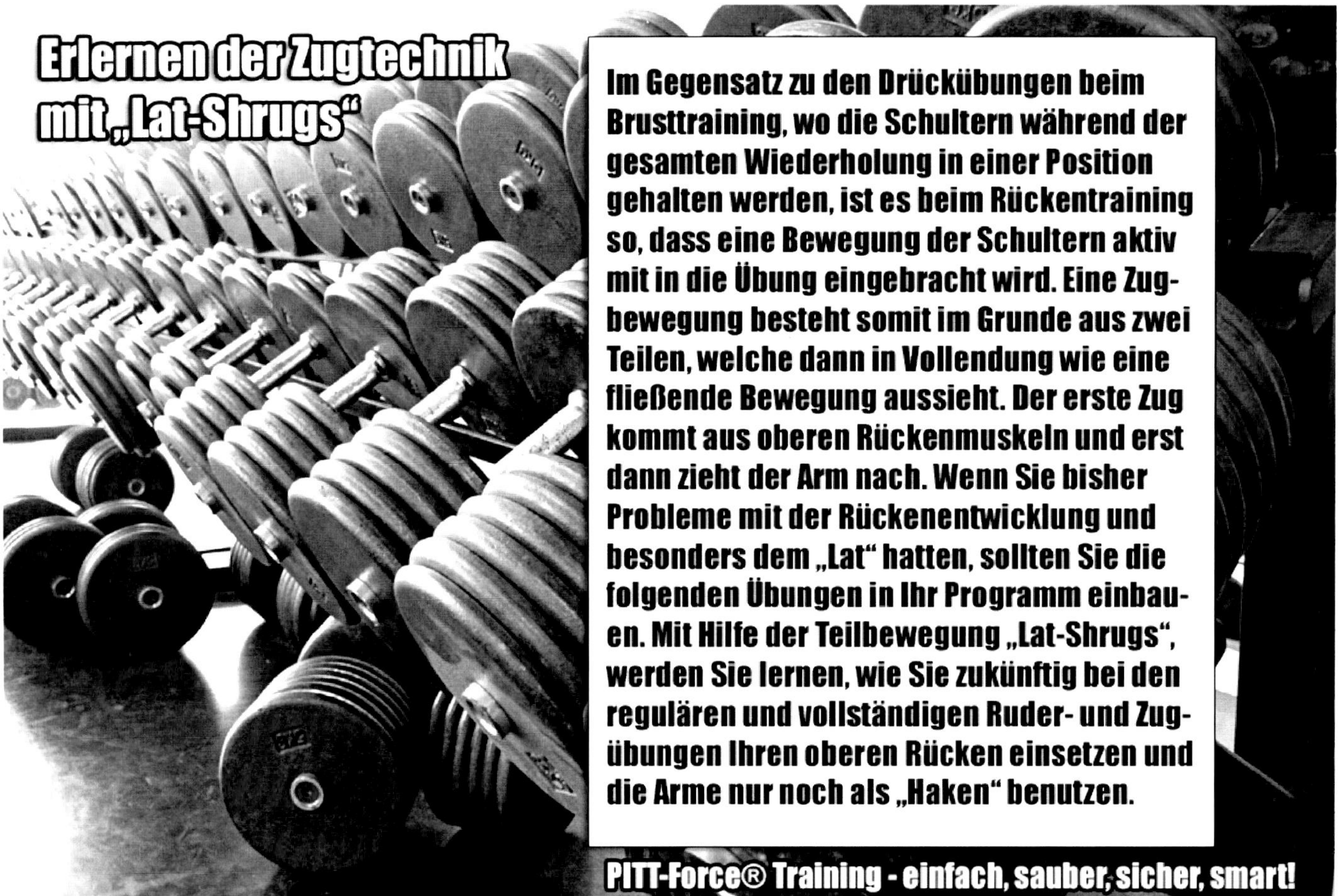

Im Gegensatz zu den Drückübungen beim Brusttraining, wo die Schultern während der gesamten Wiederholung in einer Position gehalten werden, ist es beim Rückentraining so, dass eine Bewegung der Schultern aktiv mit in die Übung eingebracht wird. Eine Zugbewegung besteht somit im Grunde aus zwei Teilen, welche dann in Vollendung wie eine fließende Bewegung aussieht. Der erste Zug kommt aus oberen Rückenmuskeln und erst dann zieht der Arm nach. Wenn Sie bisher Probleme mit der Rückenentwicklung und besonders dem „Lat“ hatten, sollten Sie die folgenden Übungen in Ihr Programm einbauen. Mit Hilfe der Teilbewegung „Lat-Shrugs“, werden Sie lernen, wie Sie zukünftig bei den regulären und vollständigen Ruder- und Zugübungen Ihren oberen Rücken einsetzen und die Arme nur noch als „Haken“ benutzen.

PITT-Force® Training - einfach, sauber, sicher, smart!

Erste Stufe mit ganz leichten Gewichten!

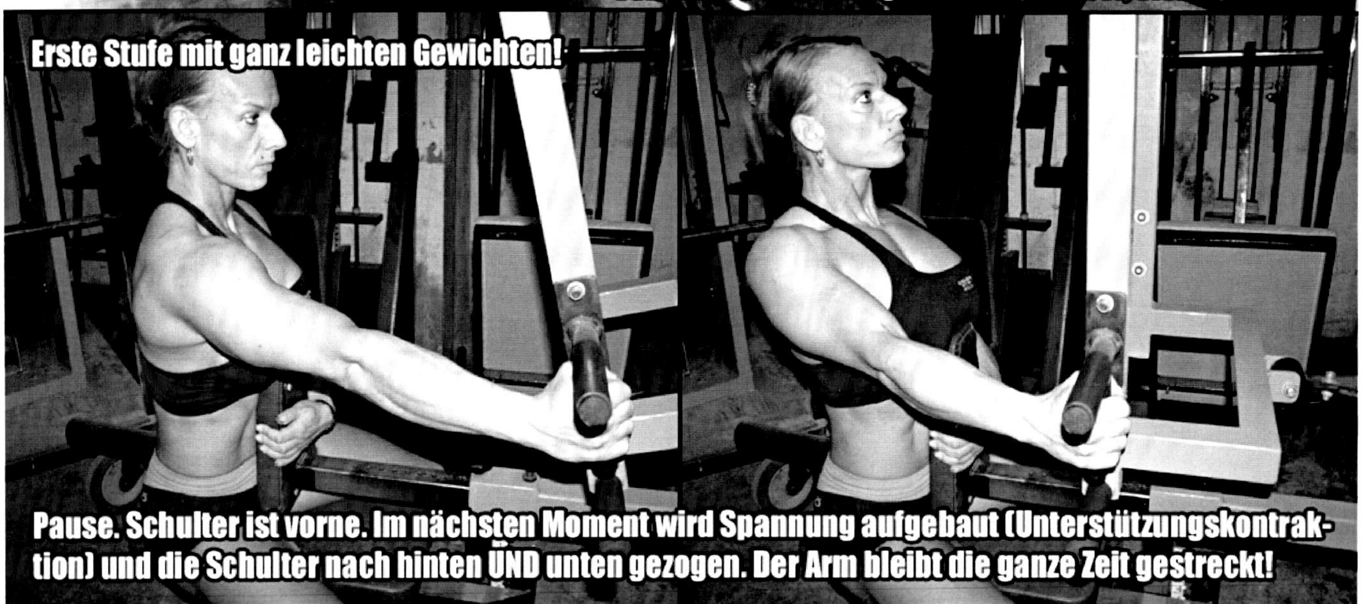

Pause. Schulter ist vorne. Im nächsten Moment wird Spannung aufgebaut (Unterstützungskontraktion) und die Schulter nach hinten UND unten gezogen. Der Arm bleibt die ganze Zeit gestreckt!

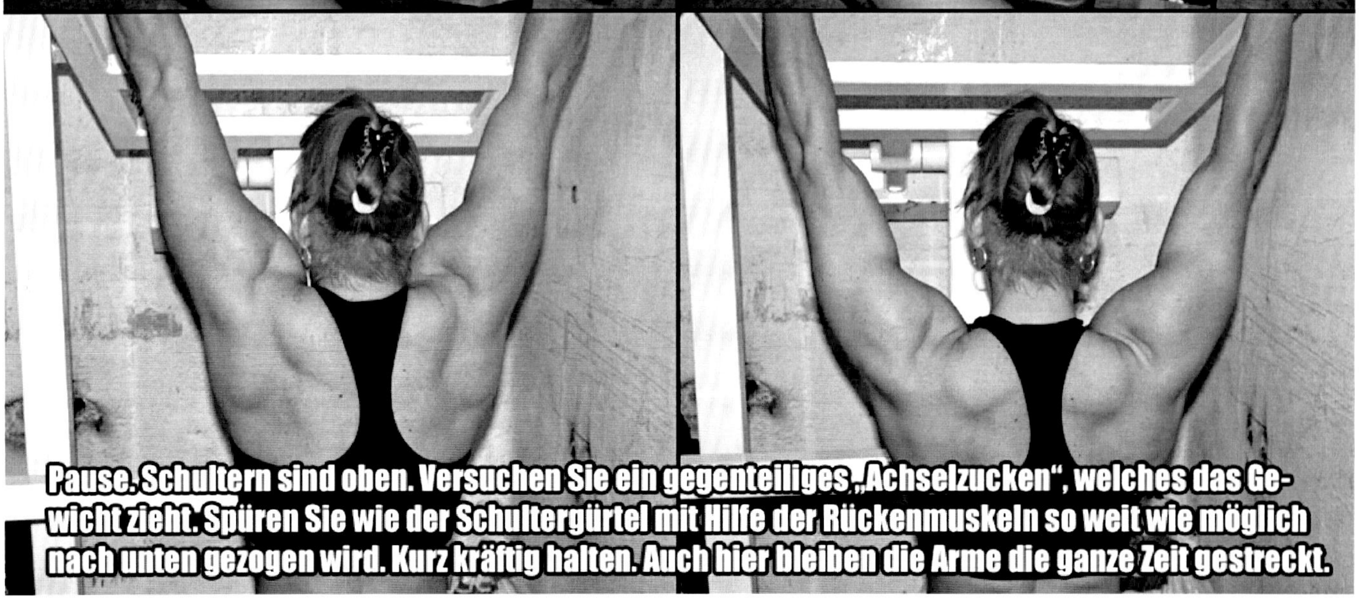

Pause. Schultern sind oben. Versuchen Sie ein gegenteiliges „Achselzucken“, welches das Gewicht zieht. Spüren Sie wie der Schultergürtel mit Hilfe der Rückenmuskeln so weit wie möglich nach unten gezogen wird. Kurz kräftig halten. Auch hier bleiben die Arme die ganze Zeit gestreckt.

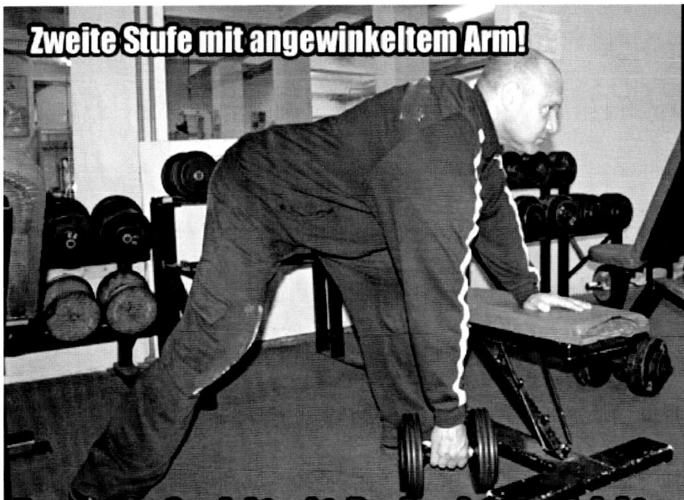

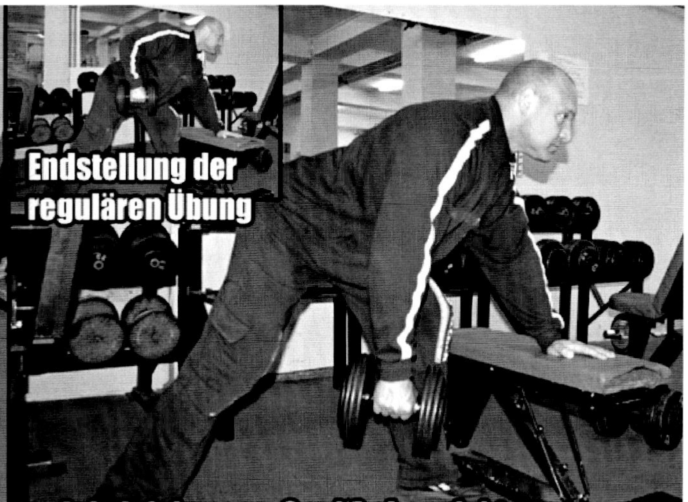

Pause. Das Gewicht ruht. Der Arm ist ganz leicht angewinkelt (ein paar „Grad“) aber nicht angespannt. Im nächsten Moment erfolgt die Unterstützungskontraktion. Die Spannung und der Zug kommen aus dem Rücken! Der Bizeps zieht NICHT aktiv mit, obwohl er immer noch leicht angewinkelt ist.

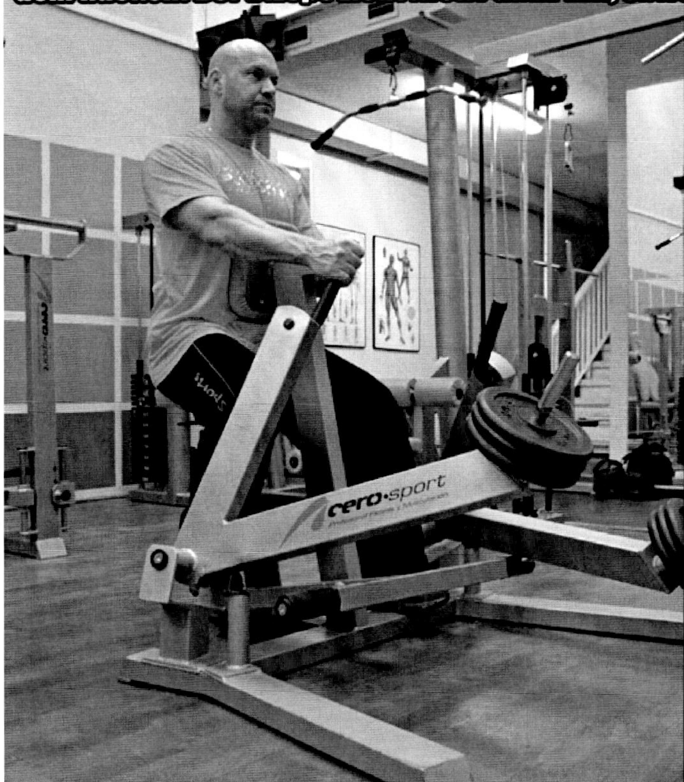

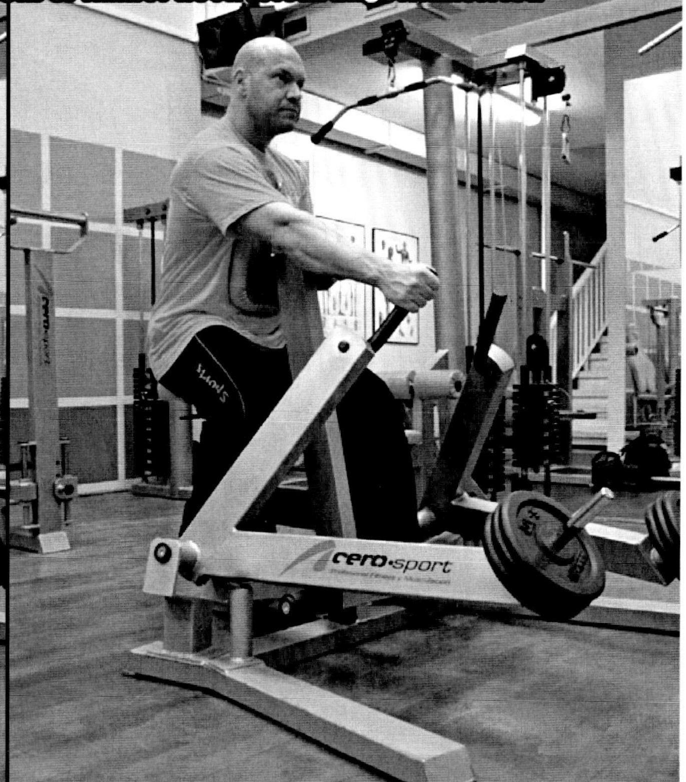

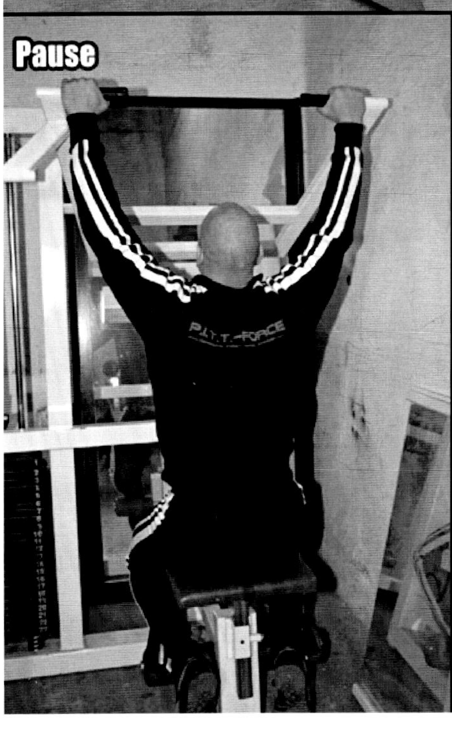

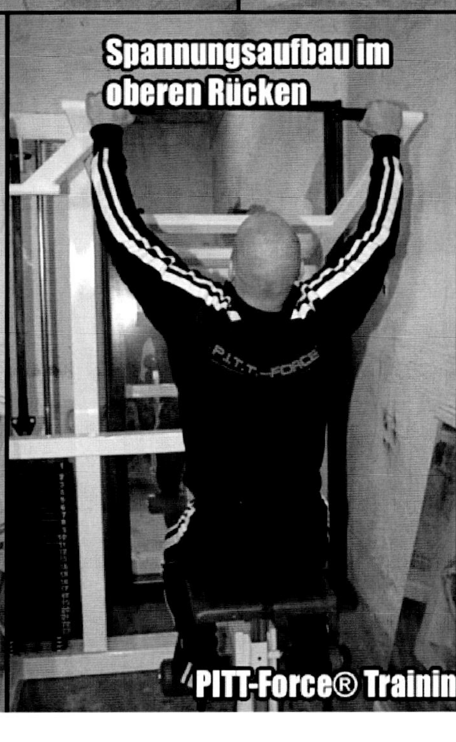

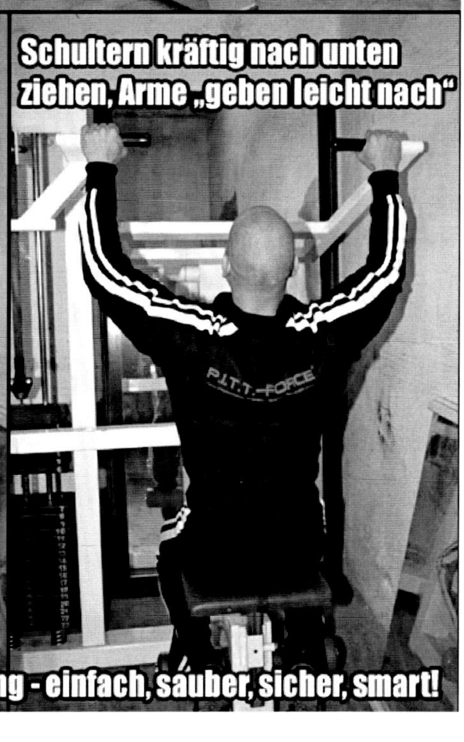

PITT-Force® Training - einfach, sauber, sicher, smart!

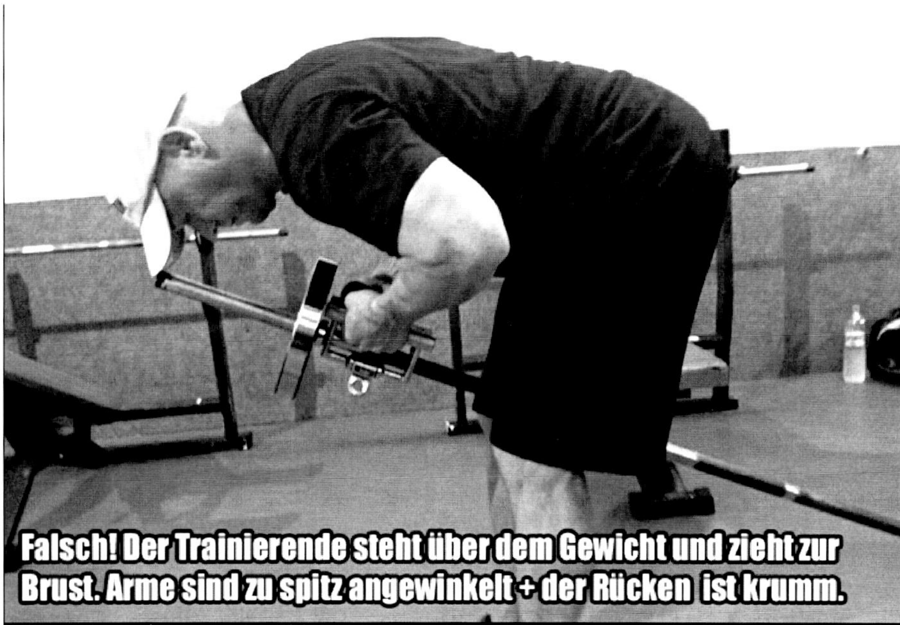

Falsch! Der Trainierende steht über dem Gewicht und zieht zur Brust. Arme sind zu spitz angewinkelt + der Rücken ist krumm.

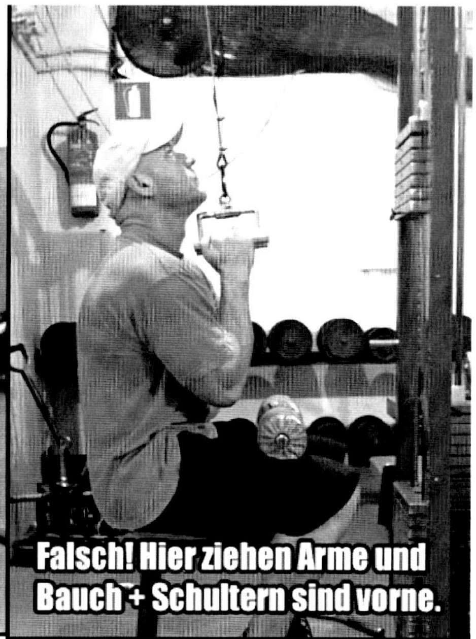

Falsch! Hier ziehen Arme und Bauch + Schultern sind vorne.

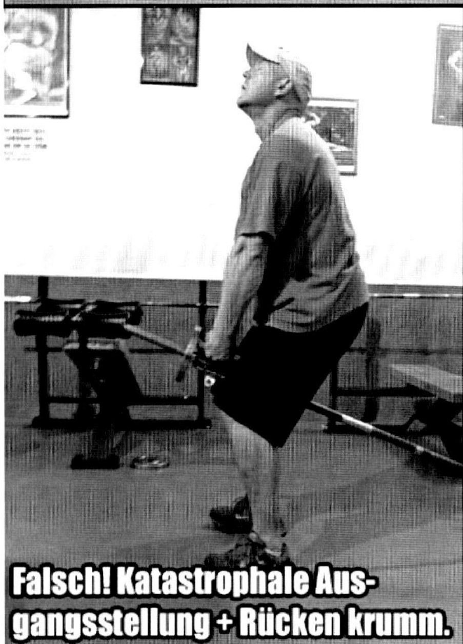

Falsch! Katastrophale Ausgangsstellung + Rücken krumm.

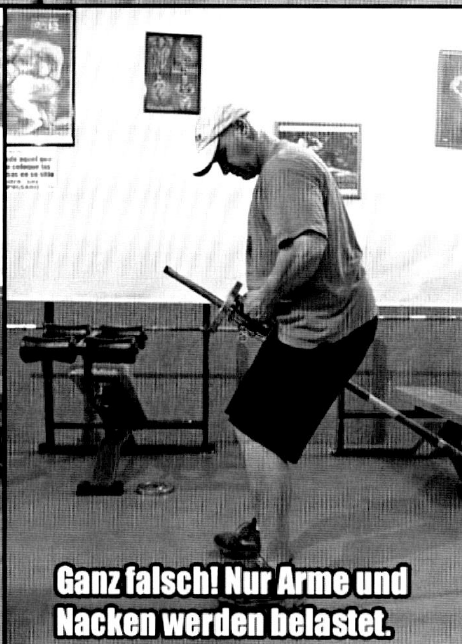

Ganz falsch! Nur Arme und Nacken werden belastet.

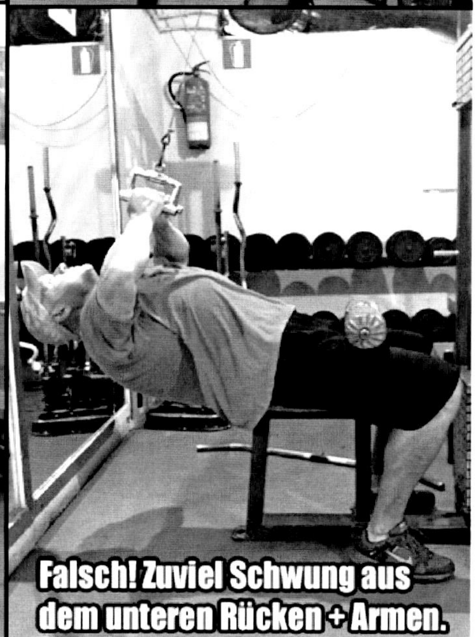

Falsch! Zuviel Schwung aus dem unteren Rücken + Armen.

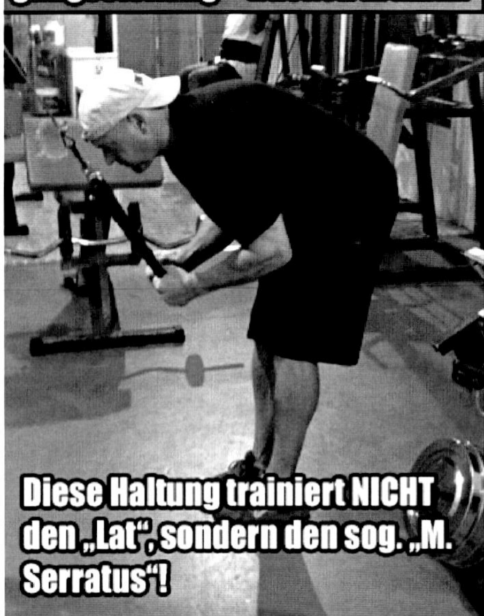

Diese Haltung trainiert NICHT den „Lat", sondern den sog. „M. Serratus"!

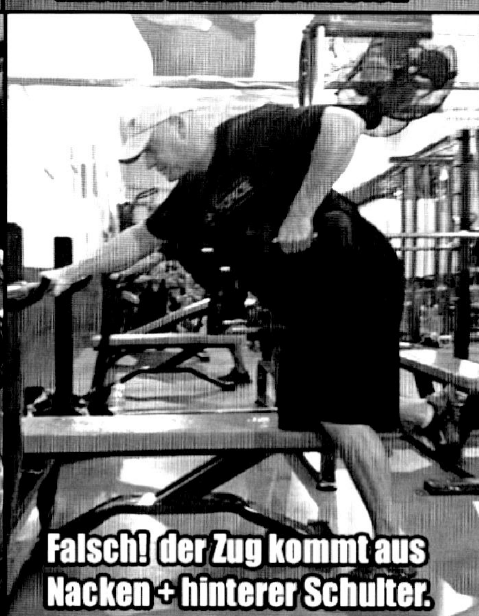

Falsch! der Zug kommt aus Nacken + hinterer Schulter.

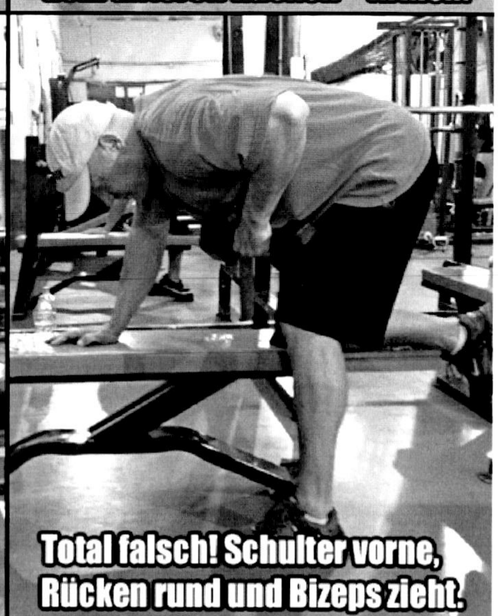

Total falsch! Schulter vorne, Rücken rund und Bizeps zieht.

Auf obigen Bildern werden einige typische Fehler beim Rückentraining dargestellt. Die Fehler haben im Gro immer das gleiche Ergebnis: Der Rücken wird krumm gehalten, so dass der Lat nicht richtig kontrahieren kann + Schwung und unterstützdende Muskeln übernehmen zuviel Arbeit (zb Rückenstrecker und oder Arme). Noch ein letzter Tipp: Trainieren Sie den Rücken nur einmal in der Woche schwer. Den oberen Rücken kann man auch zweimal trainieren, aber dann sollte davon ein Workout ein leichtes Training sein.

PITT-Force® Training - einfach, sauber, sicher, smart!

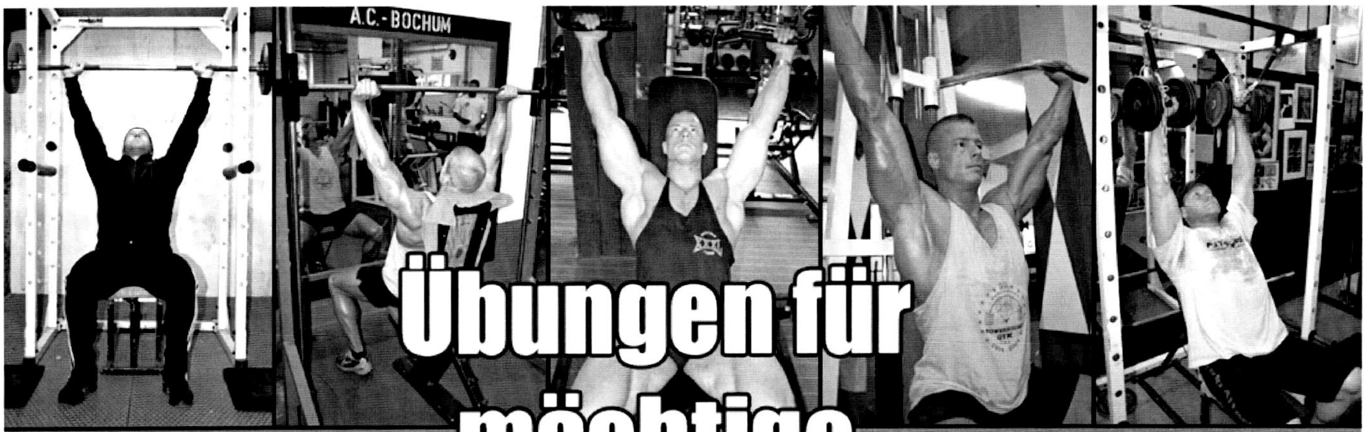

Übungen für mächtige Schultern

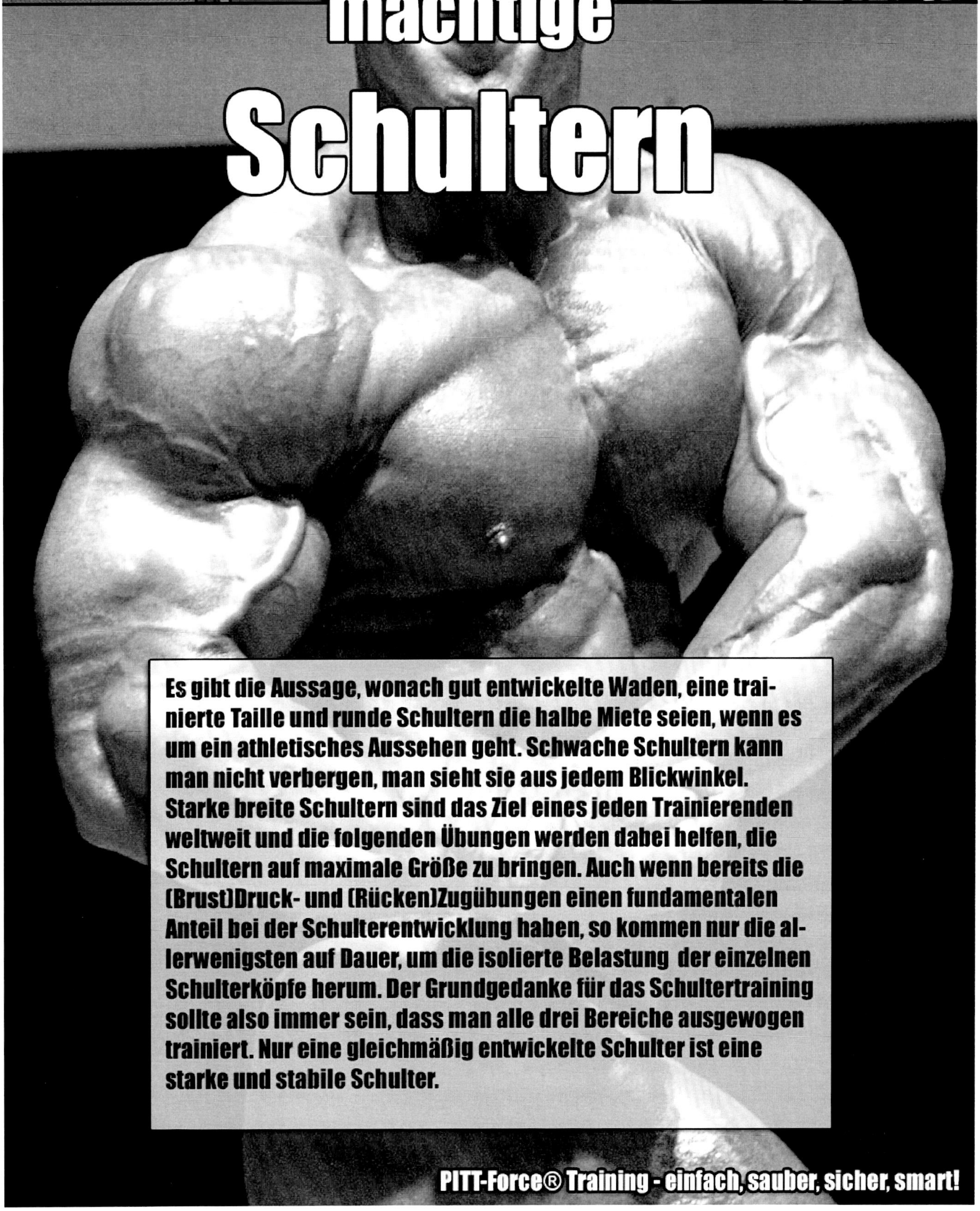

Es gibt die Aussage, wonach gut entwickelte Waden, eine trainierte Taille und runde Schultern die halbe Miete seien, wenn es um ein athletisches Aussehen geht. Schwache Schultern kann man nicht verbergen, man sieht sie aus jedem Blickwinkel. Starke breite Schultern sind das Ziel eines jeden Trainierenden weltweit und die folgenden Übungen werden dabei helfen, die Schultern auf maximale Größe zu bringen. Auch wenn bereits die (Brust)Druck- und (Rücken)Zugübungen einen fundamentalen Anteil bei der Schulterentwicklung haben, so kommen nur die allerwenigsten auf Dauer, um die isolierte Belastung der einzelnen Schulterköpfe herum. Der Grundgedanke für das Schultertraining sollte also immer sein, dass man alle drei Bereiche ausgewogen trainiert. Nur eine gleichmäßig entwickelte Schulter ist eine starke und stabile Schulter.

PITT-Force® Training - einfach, sauber, sicher, smart!

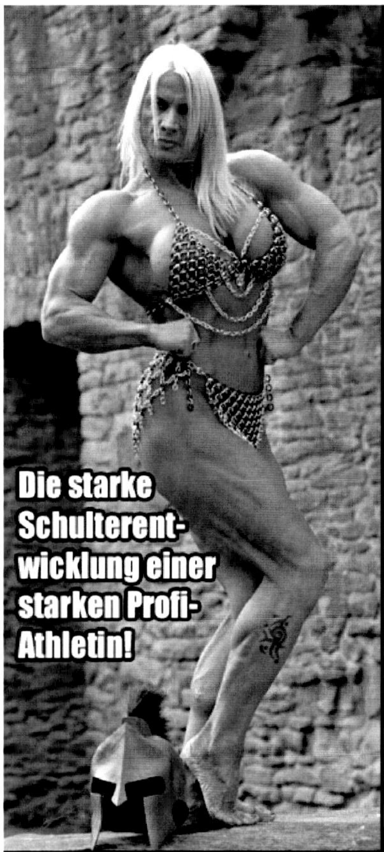

Die starke Schulterentwicklung einer starken Profi-Athletin!

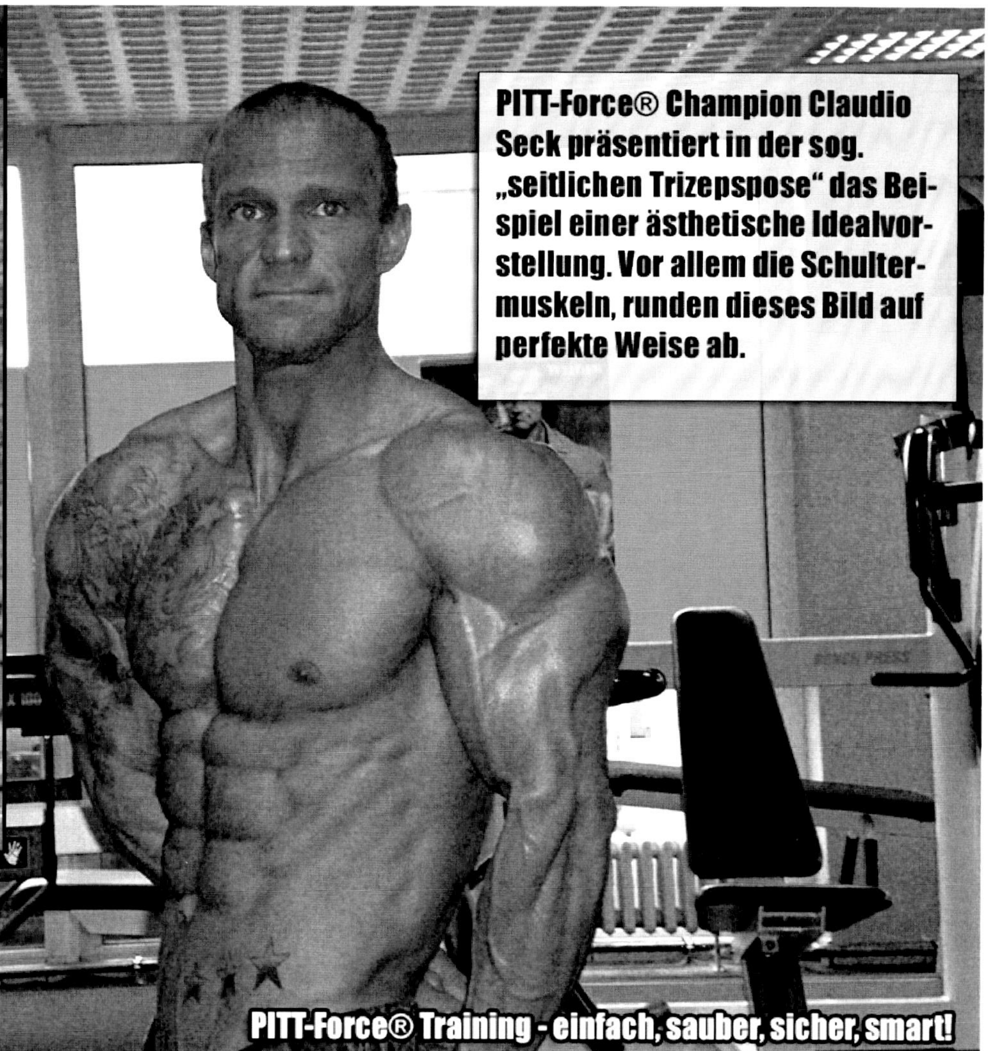

PITT-Force® Champion Claudio Seck präsentiert in der sog. „seitlichen Trizepspose“ das Beispiel einer ästhetische Idealvorstellung. Vor allem die Schultermuskeln, runden dieses Bild auf perfekte Weise ab.

PITT-Force® Training - einfach, sauber, sicher, smart!

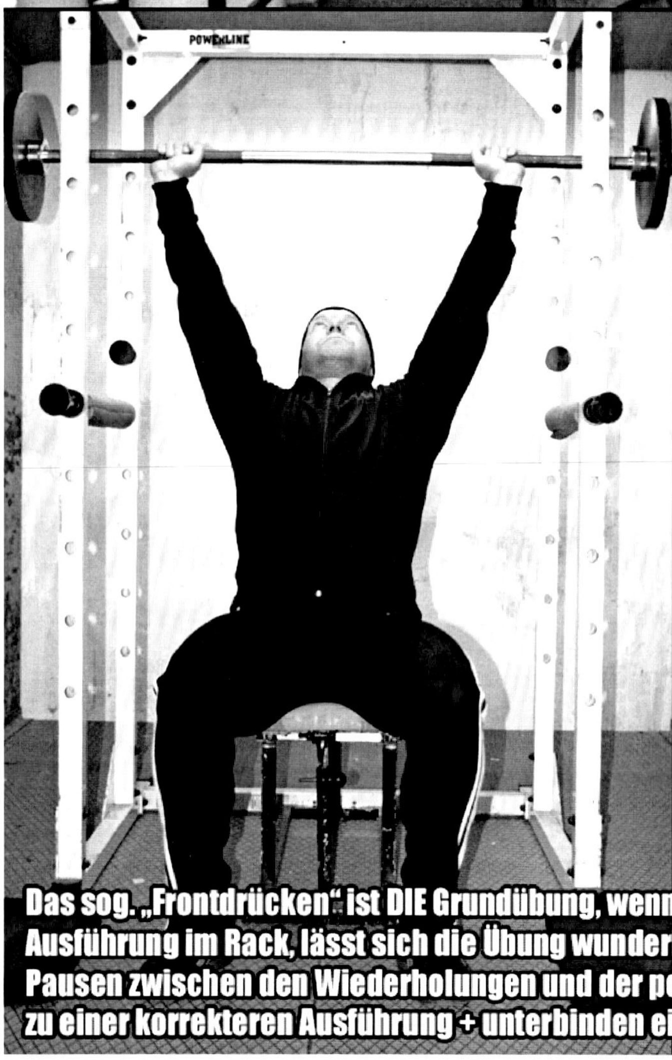

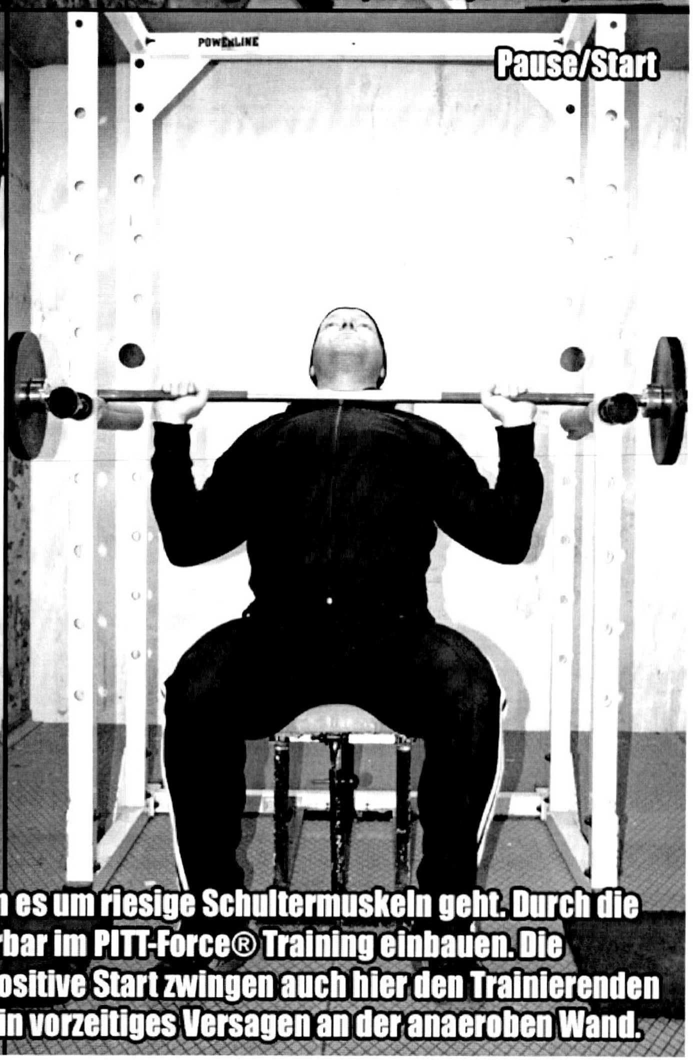

Pause/Start

Das sog. „Frontdrücken“ ist DIE Grundübung, wenn es um riesige Schultermuskeln geht. Durch die Ausführung im Rack, lässt sich die Übung wunderbar im PITT-Force® Training einbauen. Die Pausen zwischen den Wiederholungen und der positive Start zwingen auch hier den Trainierenden zu einer korrekteren Ausführung + unterbinden ein vorzeitiges Versagen an der anaeroben Wand.

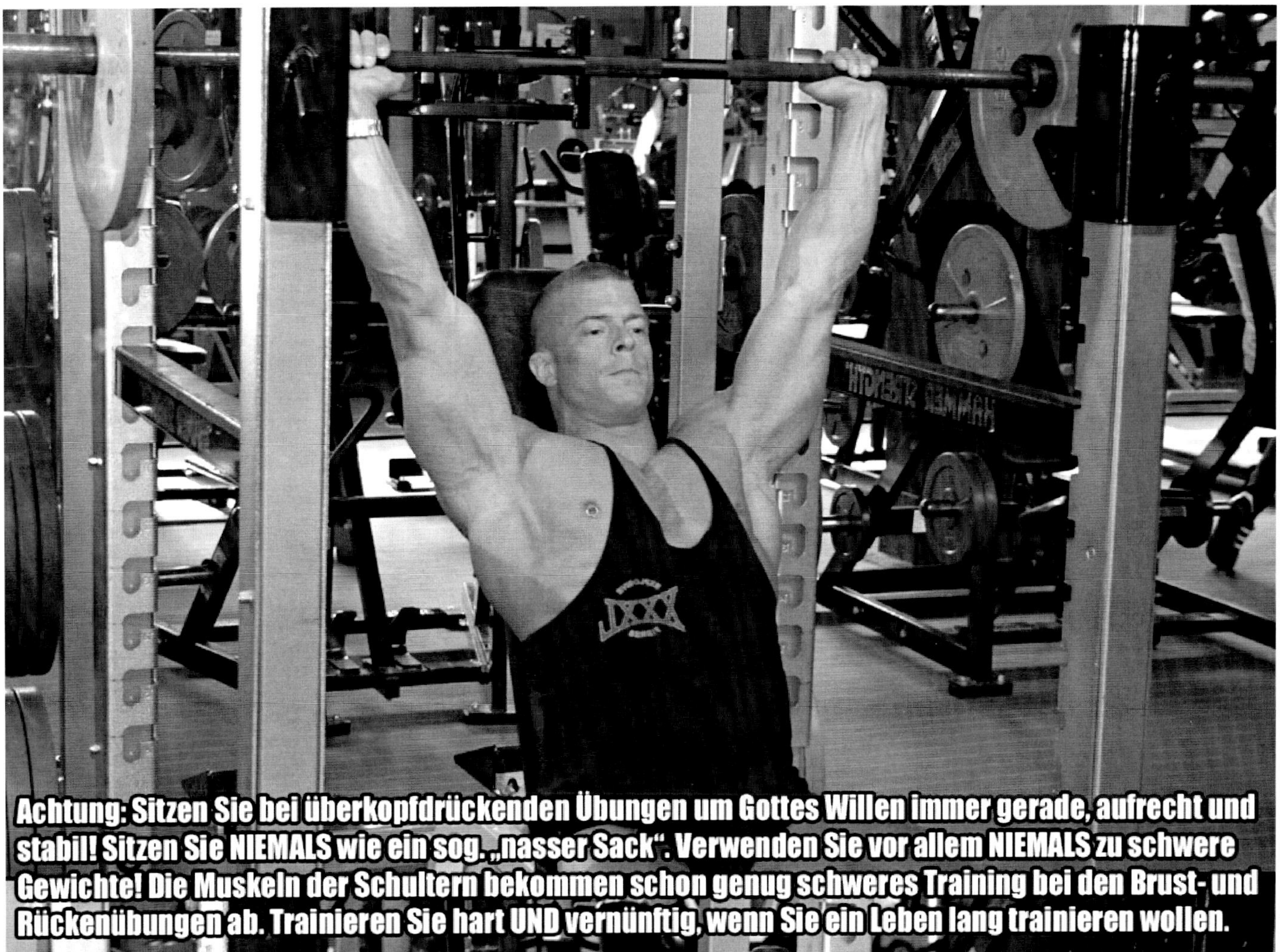

Achtung: Sitzen Sie bei überkopfdrückenden Übungen um Gottes Willen immer gerade, aufrecht und stabil! Sitzen Sie NIEMALS wie ein sog. „nasser Sack". Verwenden Sie vor allem NIEMALS zu schwere Gewichte! Die Muskeln der Schultern bekommen schon genug schweres Training bei den Brust- und Rückenübungen ab. Trainieren Sie hart UND vernünftig, wenn Sie ein Leben lang trainieren wollen.

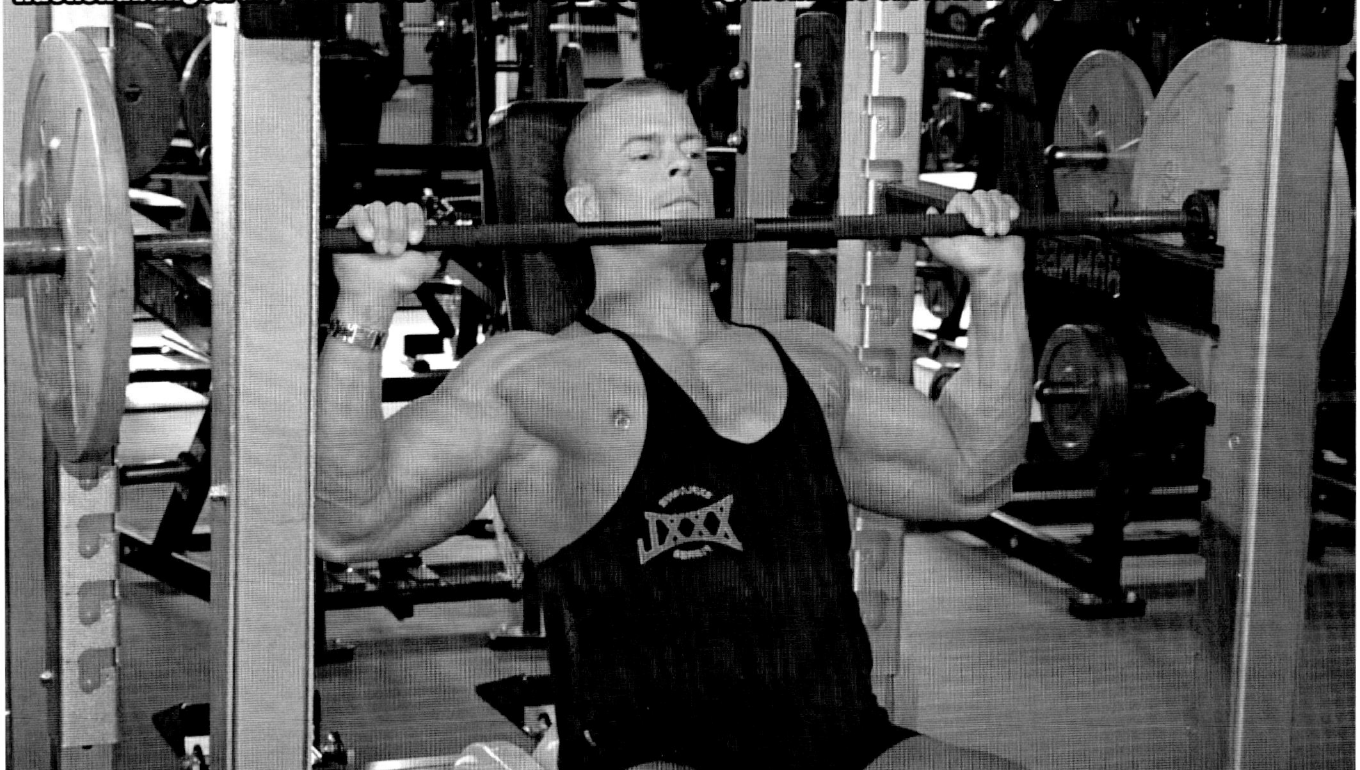

Wählen Sie eine Ablagehöhe zwischen der Untergrenze Schlüsselbein- und der Obergrenze Ohrläppchenhöhe. Halten Sie die Unterarme senkrecht. Die Schräge der Bank ist so eingestellt, dass problemlos am Gesicht vorbeigedrückt wird. Die Winkel in den Armen sollten nicht zu spitz gewählt werden, da sonst die Trizepsmuskeln zu sehr belastet werden.

PITT-Force® Training - einfach, sauber, sicher, smart!

Auch an der Multipresse lässt sich das Frontdrücken durchführen. Wenn Sie keine Multipresse zur Verfügung haben, bei der man positiv starten kann, dann machen Sie die Übung einfach so, wie auf diesen Bildern gezeigt. Versuchen Sie einen Partner zu finden, welcher Ihnen beim Umlegen der Stange hilft.

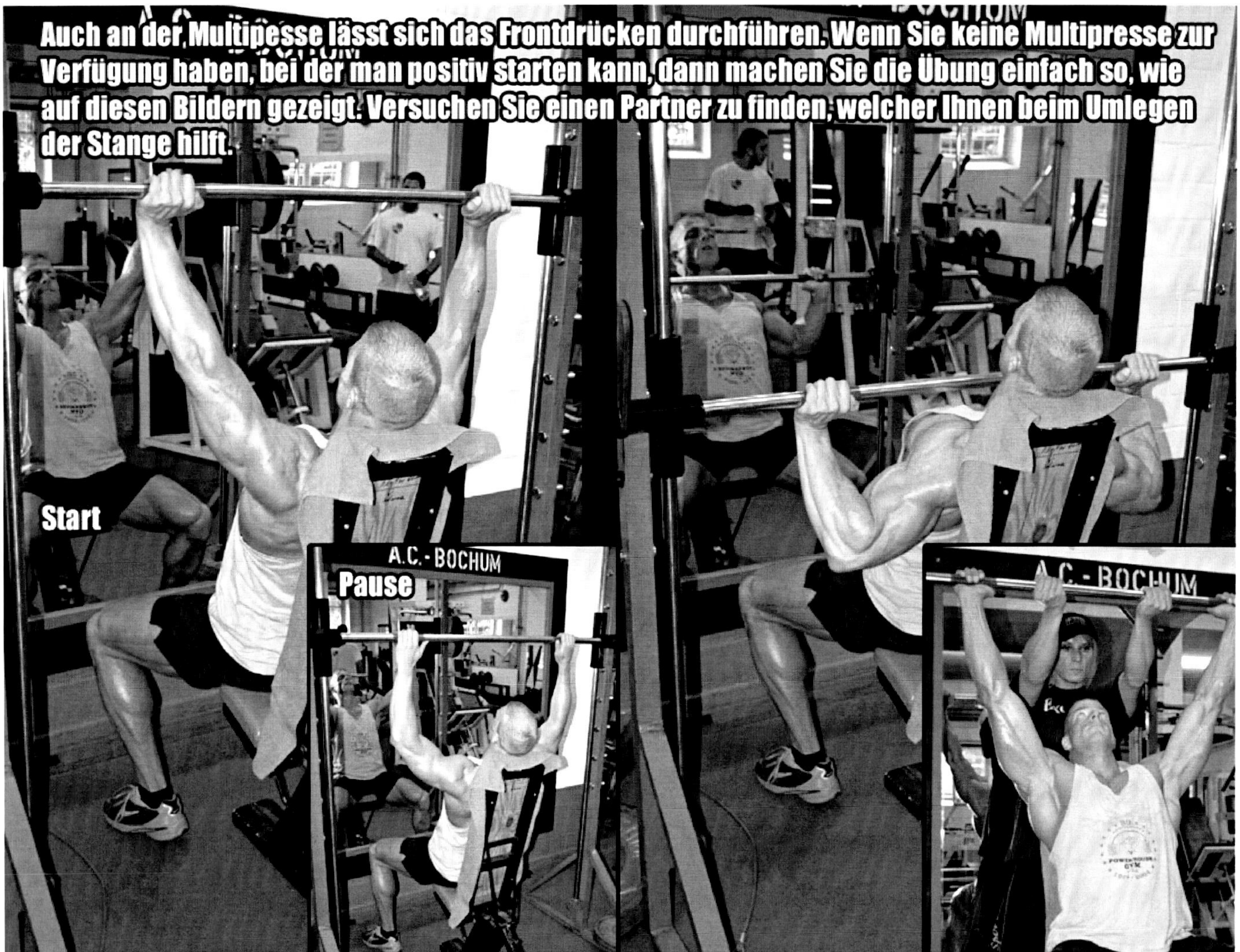

Die meisten Studios bieten Maschinen an, mit welchen sich ohne großen Aufwand das Frontdrücken durchführen lässt. Versuchen Sie es aber in erster Linie mit freien Gewichten.

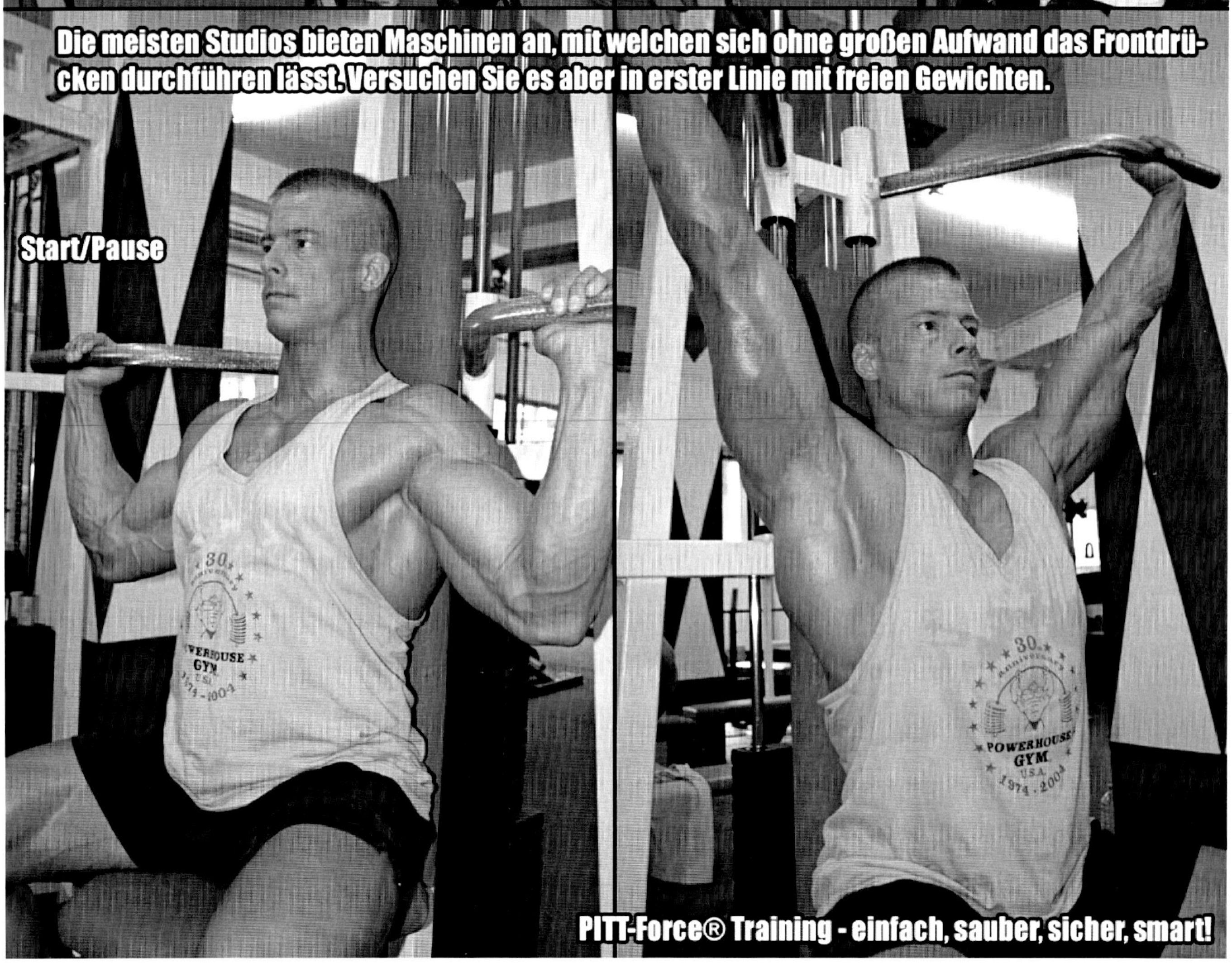

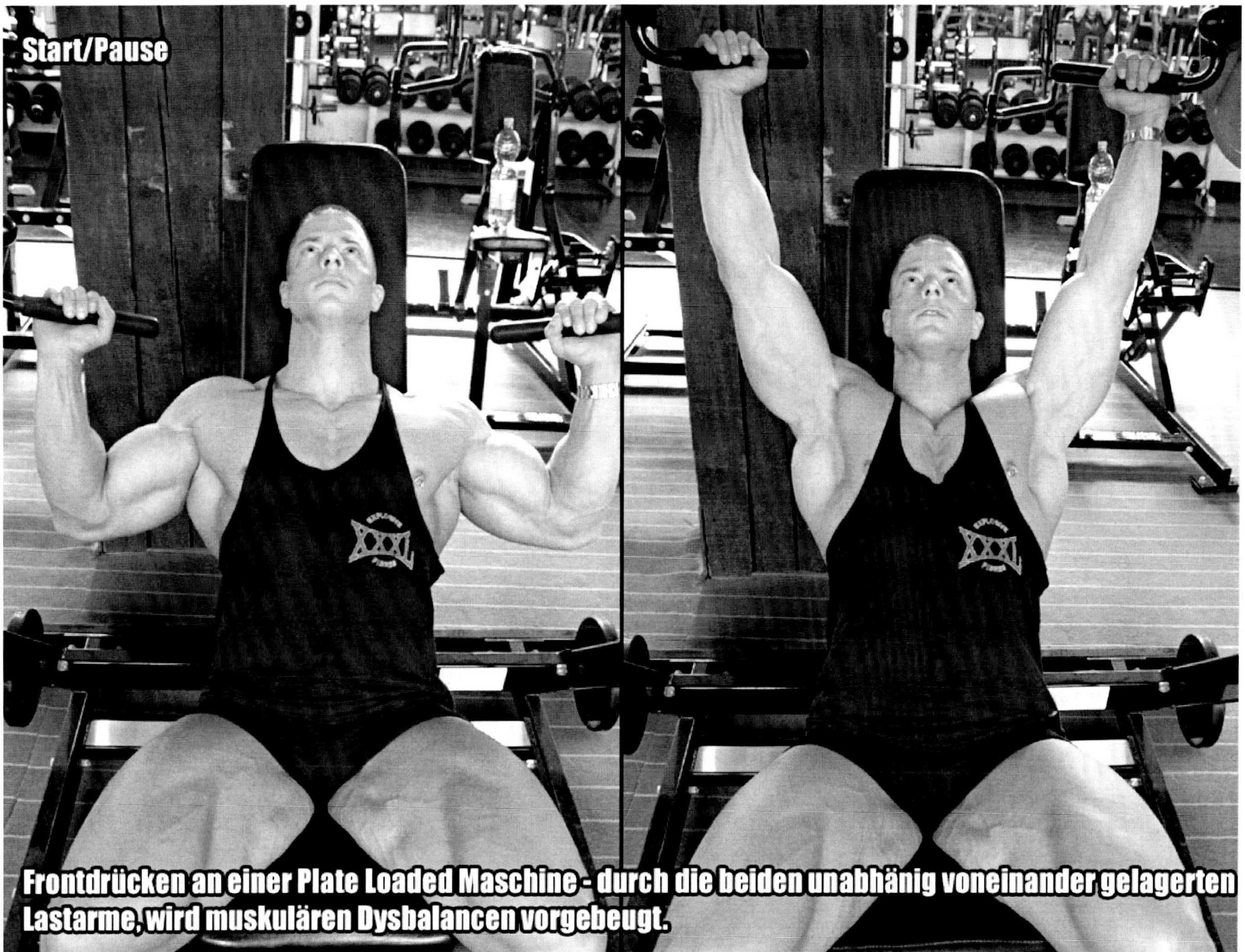

Frontdrücken an einer Plate Loaded Maschine - durch die beiden unabhänig voneinander gelagerten Lastarme, wird muskulären Dysbalancen vorgebeugt.

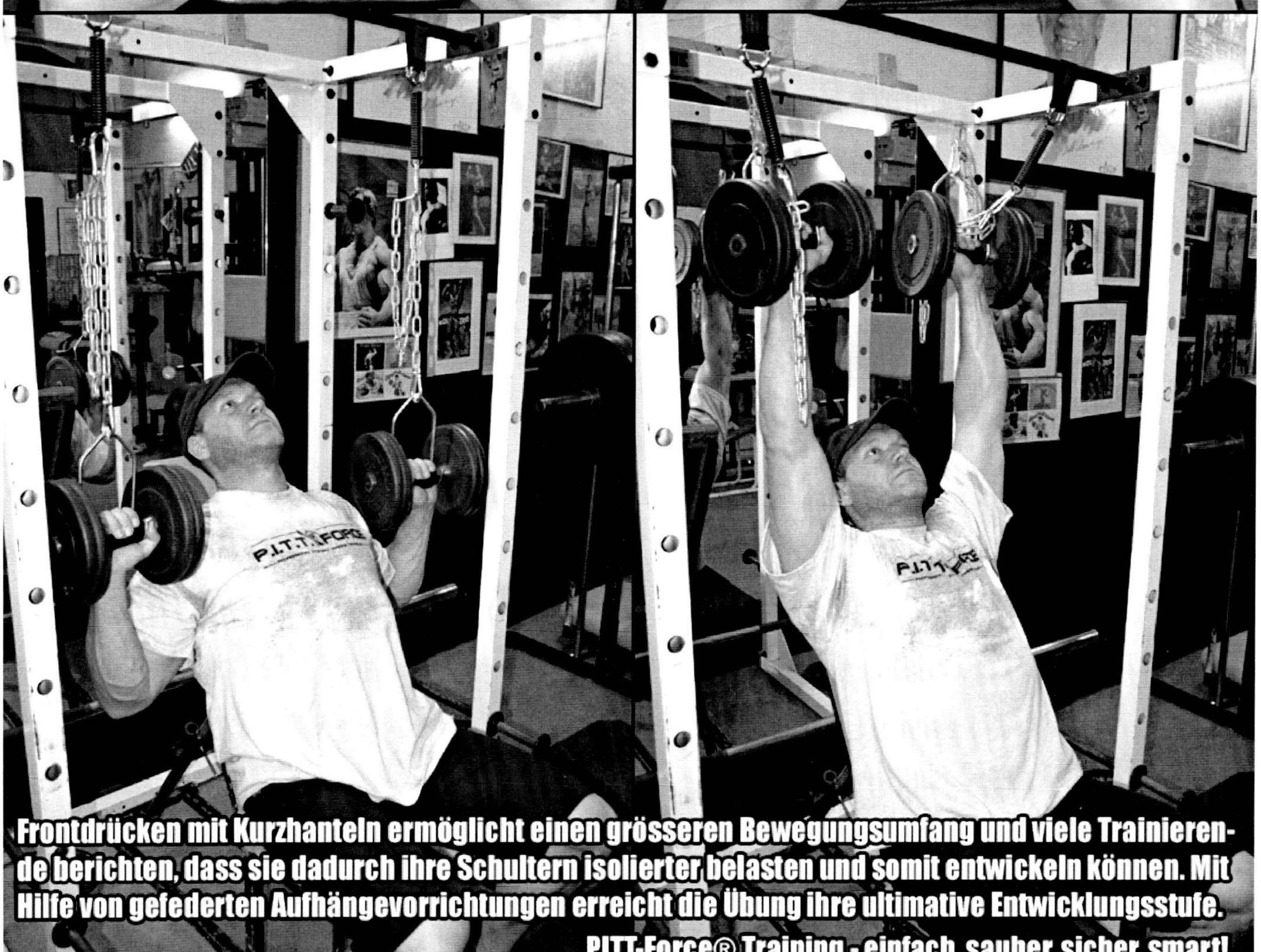

Frontdrücken mit Kurzhanteln ermöglicht einen grösseren Bewegungsumfang und viele Trainierende berichten, dass sie dadurch ihre Schultern isolierter belasten und somit entwickeln können. Mit Hilfe von gefederten Aufhängevorrichtungen erreicht die Übung ihre ultimative Entwicklungsstufe.

PITT-Force® Training - einfach, sauber, sicher, smart!

Isolationsübung:

Seitheben

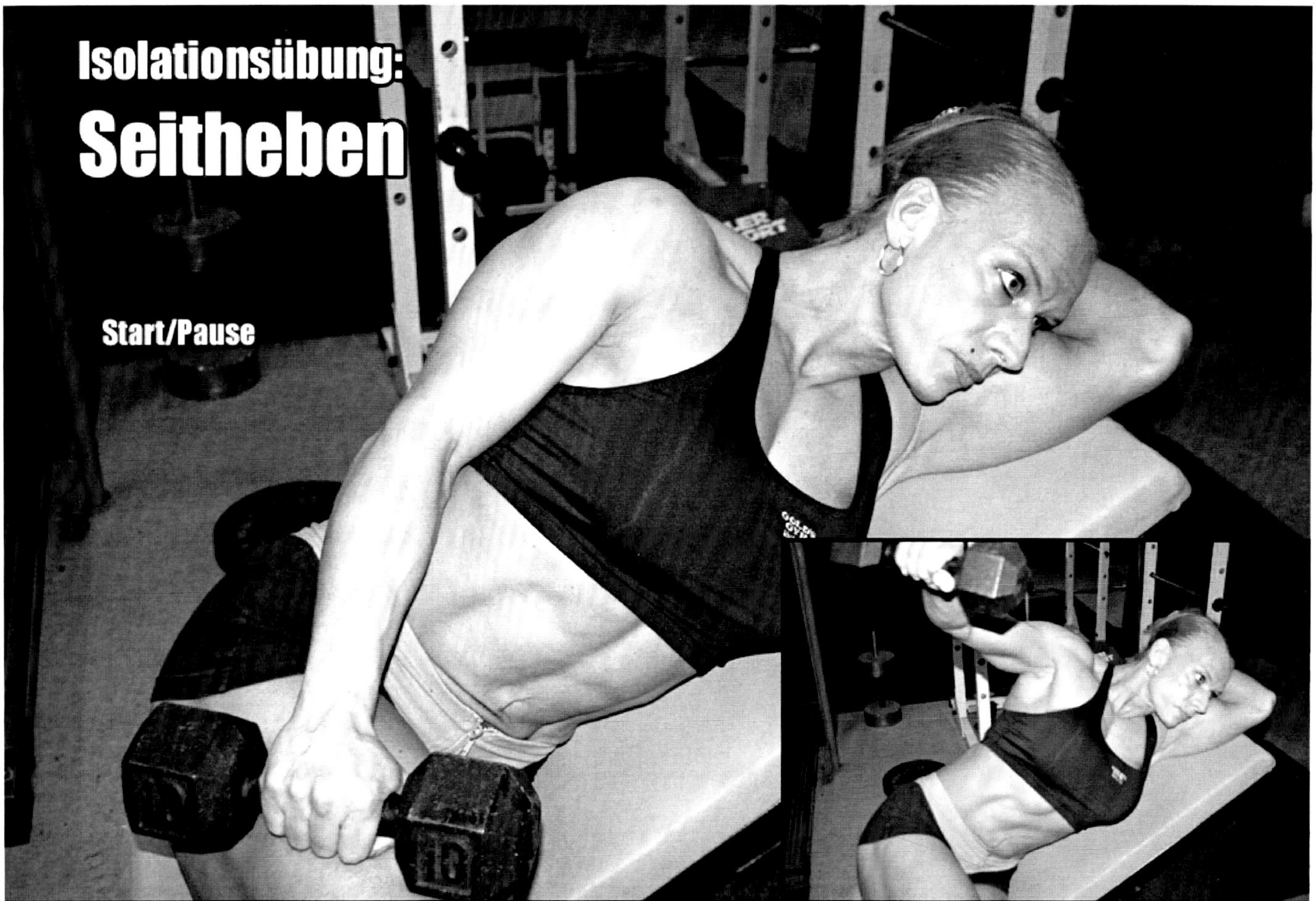

Das traditionelle Seitheben im Stehen ist, je nachdem wer es macht und wie, entweder eine technisch anspruchsvolle und effektive Übung oder aber sie endet nur als „heisse Luft". Durch die hier demonstrierte angelehnte Variation auf der Schrägbank und der damit einhergehenden Unterstützungs+Längskontraktion, wird die Übung vereinfacht und in ihrer Wirkung maximiert.

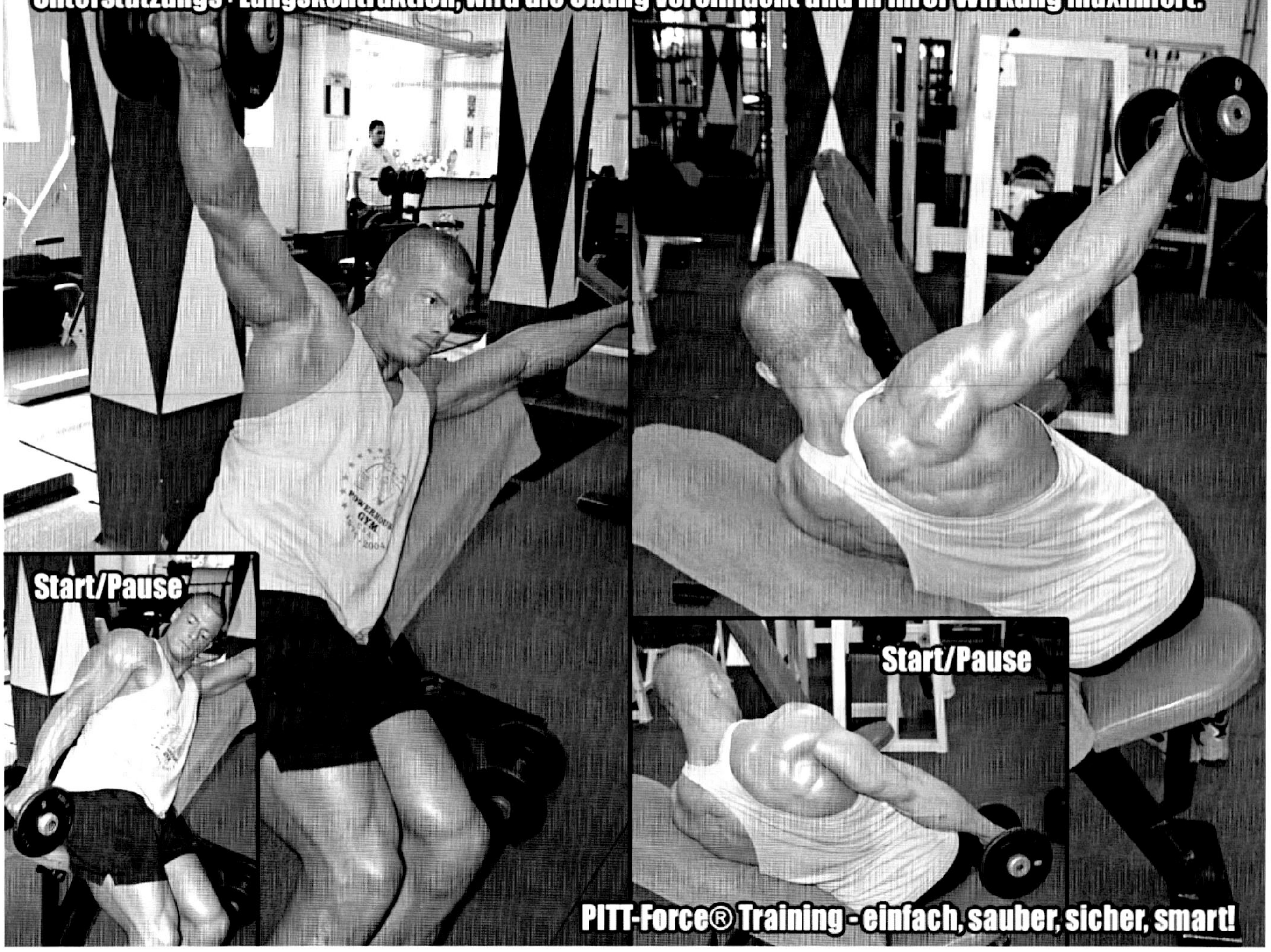

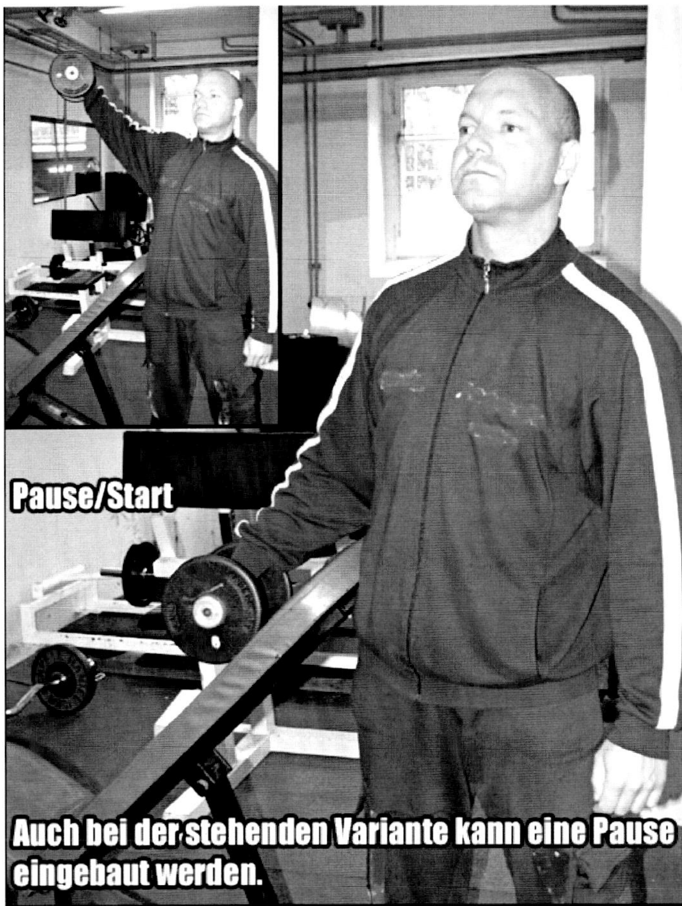

Auch bei der stehenden Variante kann eine Pause eingebaut werden.

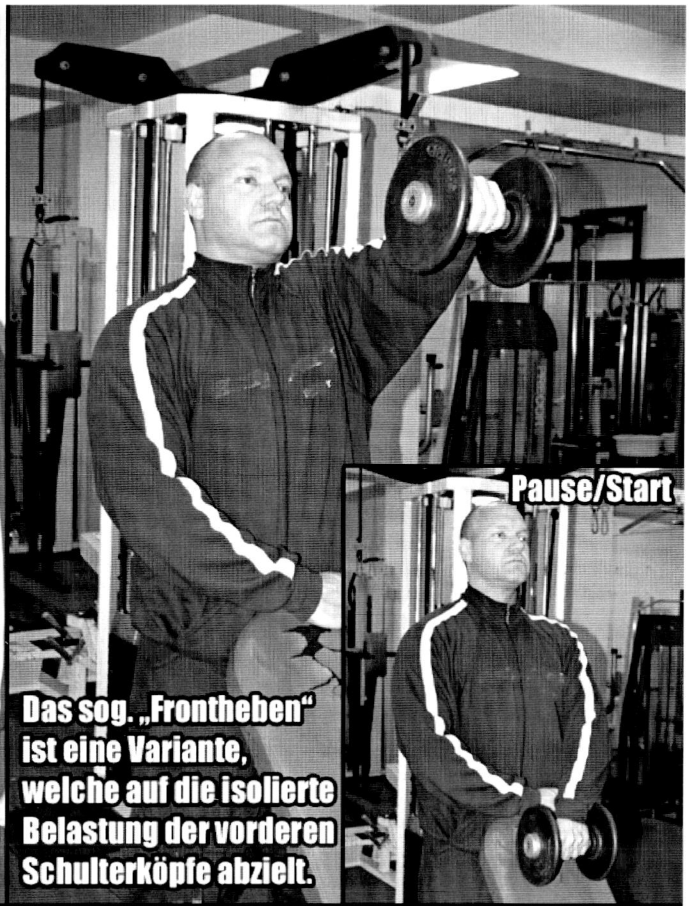

Das sog. „Frontheben" ist eine Variante, welche auf die isolierte Belastung der vorderen Schulterköpfe abzielt.

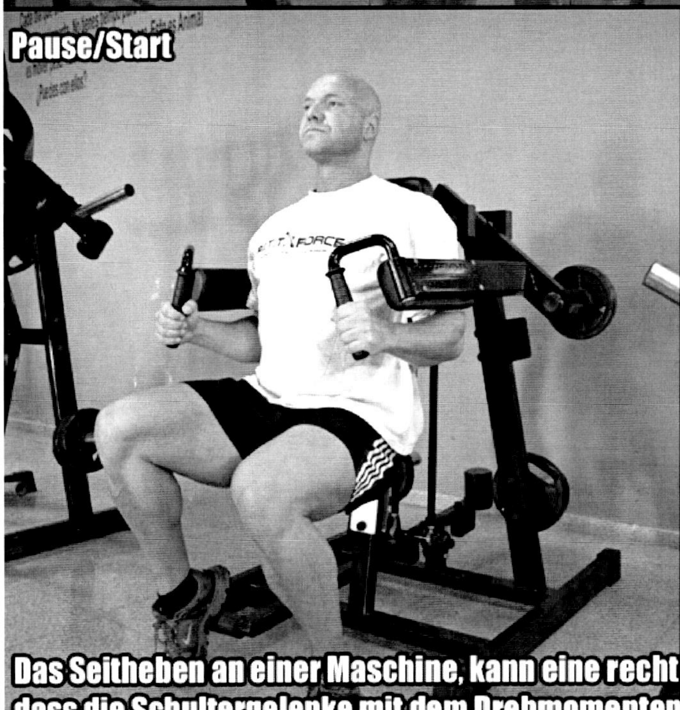

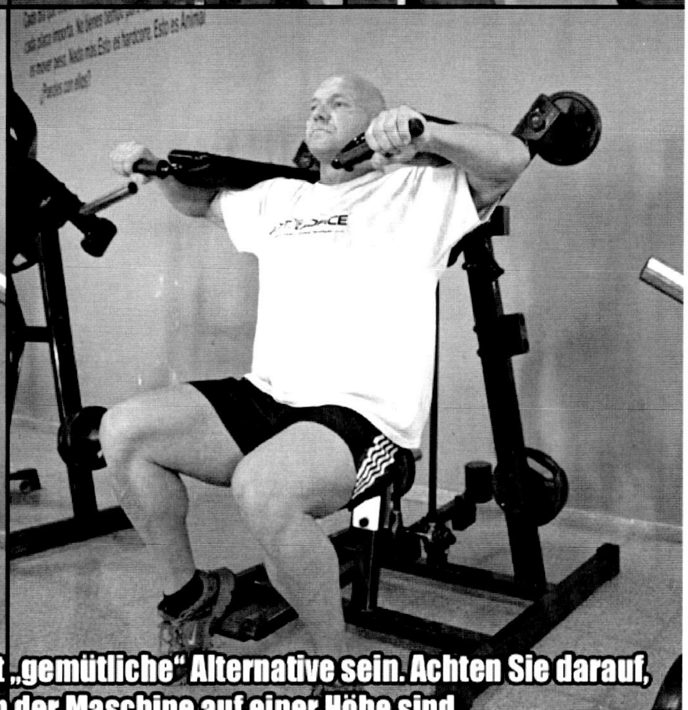

Das Seitheben an einer Maschine, kann eine recht „gemütliche" Alternative sein. Achten Sie darauf, dass die Schultergelenke mit dem Drehmomenten der Maschine auf einer Höhe sind.

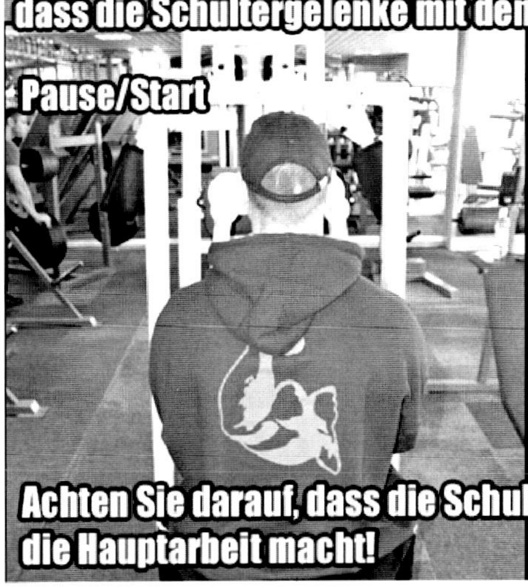

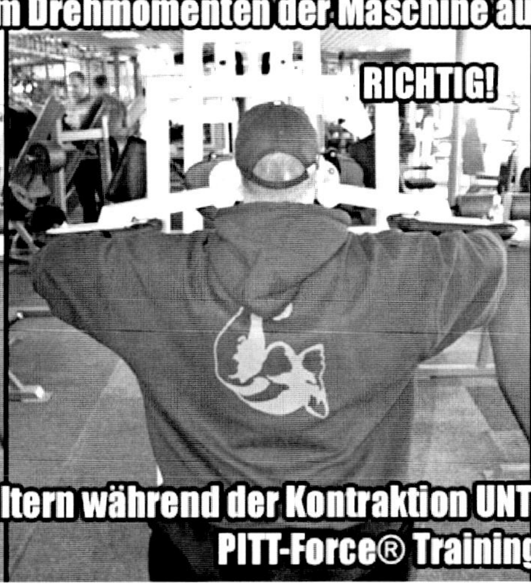

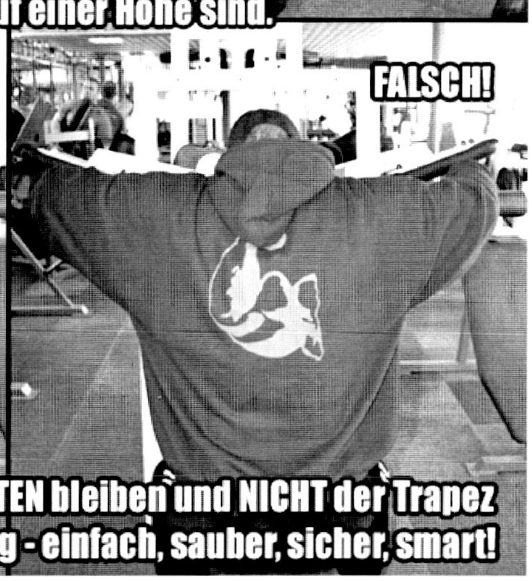

Achten Sie darauf, dass die Schultern während der Kontraktion UNTEN bleiben und NICHT der Trapez die Hauptarbeit macht!

PITT-Force® Training - einfach, sauber, sicher, smart!

Isolationsübung:

Seitheben liegend

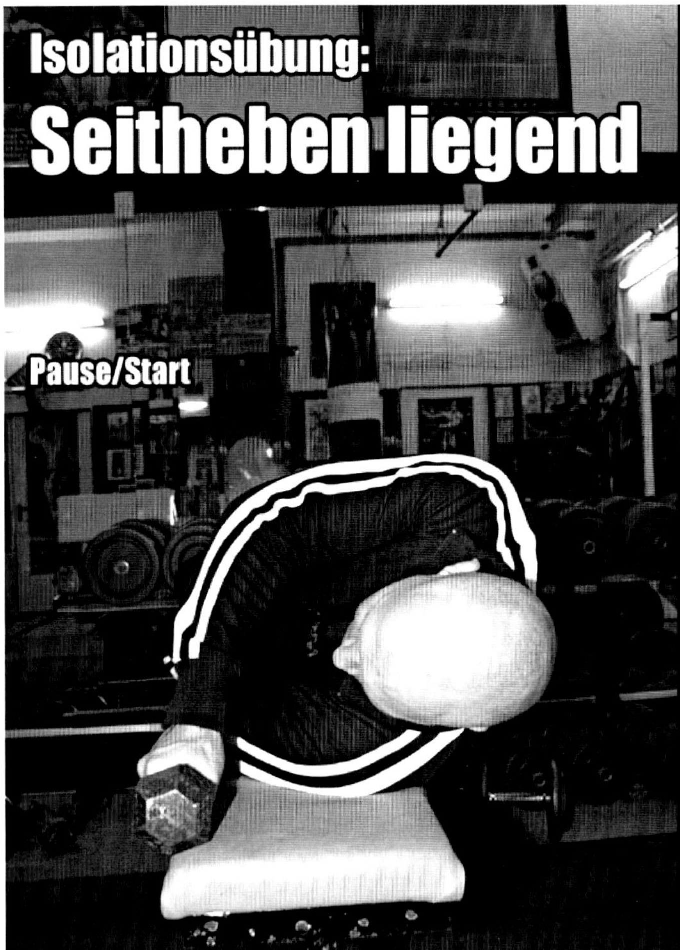

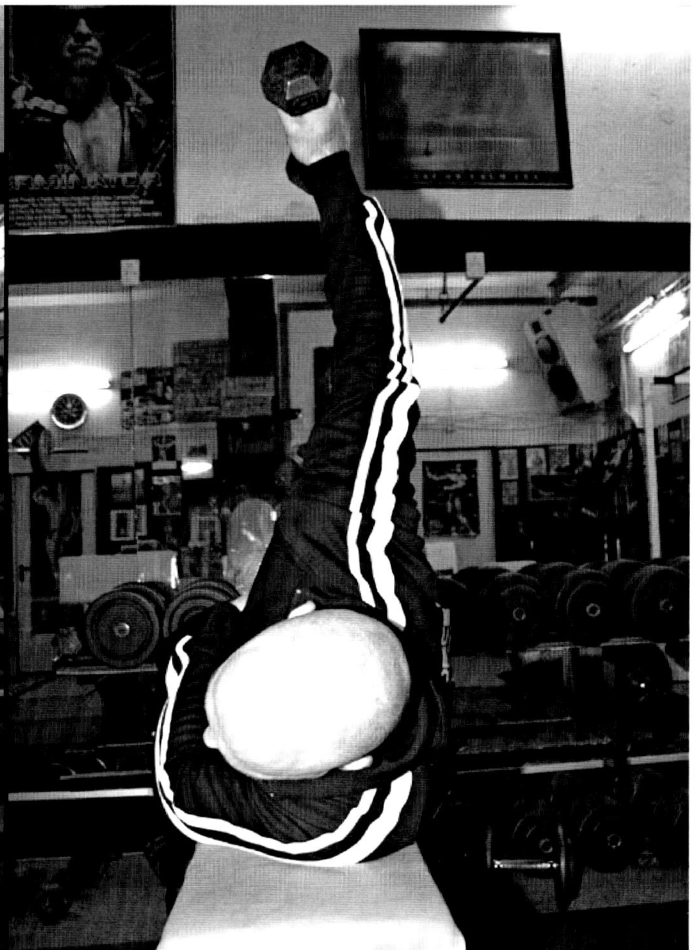

Die hintere Schulter ist nicht nur ein sehr schöner, sondern vor allem ein sehr wichtiger Muskel. Achten Sie bei der Ausführung im Liegen darauf, dass Sie Ihren Oberkörper in die Unterstützungs+Längskontraktion „reinlegen“ und bei der Aufwärtsbewegung weiterhin in die Kontraktion „reindrücken“. Alternativ kann die Übung auch auf dem Boden ausgeführt werden.

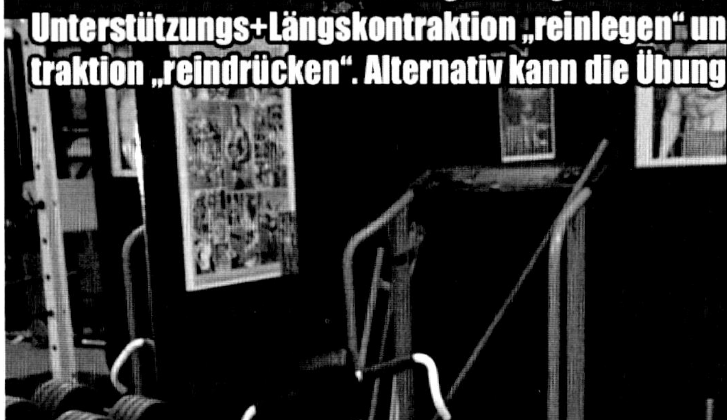

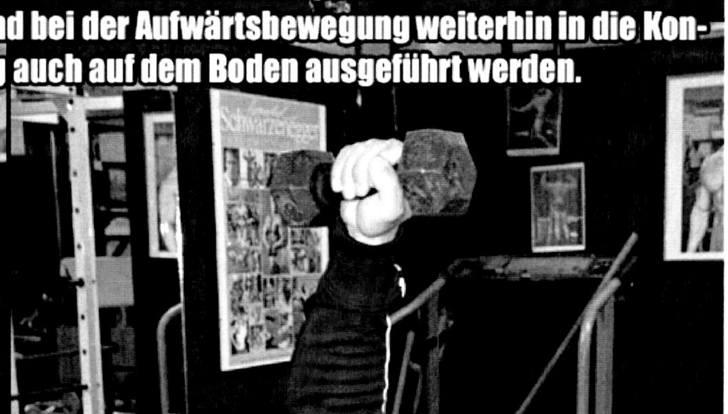

PITT-Force® Training - einfach, sauber, sicher, smart!

Die hintere Schulter kann auch an einer geeigneten Maschine trainiert werden. Versuchen Sie es aber zunächst beherzt mit freien Gewichten.

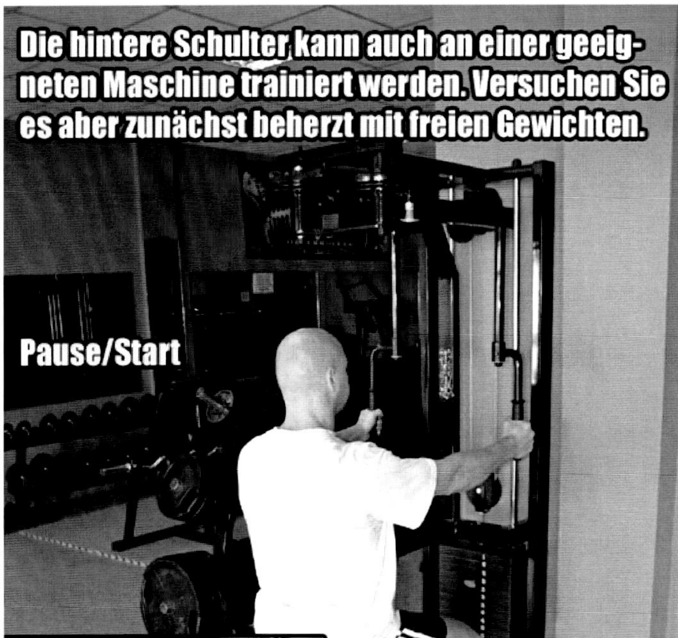

Pause/Start

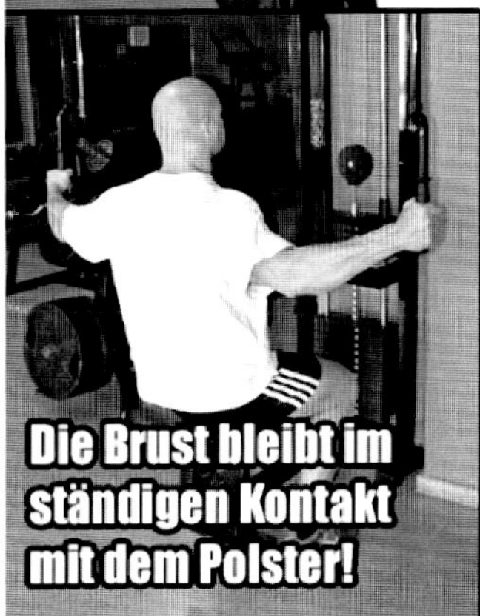

Die Brust bleibt im ständigen Kontakt mit dem Polster!

Beachten Sie, dass die Schultern hinten und unten starr gehalten werden und die Brust rausgestreckt wird. Dies verhindert, dass der Trapez zu sehr mitzieht.

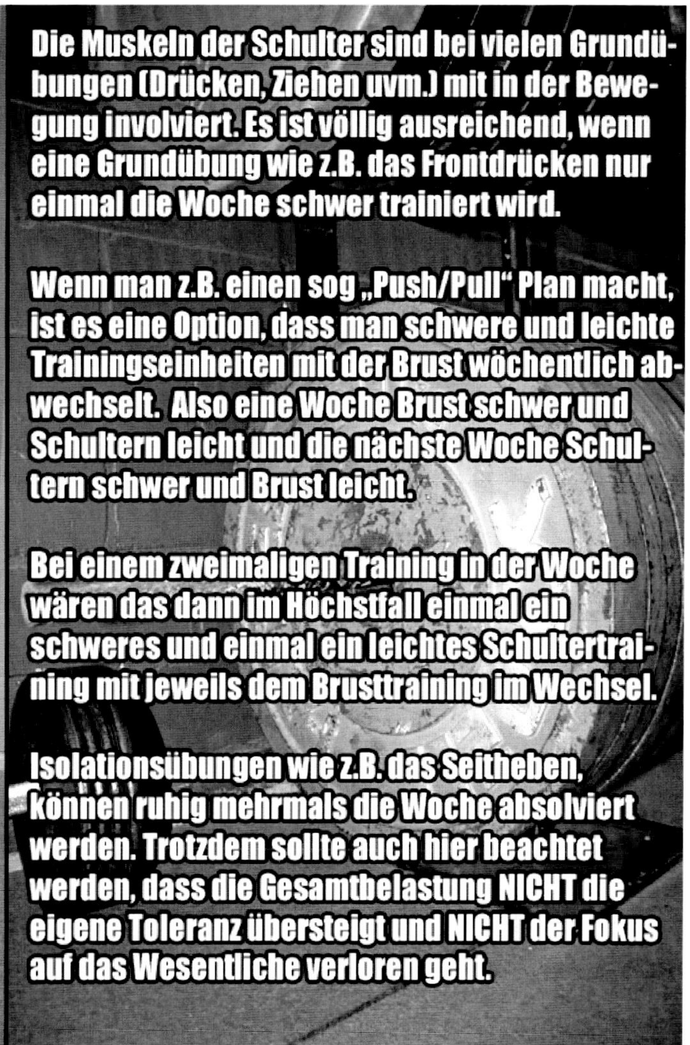

Die Muskeln der Schulter sind bei vielen Grundübungen (Drücken, Ziehen uvm.) mit in der Bewegung involviert. Es ist völlig ausreichend, wenn eine Grundübung wie z.B. das Frontdrücken nur einmal die Woche schwer trainiert wird.

Wenn man z.B. einen sog „Push/Pull" Plan macht, ist es eine Option, dass man schwere und leichte Trainingseinheiten mit der Brust wöchentlich abwechselt. Also eine Woche Brust schwer und Schultern leicht und die nächste Woche Schultern schwer und Brust leicht.

Bei einem zweimaligen Training in der Woche wären das dann im Höchstfall einmal ein schweres und einmal ein leichtes Schultertraining mit jeweils dem Brusttraining im Wechsel.

Isolationsübungen wie z.B. das Seitheben, können ruhig mehrmals die Woche absolviert werden. Trotzdem sollte auch hier beachtet werden, dass die Gesamtbelastung NICHT die eigene Toleranz übersteigt und NICHT der Fokus auf das Wesentliche verloren geht.

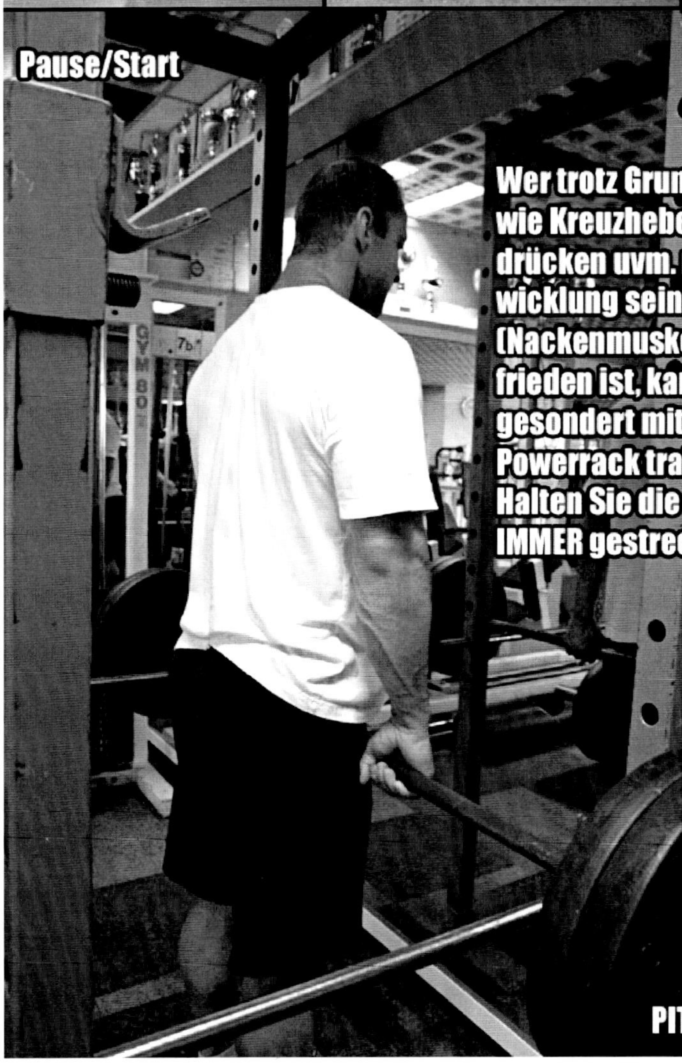

Pause/Start

„Shrugs" im Powerrack

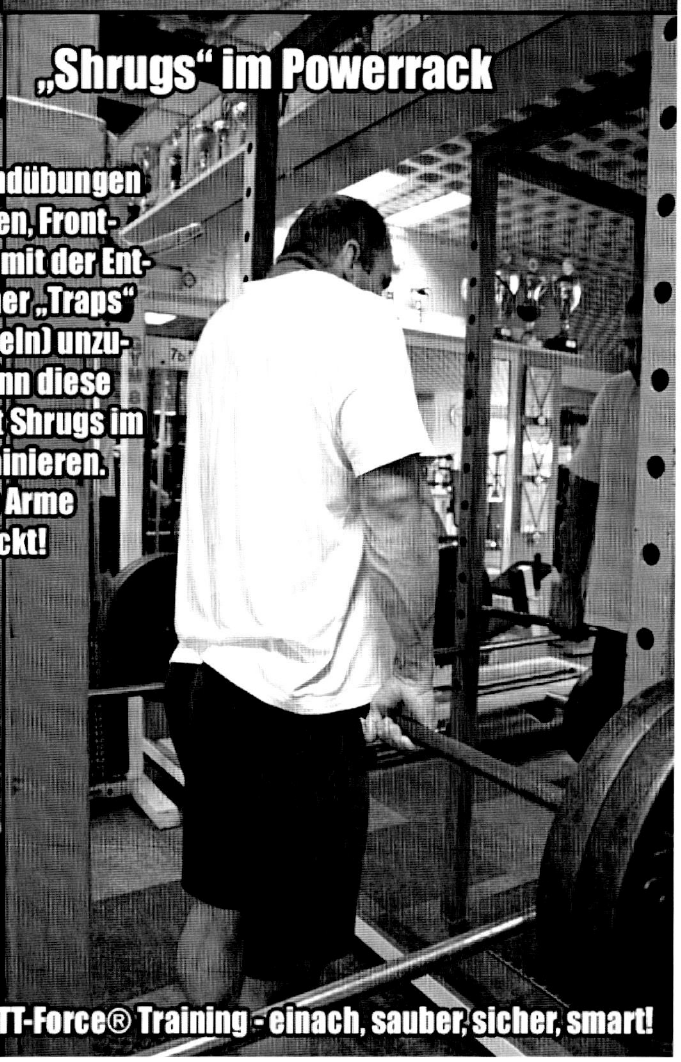

Wer trotz Grundübungen wie Kreuzheben, Frontdrücken uvm. mit der Entwicklung seiner „Traps" (Nackenmuskeln) unzufrieden ist, kann diese gesondert mit Shrugs im Powerrack trainieren. Halten Sie die Arme IMMER gestreckt!

Spezialübungen für die Schultern

Falls Sie beim Drücken über Kopf Probleme mit dem unteren Rücken haben, ist die Drückübung an der liegenden Beinmaschine vielleicht eine schonende Alternative. Hier empfiehlt sich zudem eine sog. „Kadenz".

Die Übungen für die sog. „Rotatoren" werden erfolgreich von vielen Trainierenden bei Schulterproblemen angewandt. Sie eignen sich natürlich auch zur Vorbeugeung.

Der sog. „PITT-Force® Shoulder Compound Blast" sorgt für etwas „Äktschen", Spaß und Abwechslung im Schultertraining. Er kann auch phasenweise eingesetzt werden, wenn z.B. noch bisher kein „Kontakt" zu den Schulterköpfen hergestellt wurde, oder um eine Diät durch eine höhere Kalorienverbrennung zu unterstützen.

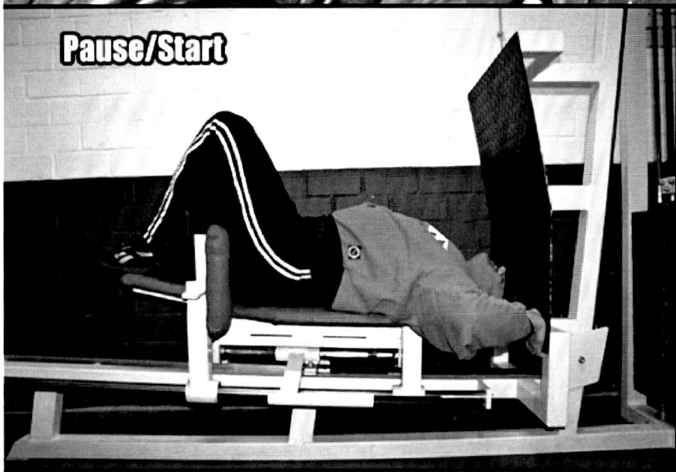

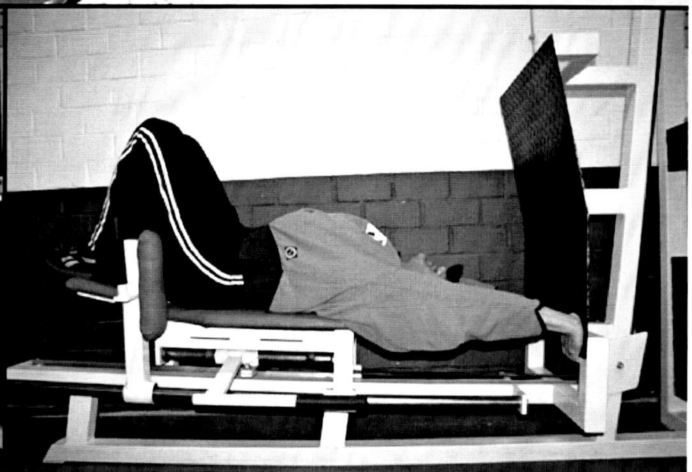

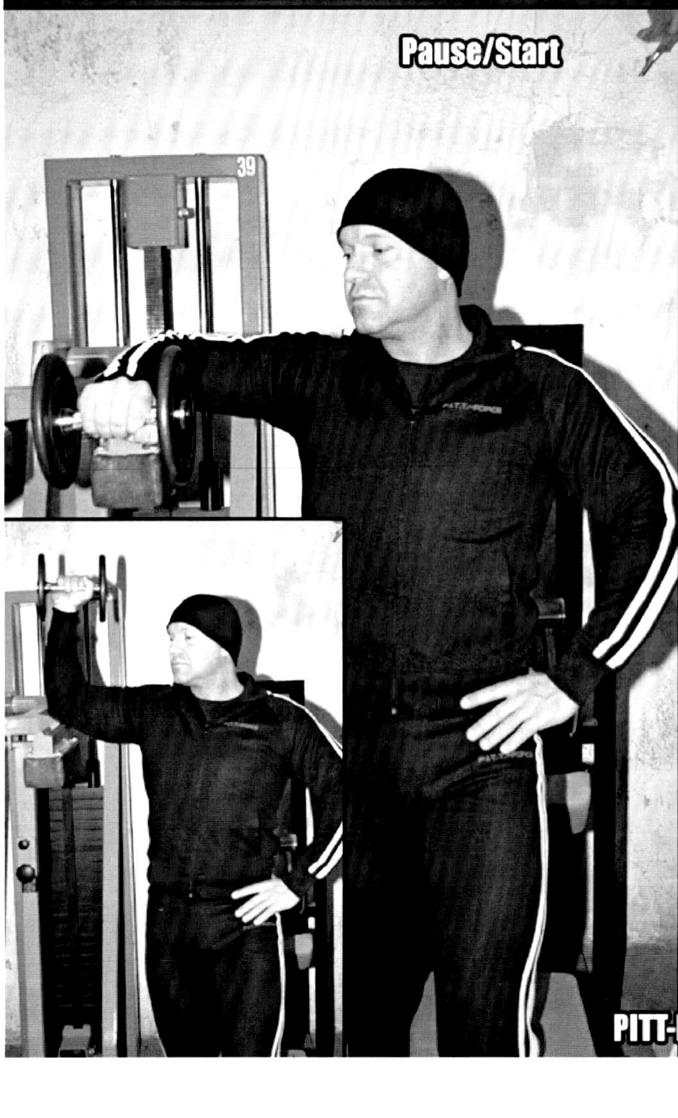

Achtung: Übungen für die Rotatoren sind KEINE Kraftübungen. Nehmen Sie leichte Gewichte!

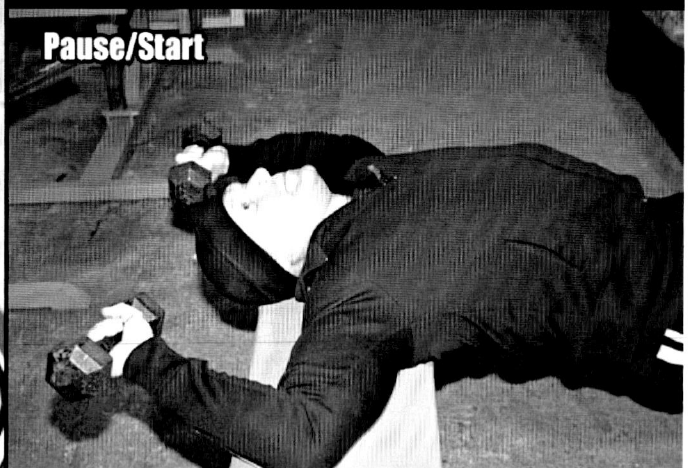

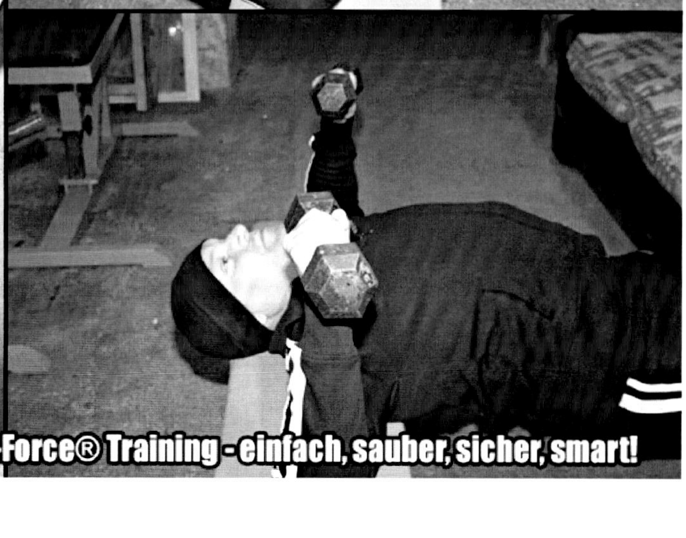

PITT-Force® Training - einfach, sauber, sicher, smart!

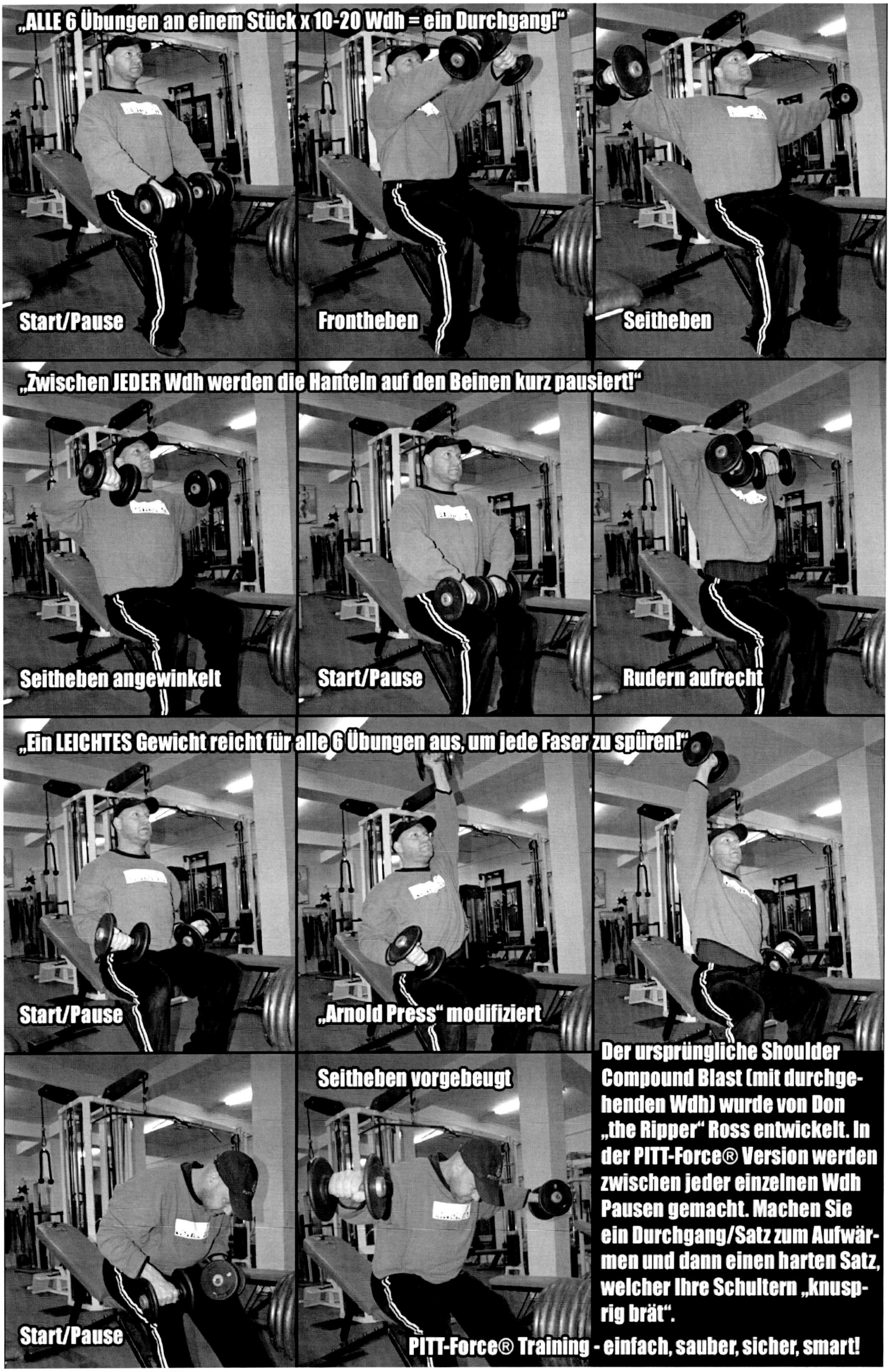

Der ursprüngliche Shoulder Compound Blast (mit durchgehenden Wdh) wurde von Don „the Ripper“ Ross entwickelt. In der PITT-Force® Version werden zwischen jeder einzelnen Wdh Pausen gemacht. Machen Sie ein Durchgang/Satz zum Aufwärmen und dann einen harten Satz, welcher Ihre Schultern „knusprig brät“.

PITT-Force® Training - einfach, sauber, sicher, smart!

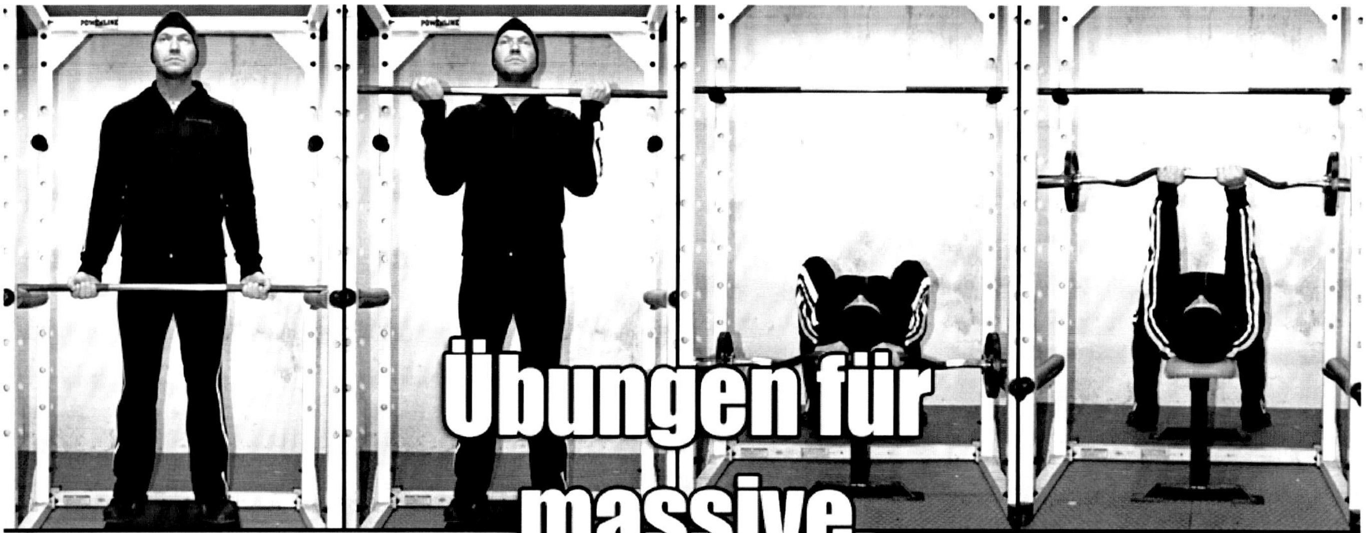

Übungen für massive Arme

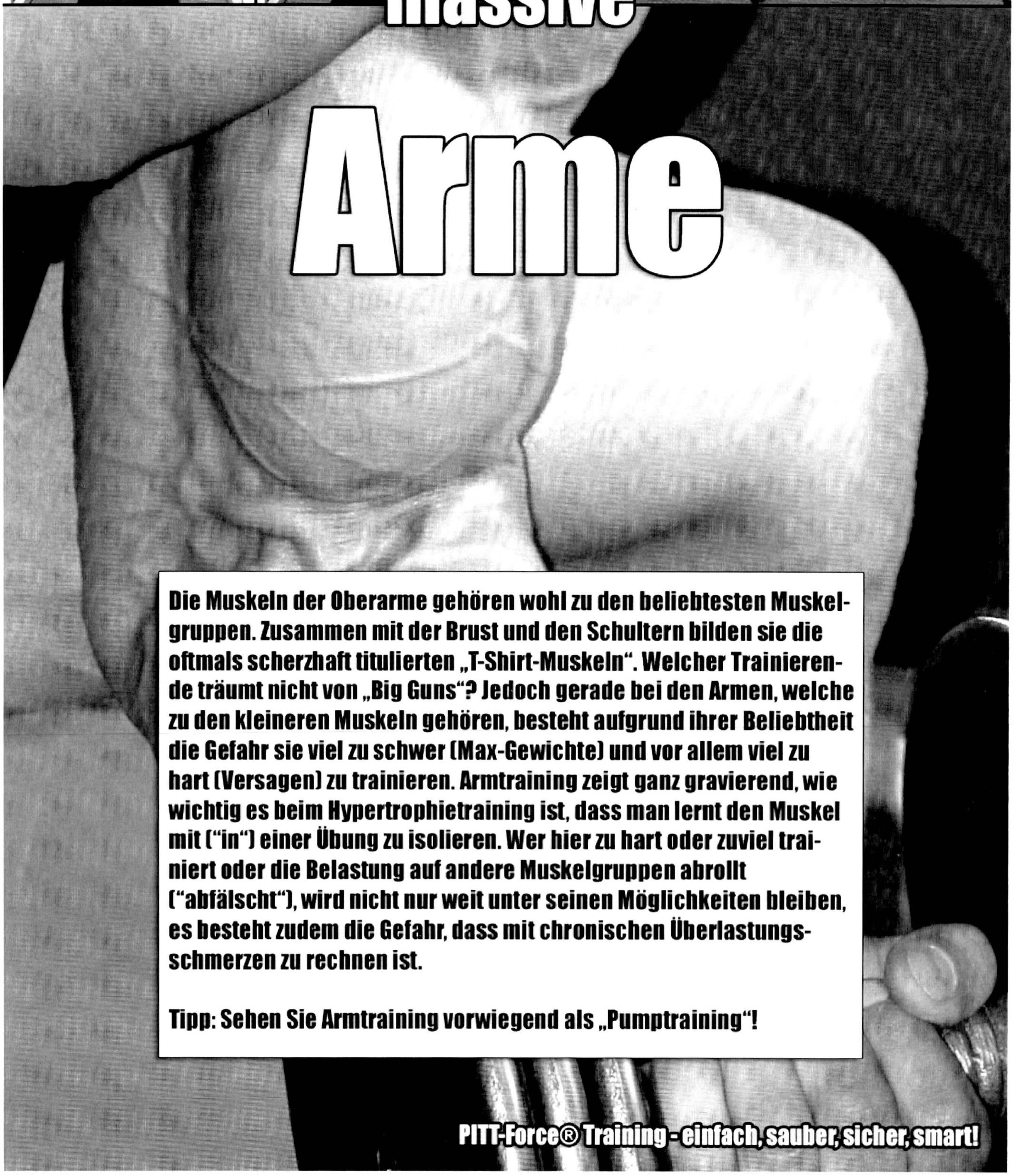

Die Muskeln der Oberarme gehören wohl zu den beliebtesten Muskelgruppen. Zusammen mit der Brust und den Schultern bilden sie die oftmals scherzhaft titulierten „T-Shirt-Muskeln“. Welcher Trainierende träumt nicht von „Big Guns“? Jedoch gerade bei den Armen, welche zu den kleineren Muskeln gehören, besteht aufgrund ihrer Beliebtheit die Gefahr sie viel zu schwer (Max-Gewichte) und vor allem viel zu hart (Versagen) zu trainieren. Armtraining zeigt ganz gravierend, wie wichtig es beim Hypertrophietraining ist, dass man lernt den Muskel mit (“in“) einer Übung zu isolieren. Wer hier zu hart oder zuviel trainiert oder die Belastung auf andere Muskelgruppen abrollt (“abfälscht“), wird nicht nur weit unter seinen Möglichkeiten bleiben, es besteht zudem die Gefahr, dass mit chronischen Überlastungsschmerzen zu rechnen ist.

Tipp: Sehen Sie Armtraining vorwiegend als „Pumptraining“!

PITT-Force® Training - einfach, sauber, sicher, smart!

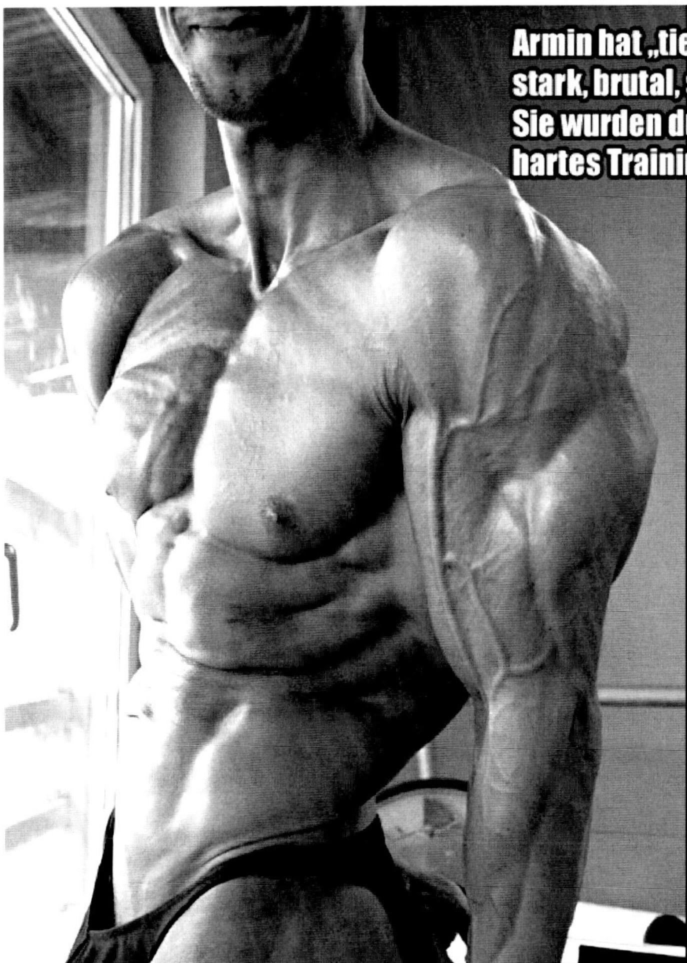

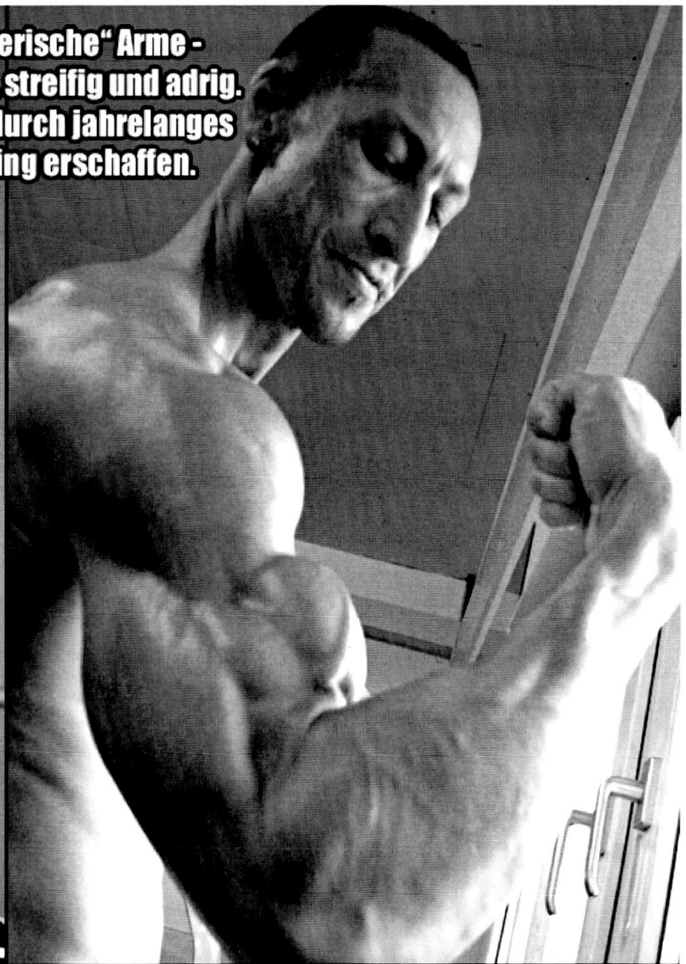

Armin hat „tierische" Arme - stark, brutal, streifig und adrig. Sie wurden durch jahrelanges hartes Training erschaffen.

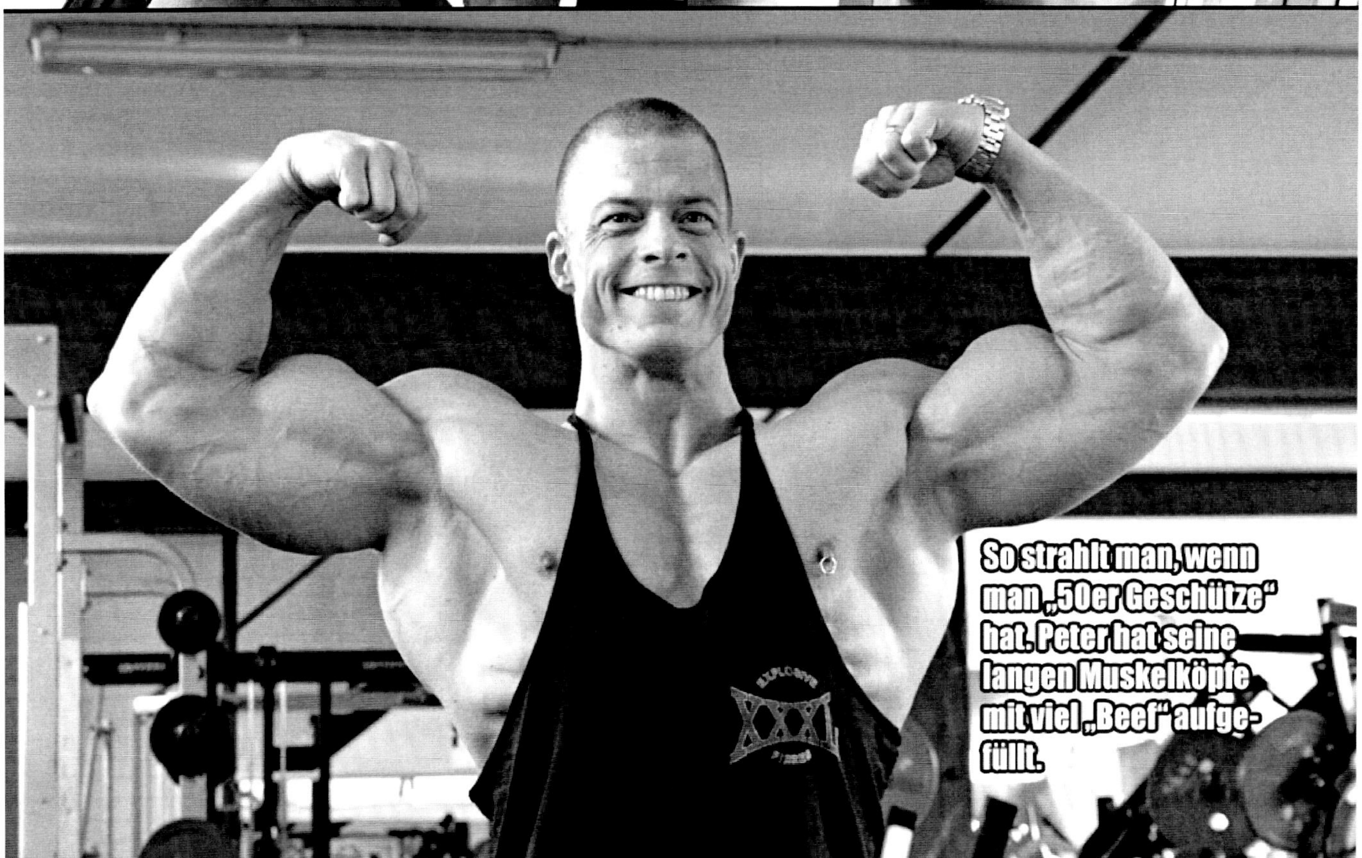

So strahlt man, wenn man „50er Geschütze" hat. Peter hat seine langen Muskelköpfe mit viel „Beef" aufgefüllt.

Die Muskeln der Arme werden bei schweren Grundübungen (Drücken, Ziehen uvm.) bereits schwer gefordert und entwickelt. Wenn die Arme sich jedoch NICHT durch diese Übungen zufriedenstellend entwickeln, sollte man den Versuch wagen, sie gezielter/isolierter in Angriff zu nehmen. Armtraining macht vor allem viel Spaß und gerade der „Pump" ist ein psychologischer Vorteil, den man nicht unterschätzen sollte. Training ist eine lange Reise und daher ist es sehr wichtig, dass Spaß und Antrieb ständige Begleiter sind.

PITT-Force® Training - einfach, sauber, sicher, smart!

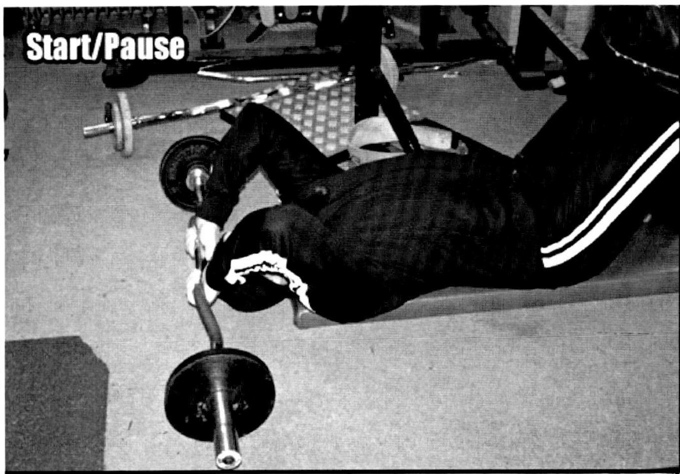
Start/Pause

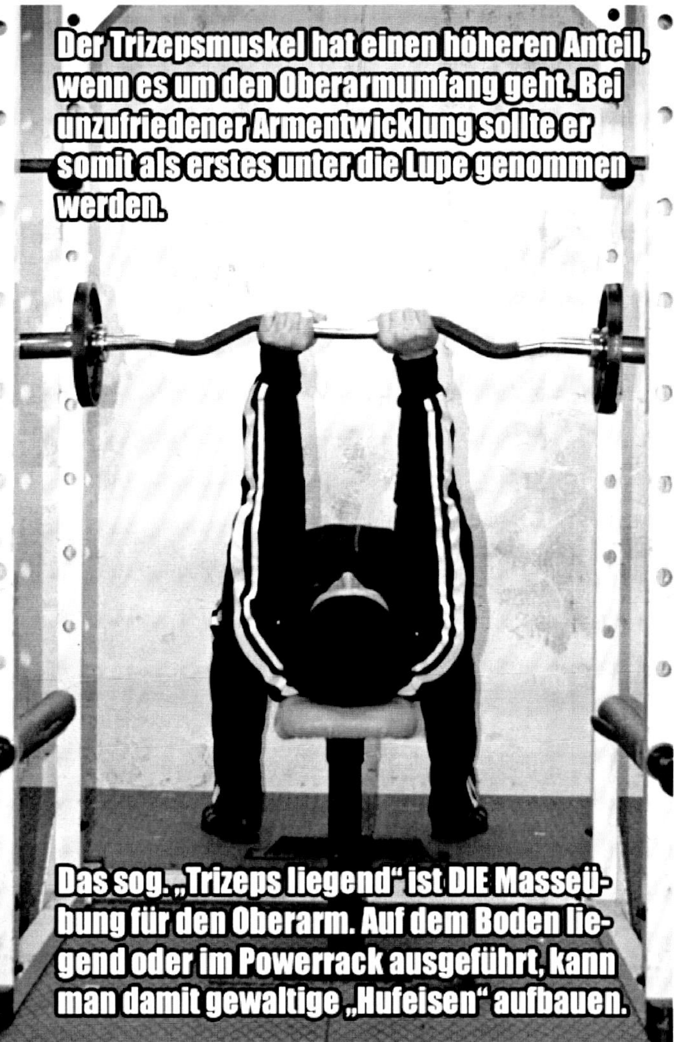
Der Trizepsmuskel hat einen höheren Anteil, wenn es um den Oberarmumfang geht. Bei unzufriedener Armentwicklung sollte er somit als erstes unter die Lupe genommen werden.
Das sog. „Trizeps liegend“ ist DIE Masseübung für den Oberarm. Auf dem Boden liegend oder im Powerrack ausgeführt, kann man damit gewaltige „Hufeisen“ aufbauen.

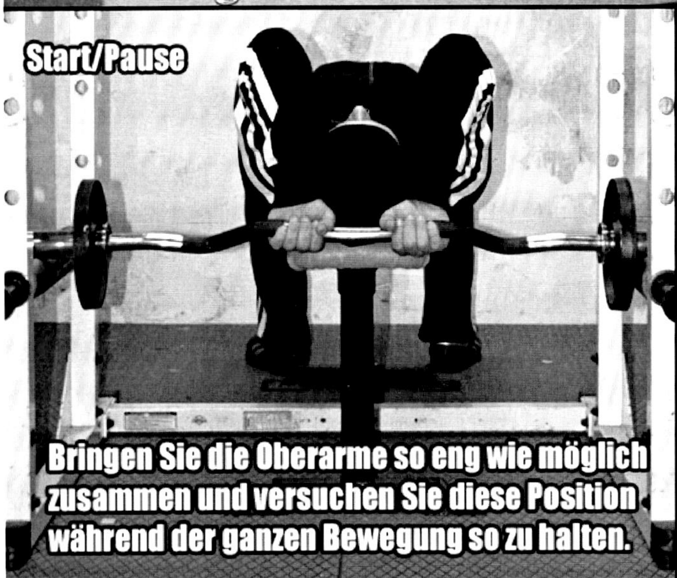
Start/Pause
Bringen Sie die Oberarme so eng wie möglich zusammen und versuchen Sie diese Position während der ganzen Bewegung so zu halten.

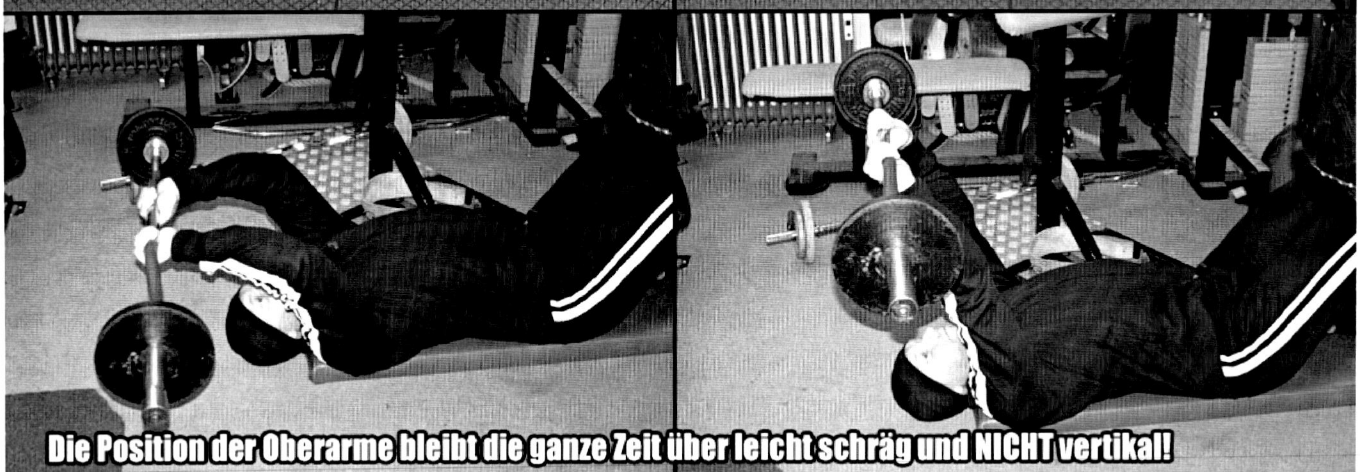
Die Position der Oberarme bleibt die ganze Zeit über leicht schräg und NICHT vertikal!

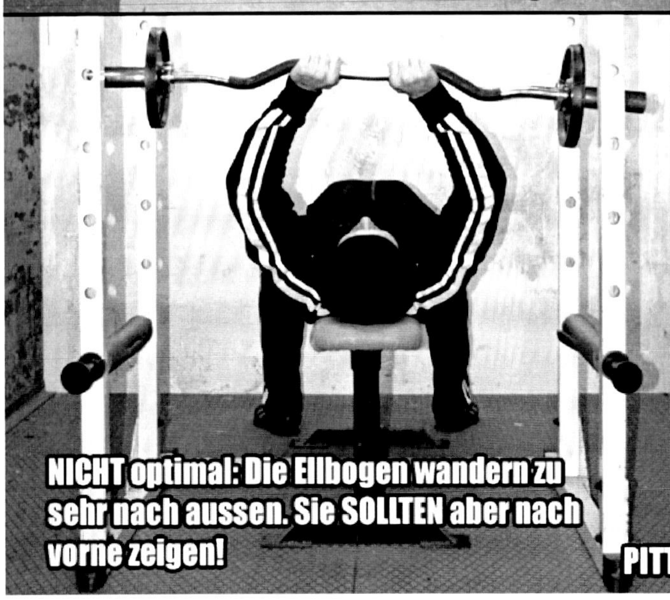
NICHT optimal: Die Ellbogen wandern zu sehr nach aussen. Sie SOLLTEN aber nach vorne zeigen!

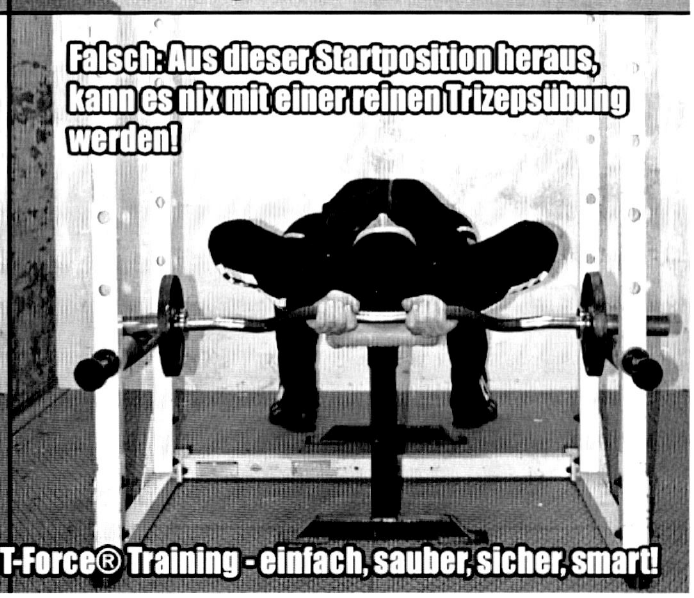
Falsch: Aus dieser Startposition heraus, kann es nix mit einer reinen Trizepsübung werden!
PITT-Force® Training - einfach, sauber, sicher, smart!

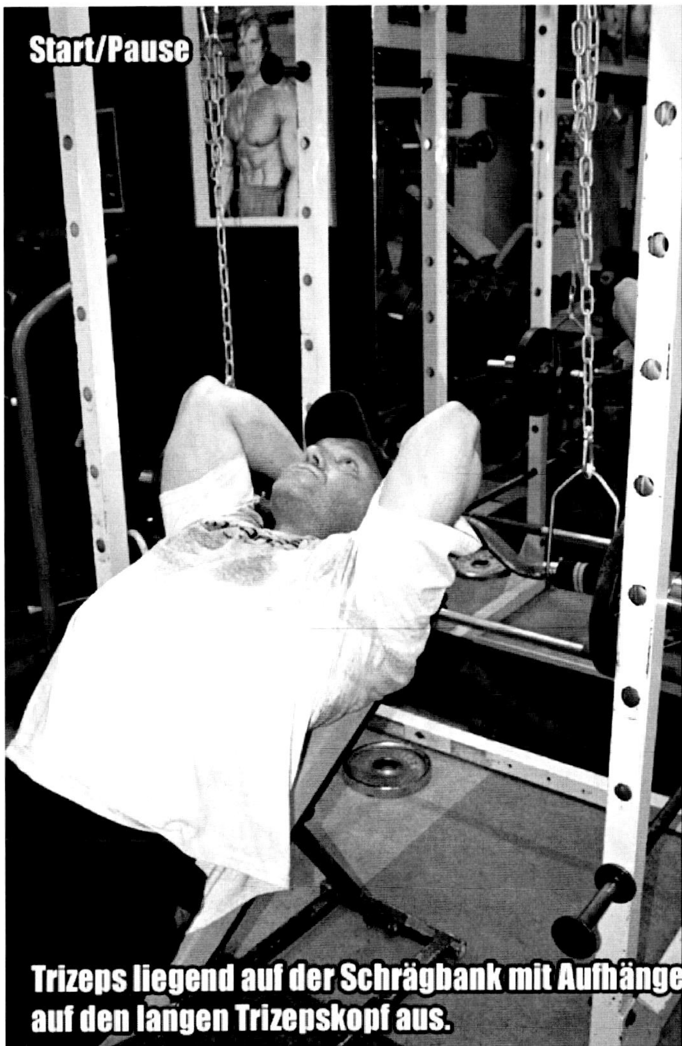

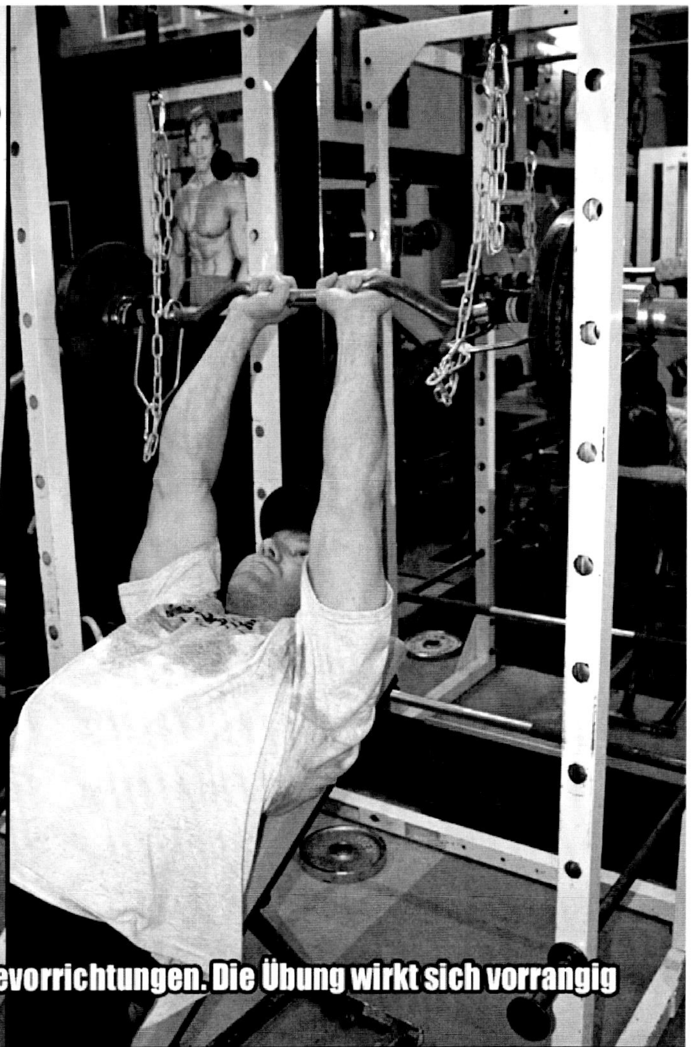

Trizeps liegend auf der Schrägbank mit Aufhängevorrichtungen. Die Übung wirkt sich vorrangig auf den langen Trizepskopf aus.

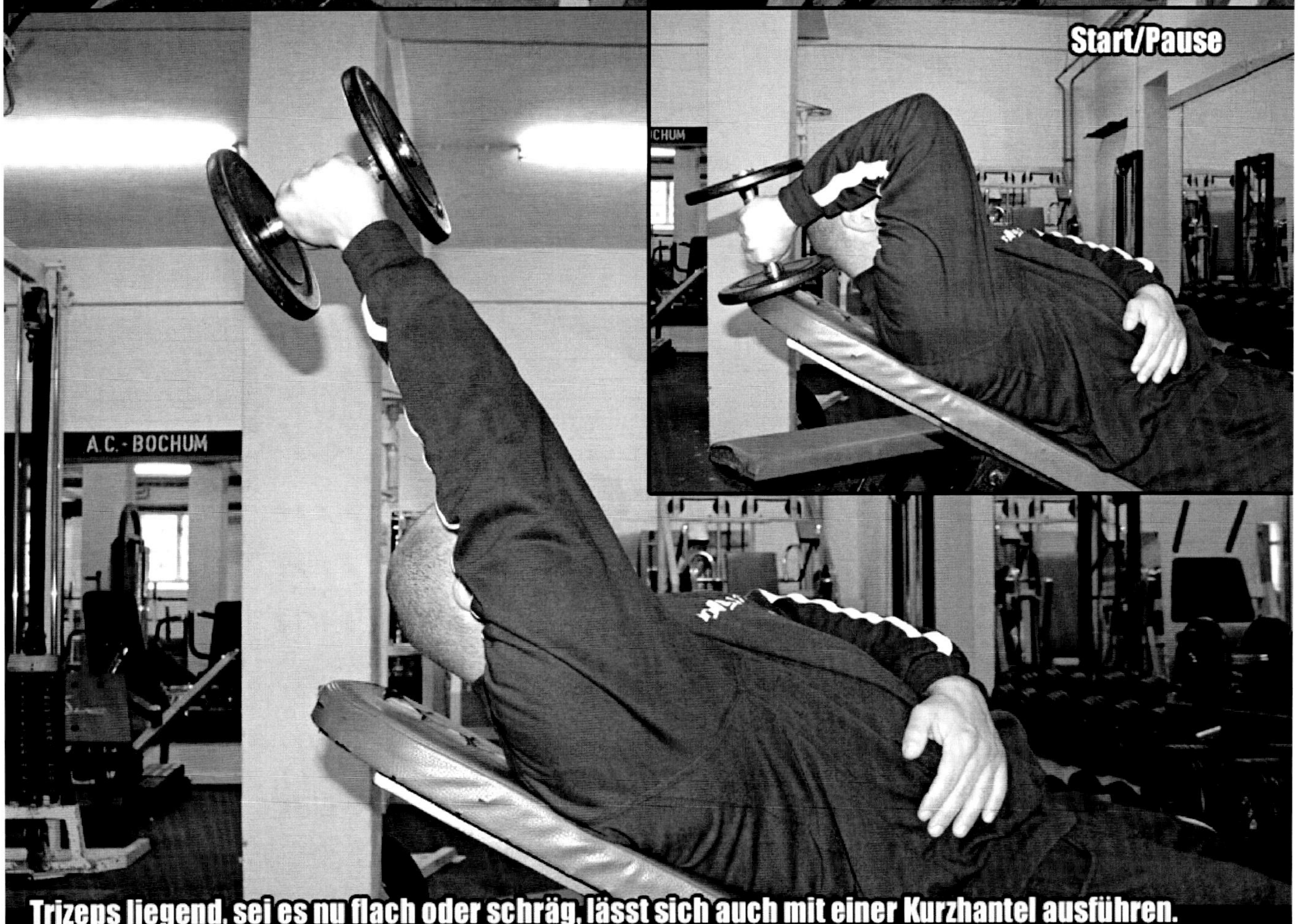

Trizeps liegend, sei es nu flach oder schräg, lässt sich auch mit einer Kurzhantel ausführen.

PITT-Force® Training - einfach, sauber, sicher, smart!

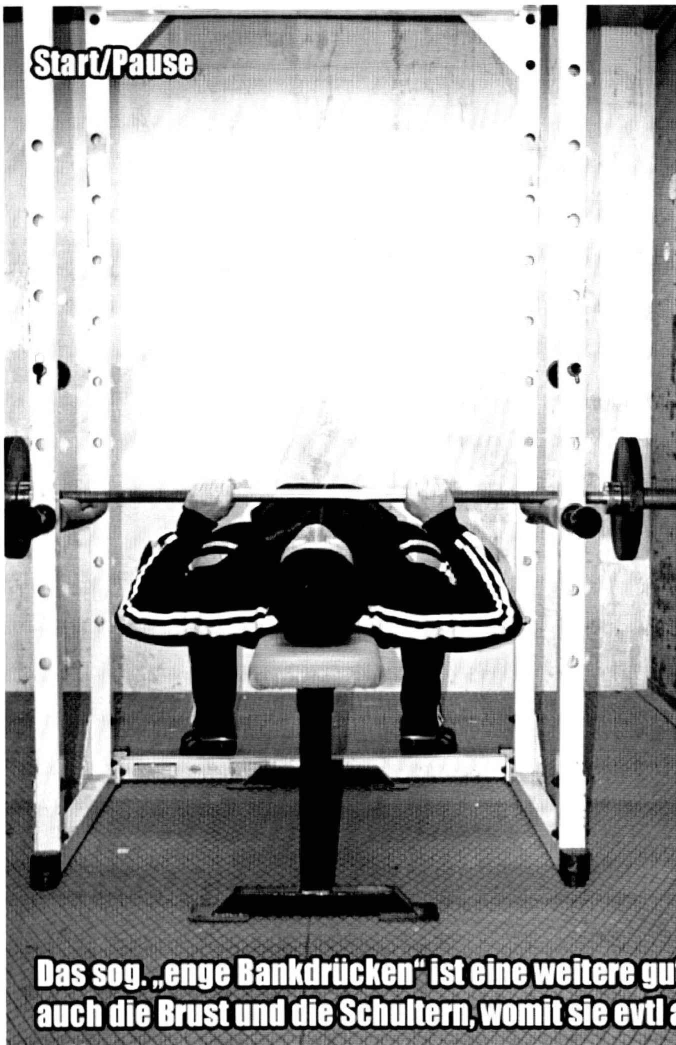

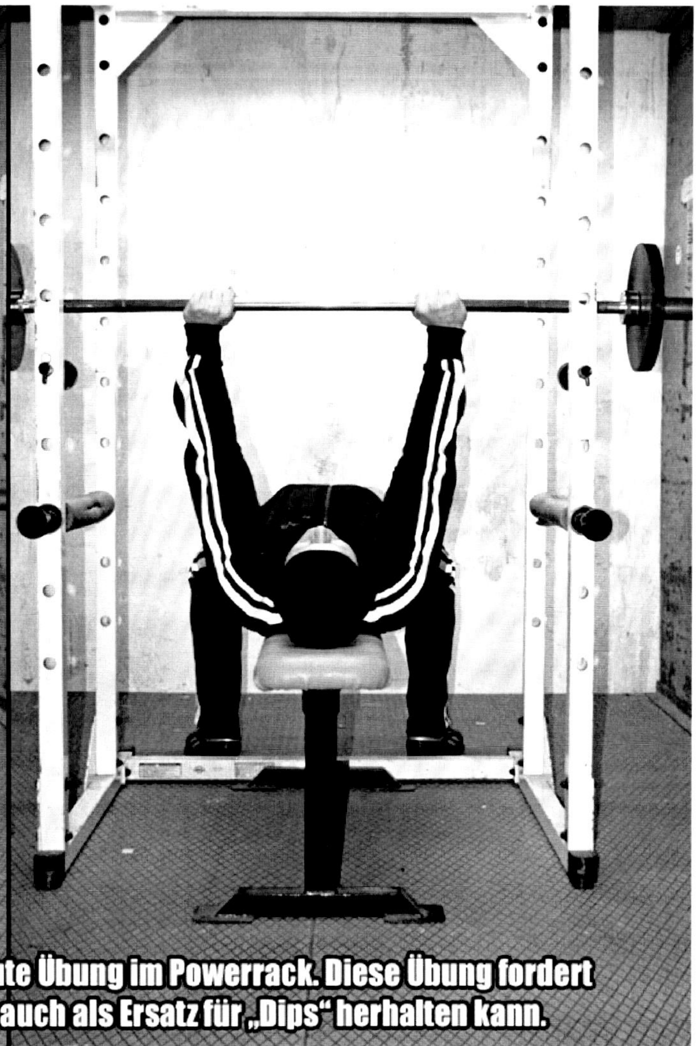

Das sog. „enge Bankdrücken“ ist eine weitere gute Übung im Powerrack. Diese Übung fordert auch die Brust und die Schultern, womit sie evtl auch als Ersatz für „Dips“ herhalten kann.

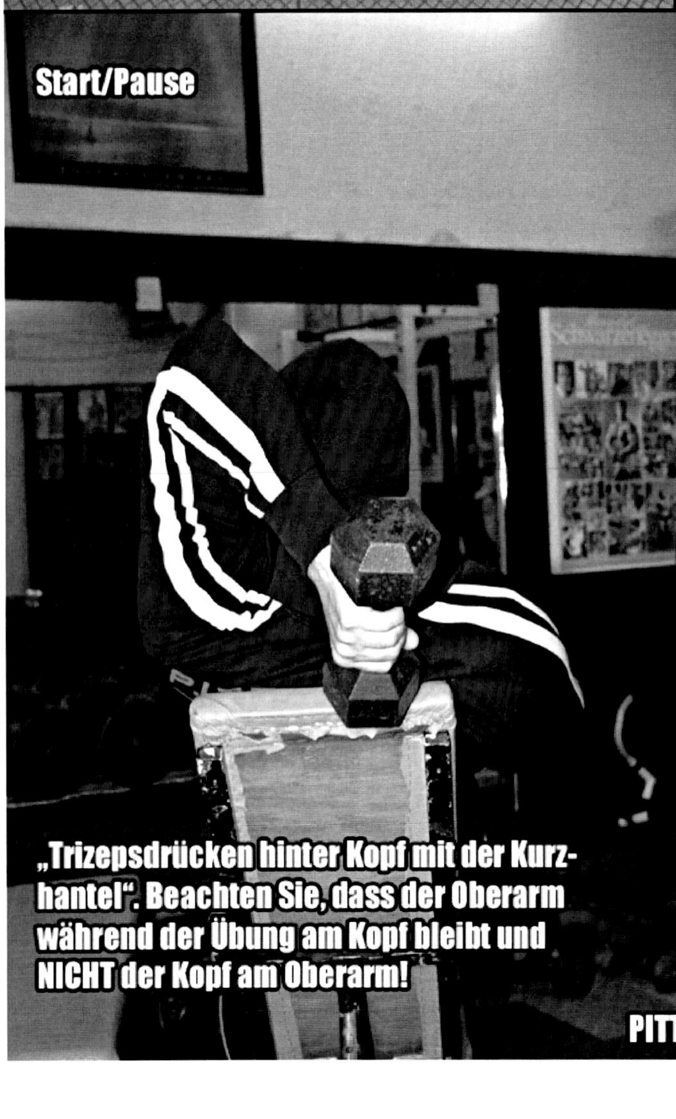

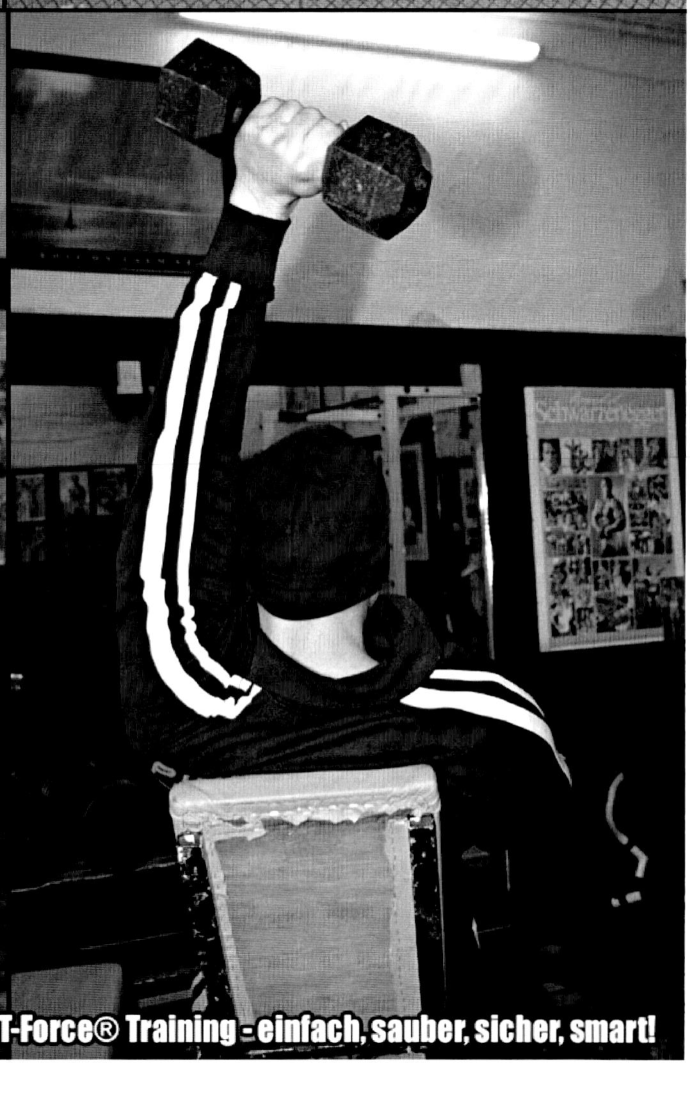

„Trizepsdrücken hinter Kopf mit der Kurzhantel“. Beachten Sie, dass der Oberarm während der Übung am Kopf bleibt und NICHT der Kopf am Oberarm!

PITT-Force® Training - einfach, sauber, sicher, smart!

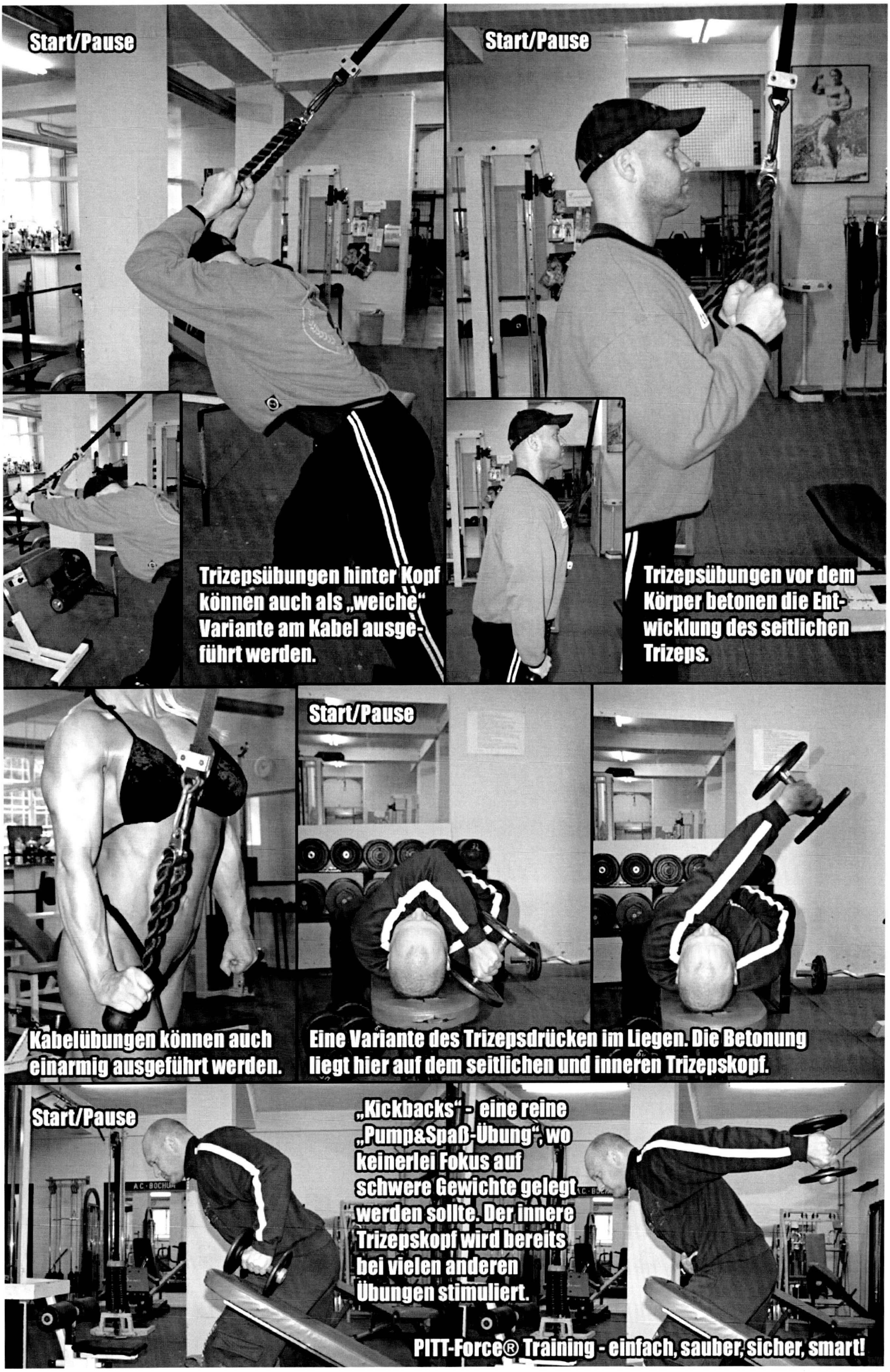

Trizepsübungen hinter Kopf können auch als „weiche“ Variante am Kabel ausgeführt werden.

Trizepsübungen vor dem Körper betonen die Entwicklung des seitlichen Trizeps.

Kabelübungen können auch einarmig ausgeführt werden.

Eine Variante des Trizepsdrücken im Liegen. Die Betonung liegt hier auf dem seitlichen und inneren Trizepskopf.

„Kickbacks“ - eine reine „Pump&Spaß-Übung“, wo keinerlei Fokus auf schwere Gewichte gelegt werden sollte. Der innere Trizepskopf wird bereits bei vielen anderen Übungen stimuliert.

PITT-Force® Training - einfach, sauber, sicher, smart!

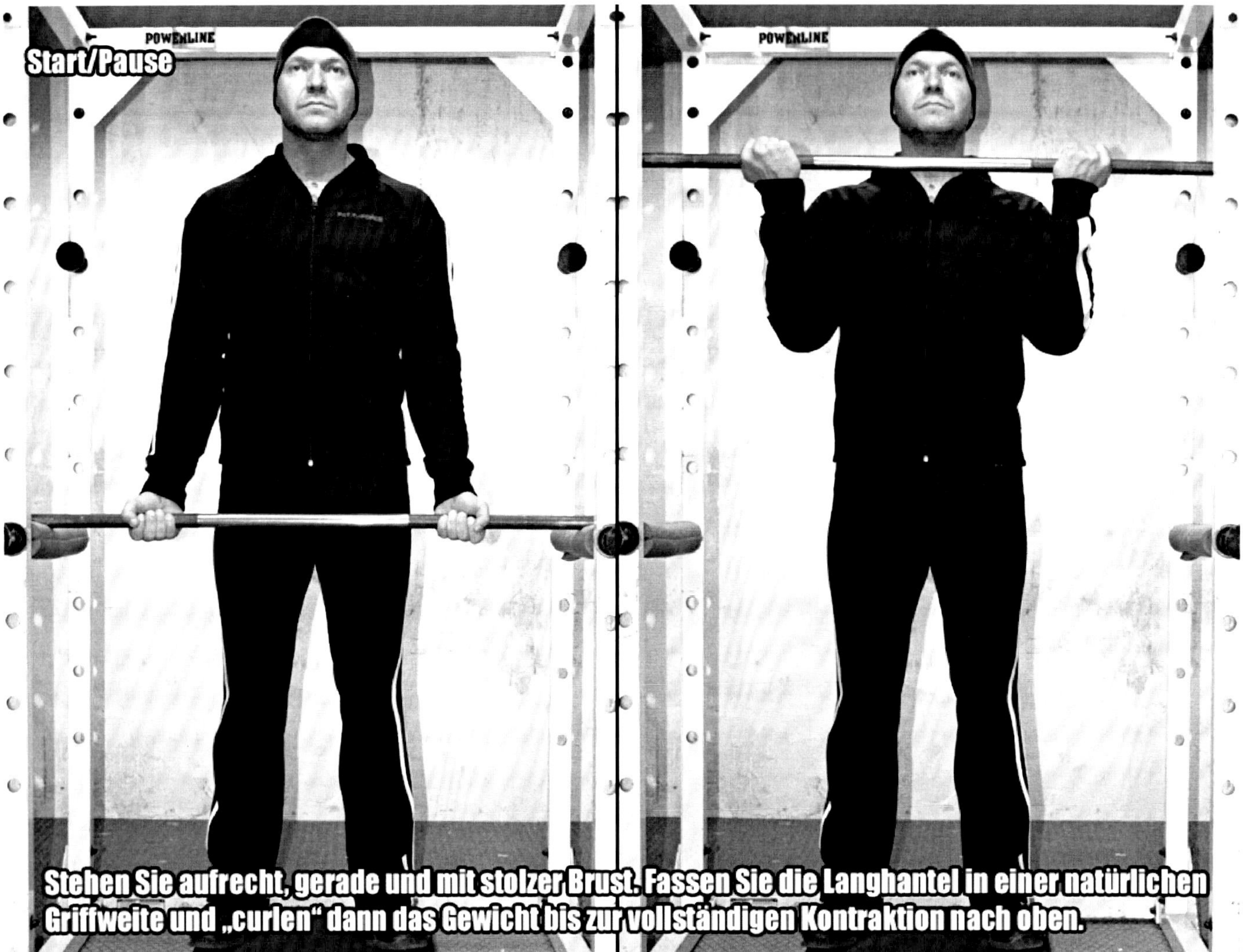

Stehen Sie aufrecht, gerade und mit stolzer Brust. Fassen Sie die Langhantel in einer natürlichen Griffweite und „curlen“ dann das Gewicht bis zur vollständigen Kontraktion nach oben.

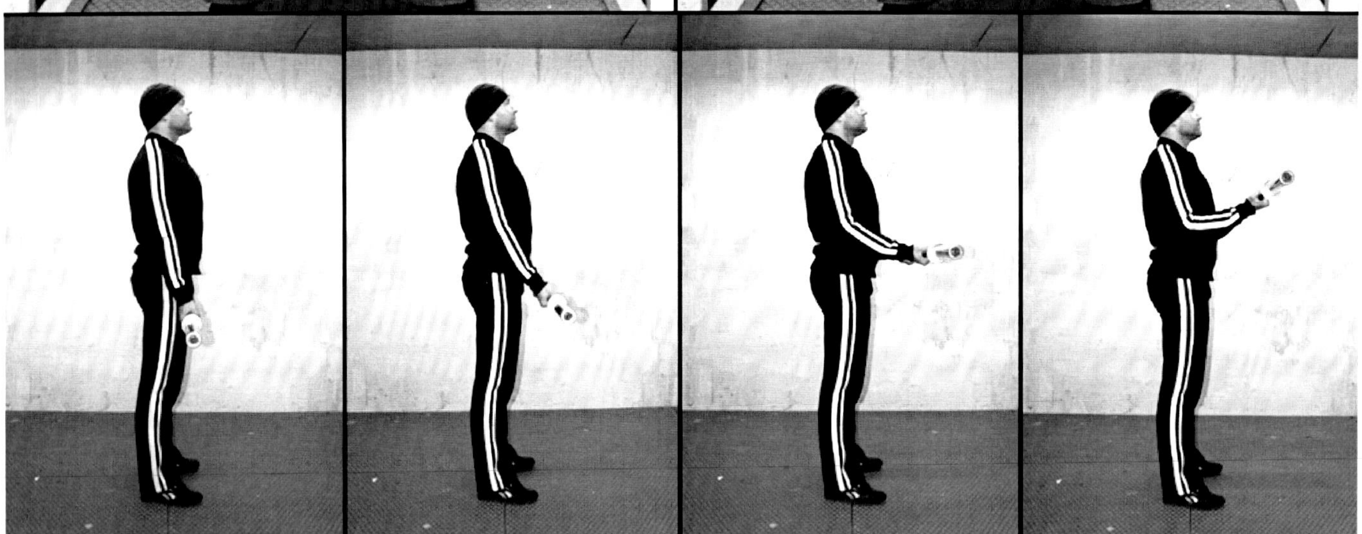

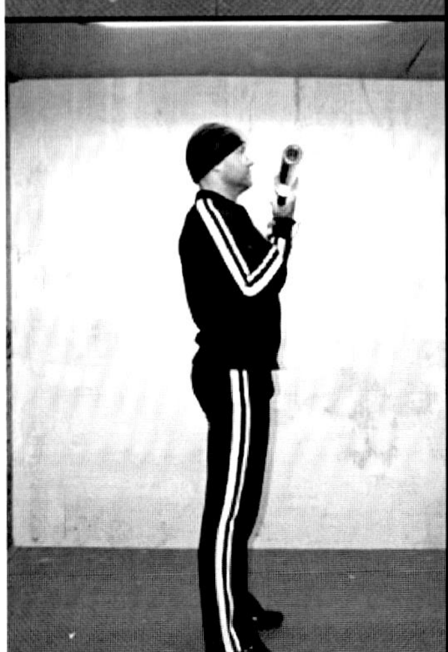

Was das Trizeps liegend für den Trizeps ist, ist der sog. „Langhantelcurl“ für den Bizeps. Es mag zwar nur wie ein simpler „Curl“ aussehen, aber der Langhantelcurl ist, technisch betrachtet, tatsächlich eine recht anspruchsvolle Übung. Wichtig ist, dass Sie der Belastung NICHT ausweichen, um womöglich nur mit Nacken, Beinen und unterem Rücken zu arbeiten. Der Oberarm leitet die Bewgung ein und bewegt sich vor dem Unterarm, welcher im nächsten Moment nachzieht (bildhaft gesprochen). Es findet gerade mal soviel Bewegung in Hüfte und Schultern statt, dass die Bewegung „weich“ ist und der Bizeps möglichst isoliert das Gewicht bewältigt. Finden Sie hier durch beständiges Üben das Maß an Schwung, welches in einem produktiven Rahmen bleibt.

PITT-Force® Training - einfach, sauber, sicher, smart!

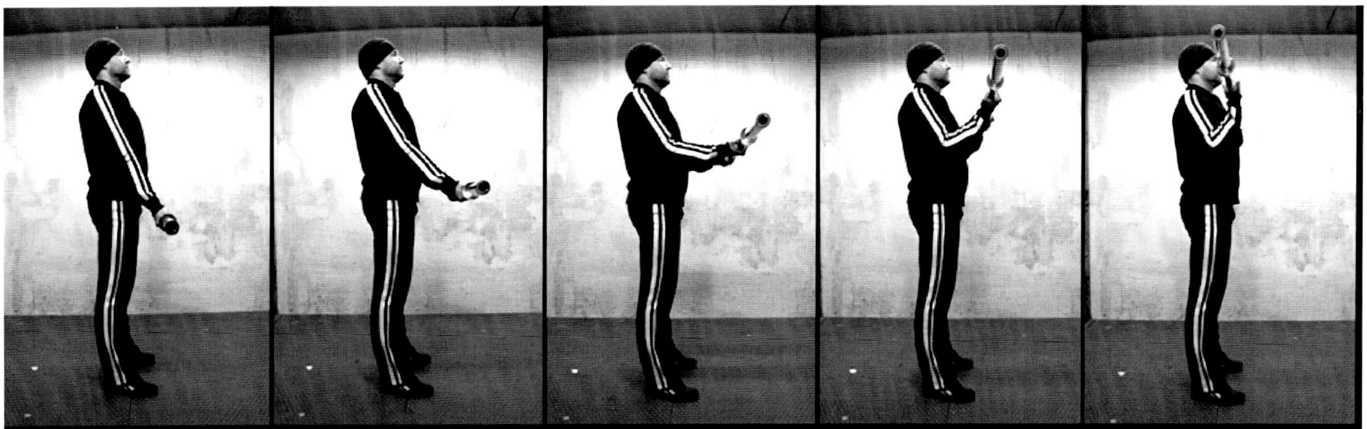

Auf obigen Bildern ist der Curlvorgang nochmal, zwar etwas übertrieben aber dadurch auch deutlicher, dargestellt. Der wichtige Abschnitt der Kontraktion (von der Längs- bis zur Mittelkontraktion) wird hier betont ausgeführt. Die erste (leichte) Bewegung kommt aus der vorderen Schulter und der Unterarm bleibt „hängen" (bildhaft) bzw. zieht nach. Diese Ausführung erlaubt keine zu schweren Gewichte und stellt sicher, dass die Kraft alleine aus dem Bizeps kommt. Die Spannungskurve und Dauer wird effektiv verlängert und der Scheitelpunkt der Bewegung gestreckt. Anschliessend wird das Gewicht wieder kontrolliert in die Ausgangsposition abgesenkt. Beim Runterlassen kann man die Ellbogen als erstes zurücknehmen, dadurch wird die negative Phase erleichtert.

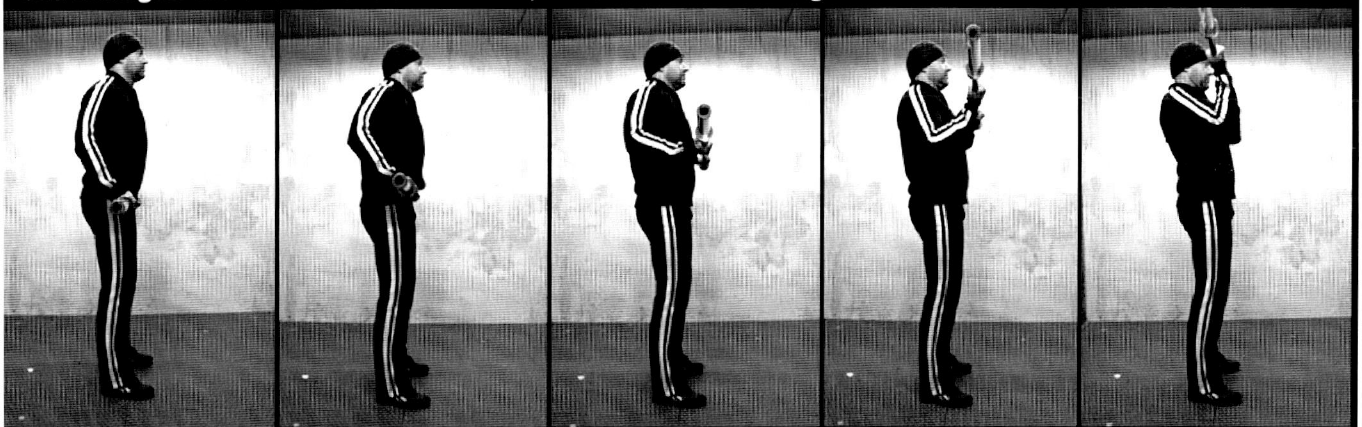

NICHT Optimal:

Hier wurde der Oberarm als erstes nach hinten gezogen, um der Belastung auszuweichen und es sich nur leichter zu machen. Anschliessend wurde das Gewicht unter Mithilfe von vorderer Schulter und Nacken nach oben „gehebelt". Der wichtige Teil der Bewegung wurde untergangen und der Trainierende bleibt somit auf Dauer unter seinen Möglichkeiten. Die Kraftzunahme ist nur „illusorisch", der Bizeps kontrahiert nur mit minimalen Aufwand und teilweise sogar nur isometrisch. Diese Ausführung ist NICHT zu empfehlen!

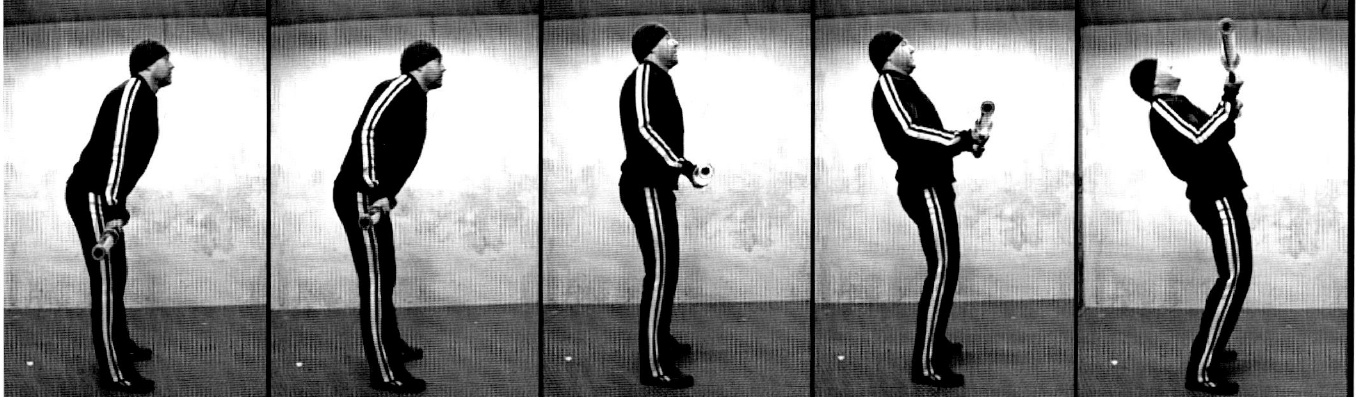

FALSCH: Hier wurde mit allen möglichen Muskelgruppen (ges. Unterkörper, unterer Rücken, Nacken, vordere Schulter usw.) das Gewicht „geschleudert". Diese Ausführung ist NICHT empfehlenswert und zudem sogar sehr gefährlich! „Trainieren Sie Ihre Muskeln und nicht Ihr Ego."

PITT-Force® Training - einfach, sauber, sicher, smart!

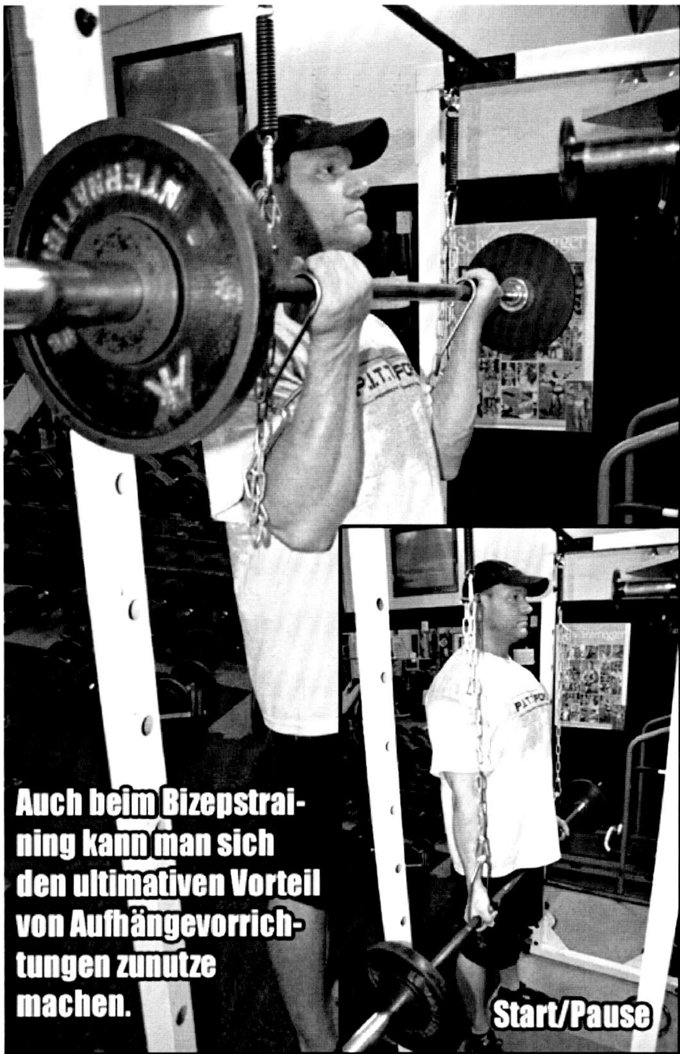

Start/Pause

Auch beim Bizepstraining kann man sich den ultimativen Vorteil von Aufhängevorrichtungen zunutze machen.

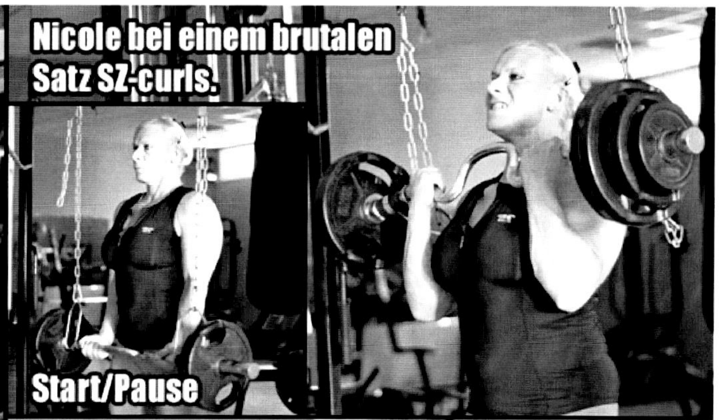

Nicole bei einem brutalen Satz SZ-curls.

Start/Pause

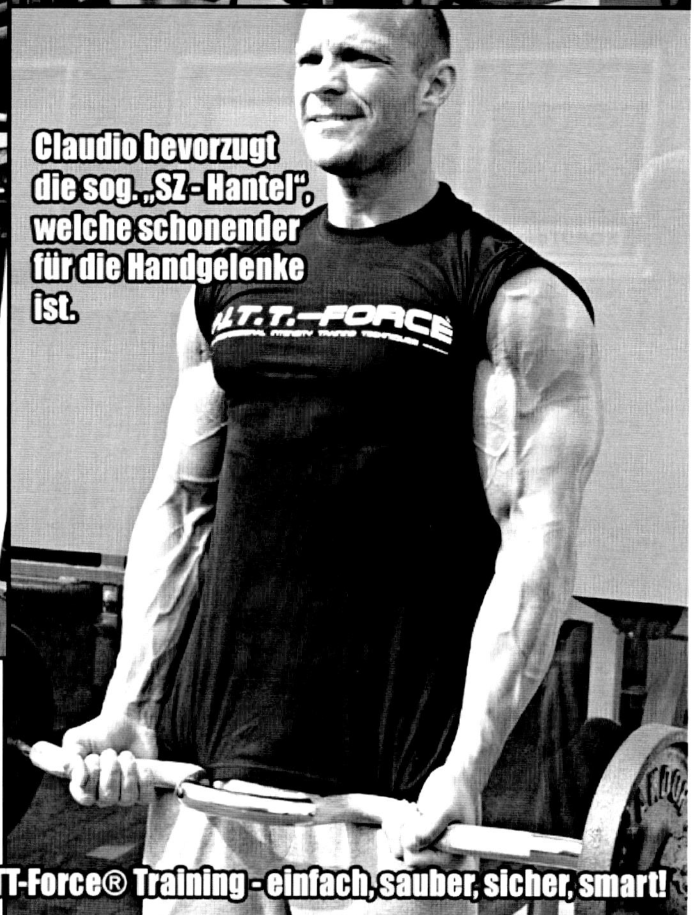

Claudio bevorzugt die sog. „SZ - Hantel“, welche schonender für die Handgelenke ist.

PITT-Force® Training - einfach, sauber, sicher, smart!

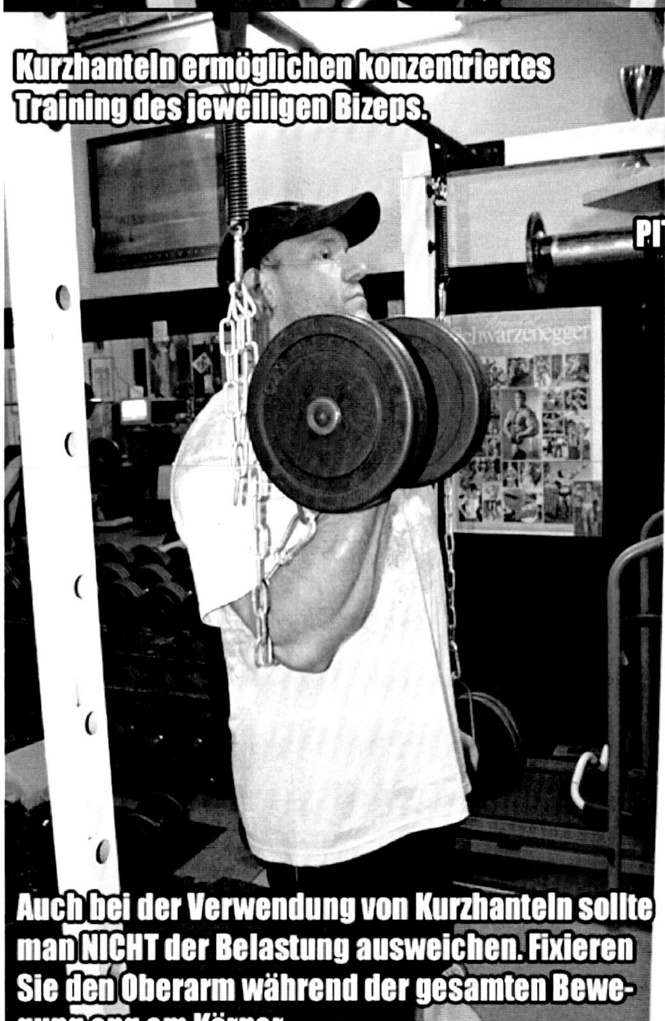

Kurzhanteln ermöglichen konzentriertes Training des jeweiligen Bizeps.

Auch bei der Verwendung von Kurzhanteln sollte man NICHT der Belastung ausweichen. Fixieren Sie den Oberarm während der gesamten Bewegung eng am Körper.

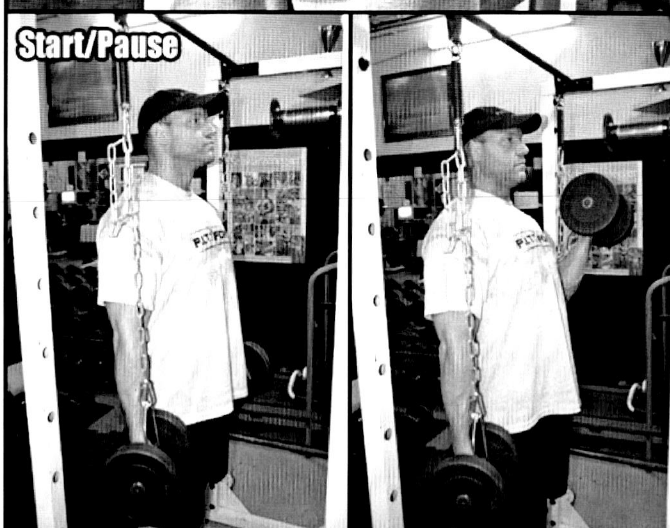

Start/Pause

Statt zu viele Armübungen zu absolvieren und damit Gefahr zu laufen, die Arme gnadenlos überzutrainieren, empfiehlt es sich eher, dass man häufig variiert. Eine Bizepsübung reicht völlig. Im Höchstfall zwei, wobei die zweite dann wirklich nur reines „Pumpen“ sein sollte.

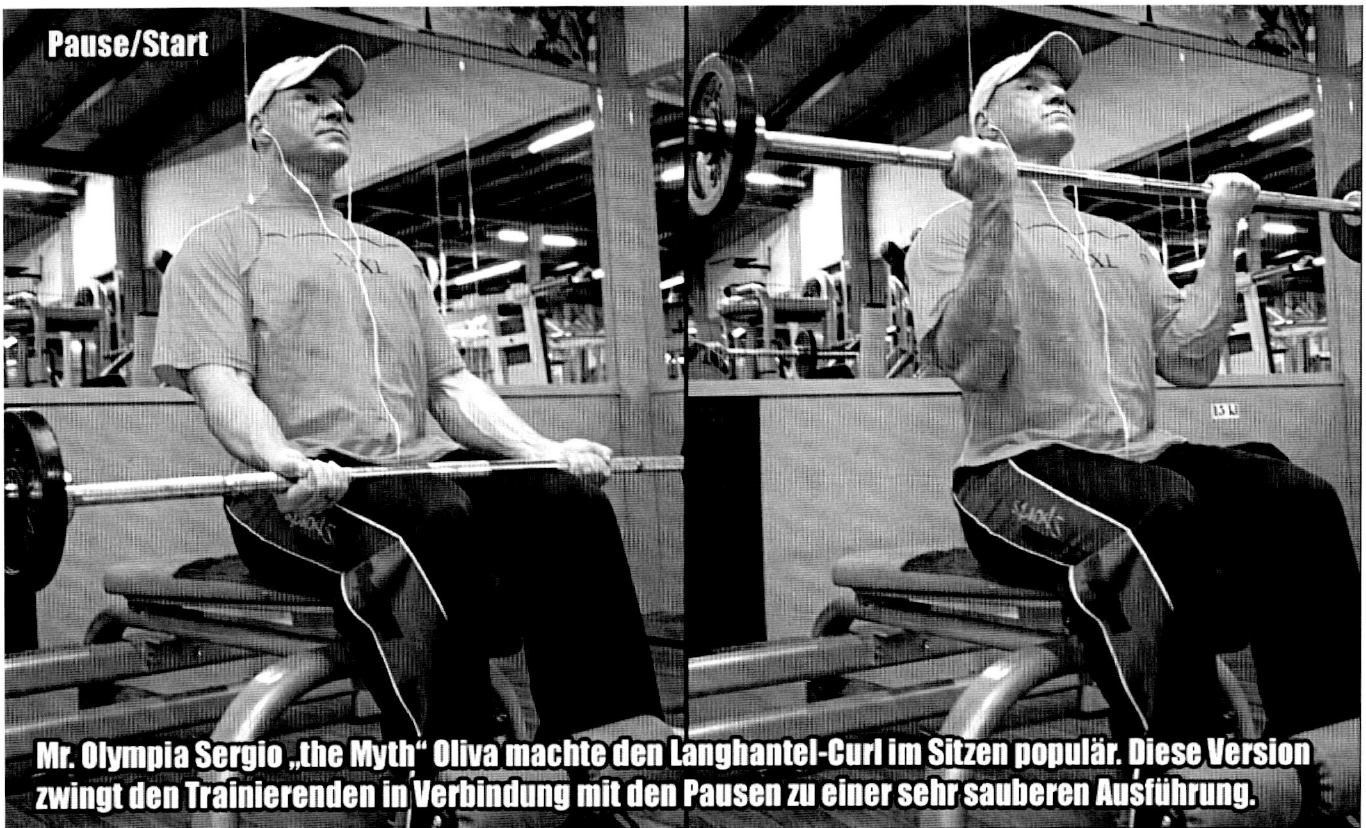

Mr. Olympia Sergio „the Myth“ Oliva machte den Langhantel-Curl im Sitzen populär. Diese Version zwingt den Trainierenden in Verbindung mit den Pausen zu einer sehr sauberen Ausführung.

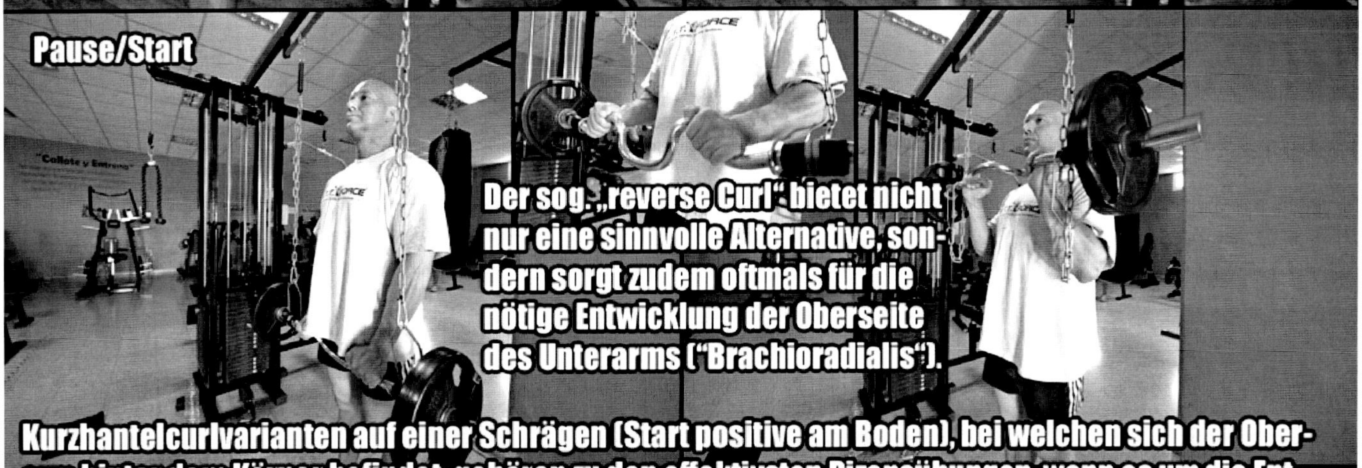

Der sog. „reverse Curl“ bietet nicht nur eine sinnvolle Alternative, sondern sorgt zudem oftmals für die nötige Entwicklung der Oberseite des Unterarms (“Brachioradialis“).

Kurzhantelcurlvarianten auf einer Schrägen (Start positive am Boden), bei welchen sich der Oberarm hinter dem Körper befindet, gehören zu den effektivsten Bizepsübungen, wenn es um die Entwicklung des langen Bizepskopfes geht.

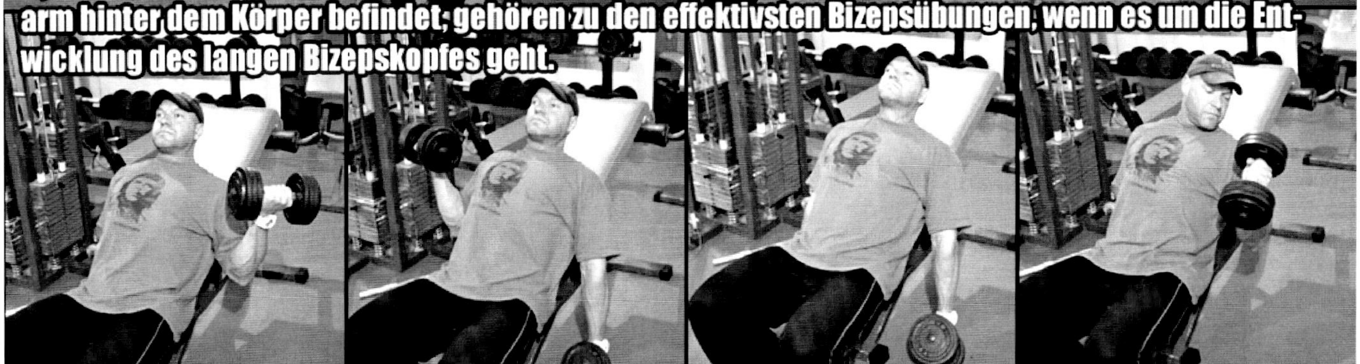

Auf den unteren Bildern erkennt man wunderbar die „Unterstützungskontraktion“, welche den Muskel optimal fordert. Ein unproduktives Abfälschen ist hier von vorne herein ausgeschlossen.

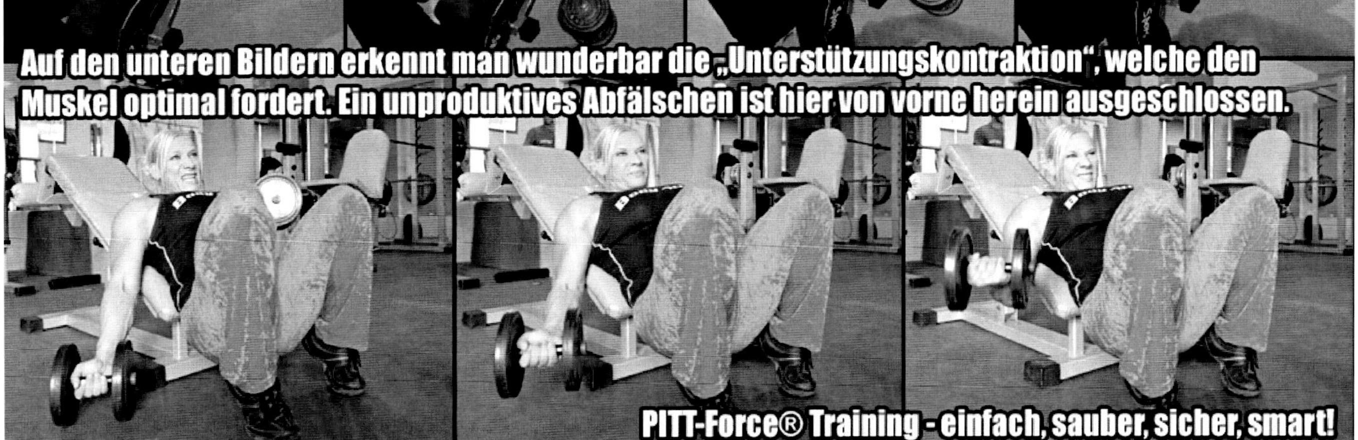

PITT-Force® Training - einfach, sauber, sicher, smart!

Der sog. „Konzentrationscurl“ ist eine beliebte Übung, welche den Bizeps gnadenlos isoliert. Man kann ihn vorgebeugt im Stehen (siehe auch den Film „Pumping Iron“) oder sitzend (siehe Bilder) ausführen. Die Übung trainiert vorranging den kurzen Bizepskopf und den „Brachialis“.

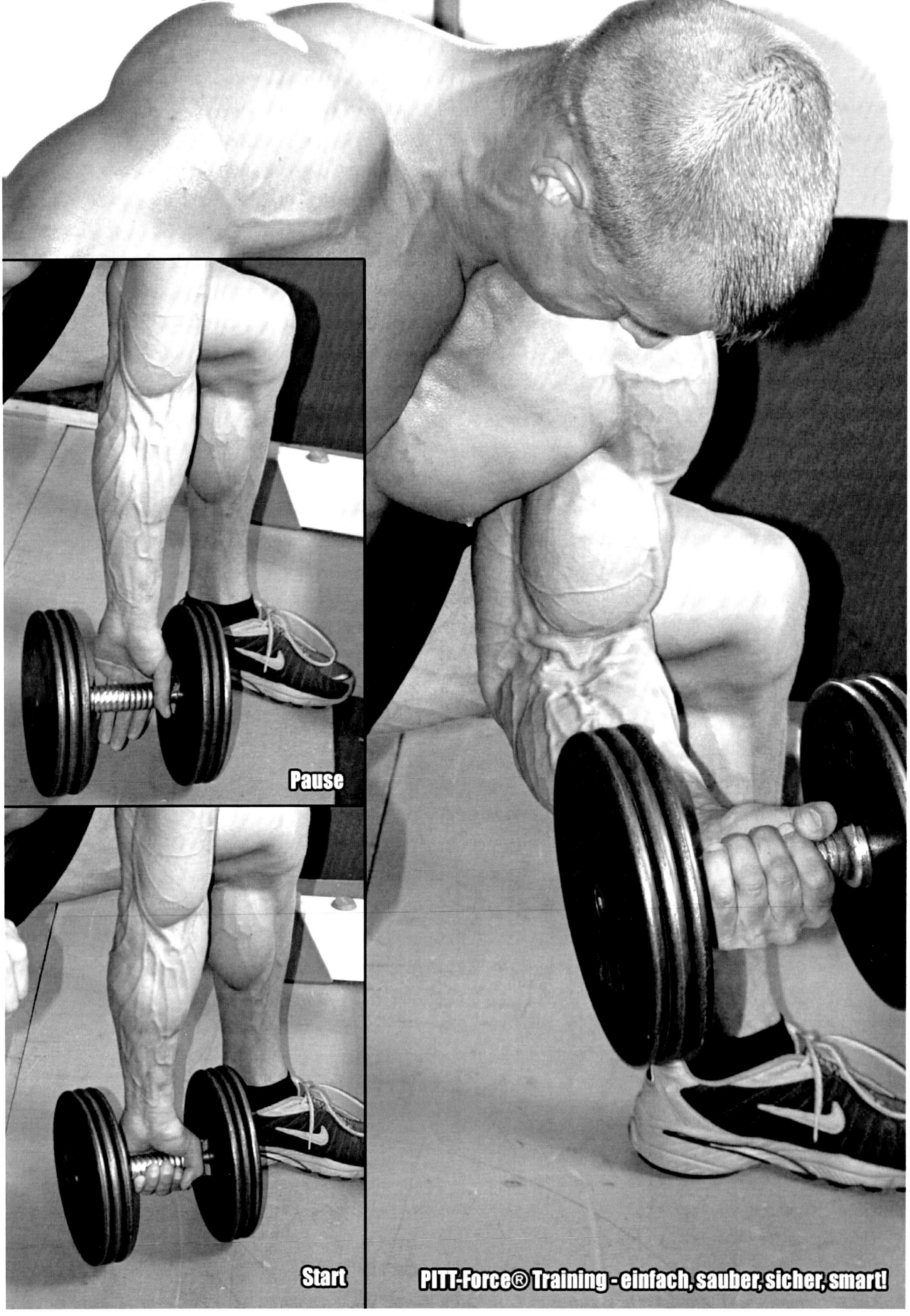

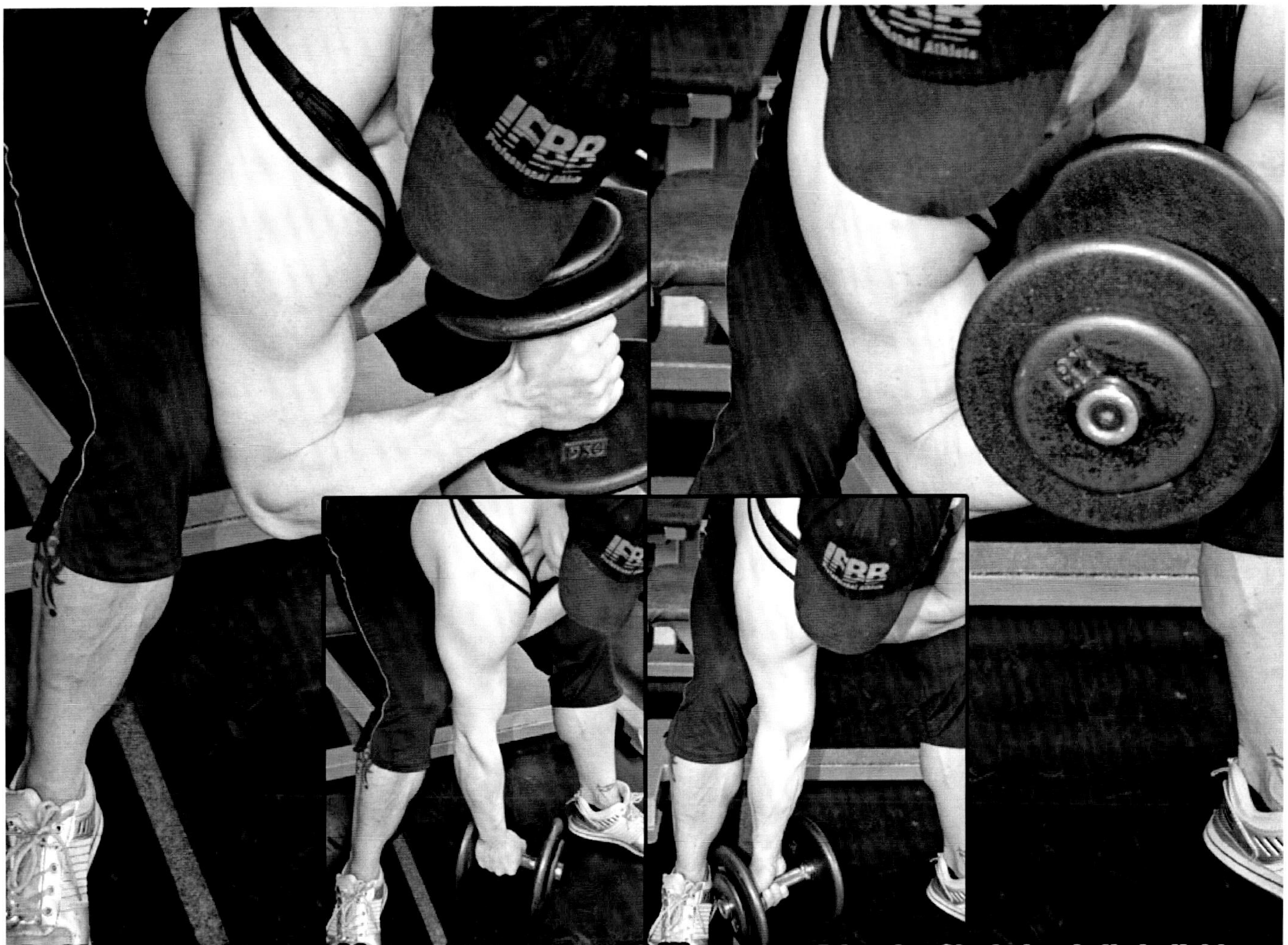

Probieren Sie ruhig verschiedene Varianten und Griffarten aus. Erkunden Sie dadurch die individuellen Wirkungen auf die jeweiligen Bereiche (Bizeps, Brachialis, Brachioradialis).

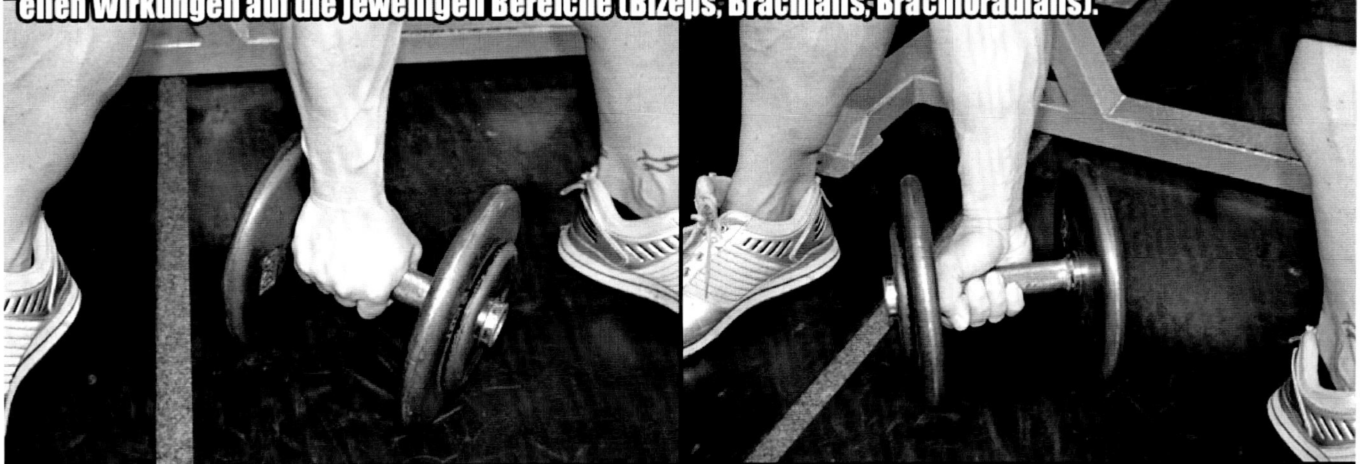

Geschicktes Balancieren während der Kontraktion, kann die Spannungskurve verlängern.

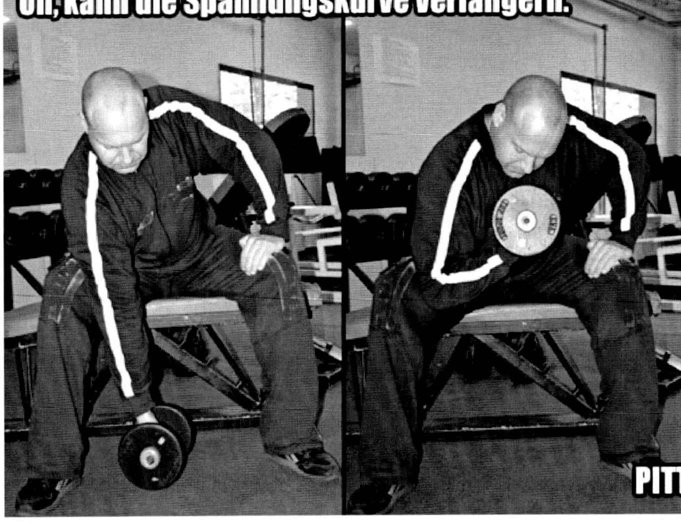

Der Konzentrationscurl ist im Grunde DIE einfachste freie Isolationsübung. Jegliches Abfälschen macht diese Übung zur Farce. Er ist auch DIE Übung wo man relativ einfach lernen kann, worum es im Hypertrophietraining generell geht: Das man die hohe Kunst erlernt eine Übung individuell so auszuführen, dass man genau spürt wie man den Muskel effektiv belastet.

Tipp: Fassen Sie beim Armtraining mit der freien Hand den Muskel an. Das verbessert den Kontakt.

PITT-Force® Training - einfach, sauber, sicher, smart!

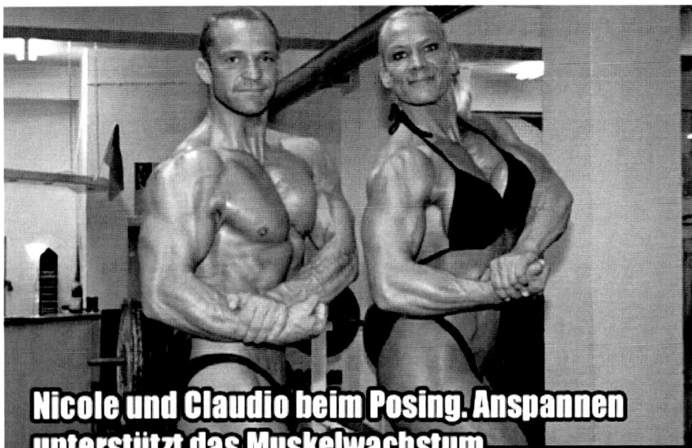

Nicole und Claudio beim Posing. Anspannen unterstützt das Muskelwachstum.

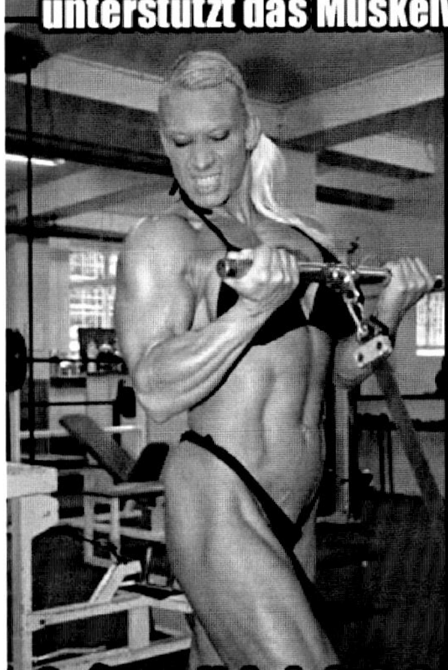

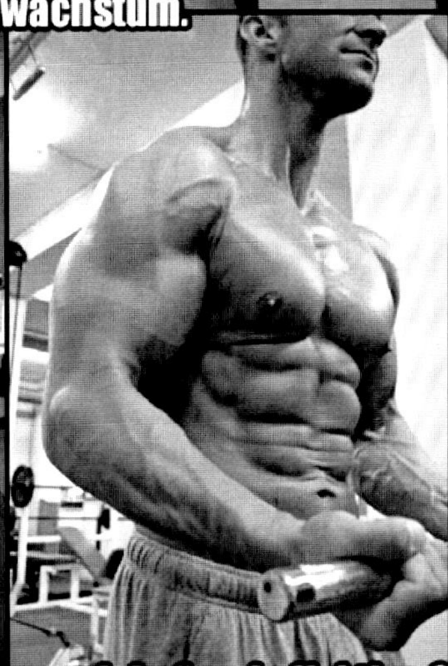

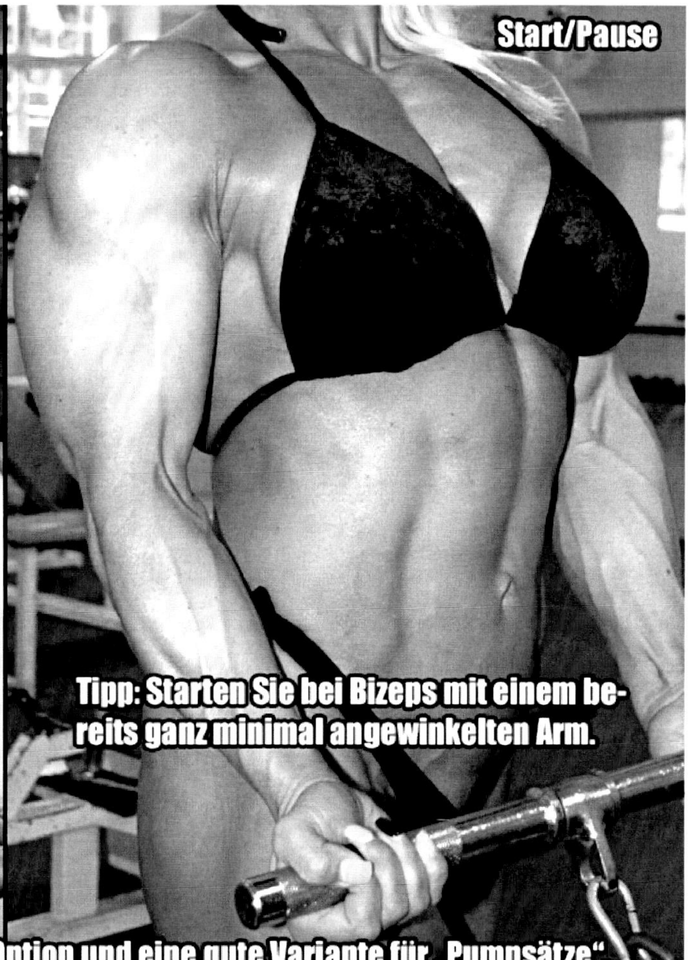

Tipp: Starten Sie bei Bizeps mit einem bereits ganz minimal angewinkelten Arm.

Curls am Kabel sind eine „weiche" und effektive Option und eine gute Variante für „Pumpsätze".

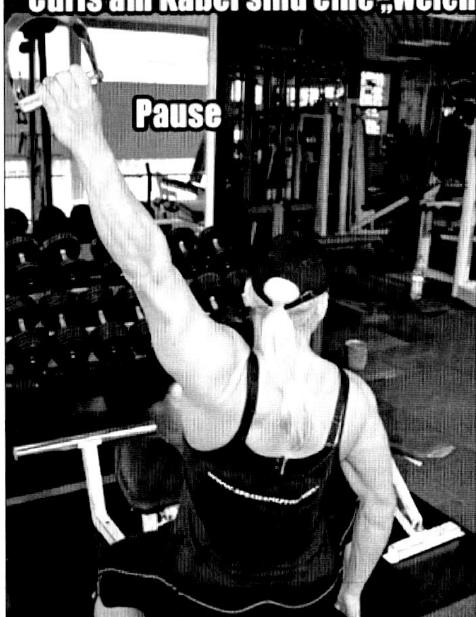

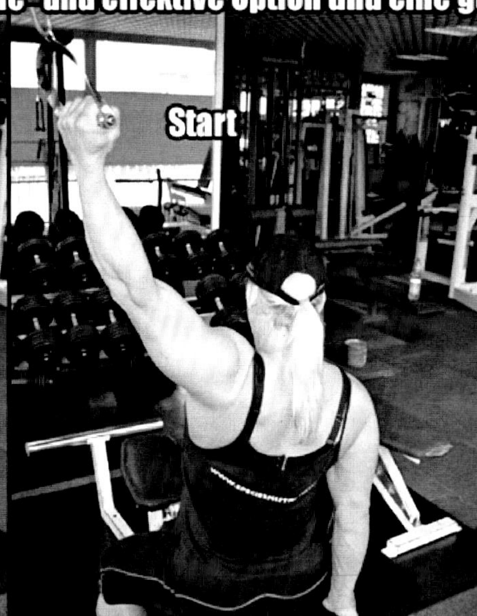

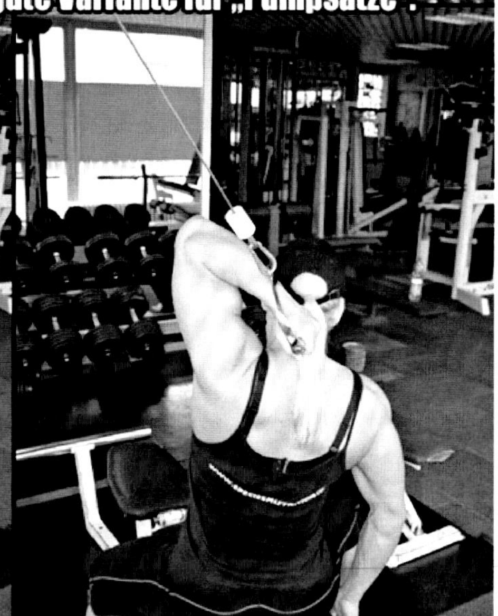

Eine Isolationsübung, welche den Kontakt verbessert. Der Ellbogen weicht NICHT nach unten aus!

Es ist ausreichend, wenn die Arme einmal die Woche direkt und hart trainiert werden. Sie werden bereits indirekt bei den schweren Grundübungen (Brust, Rücken, Schultern) mittrainiert. Bei zweimaligen direktem Training der Arme pro Woche, wäre die Aufteilung in einen schweren und leichten Tag mehr als ratsam.

Tipp: Falls Sie mit den Zuwächsen an den Armen unzufrieden sind oder partout keinen Pump bekommen, ist es eine echte Option, dass Sie Ihre Arme einfach mal längere Zeit gar nicht direkt trainieren. Bei Wiederaufnahme des Trainings werden Sie dann mit einem irrsinnigen und extrem prallen Aufpumpeffekt für Ihre Geduld belohnt werden.

PITT-Force® Training - einfach, sauber, sicher, smart!

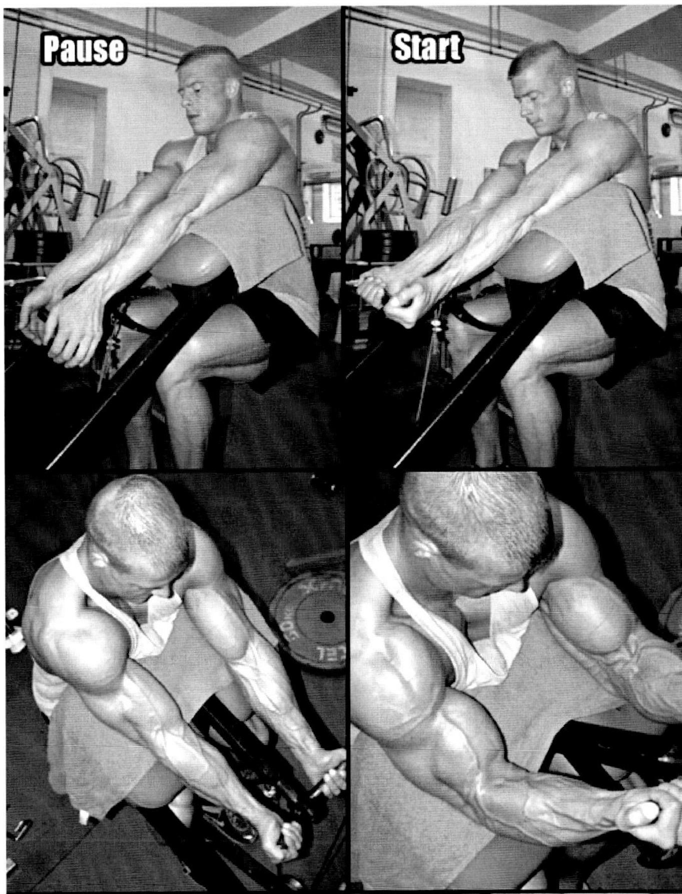

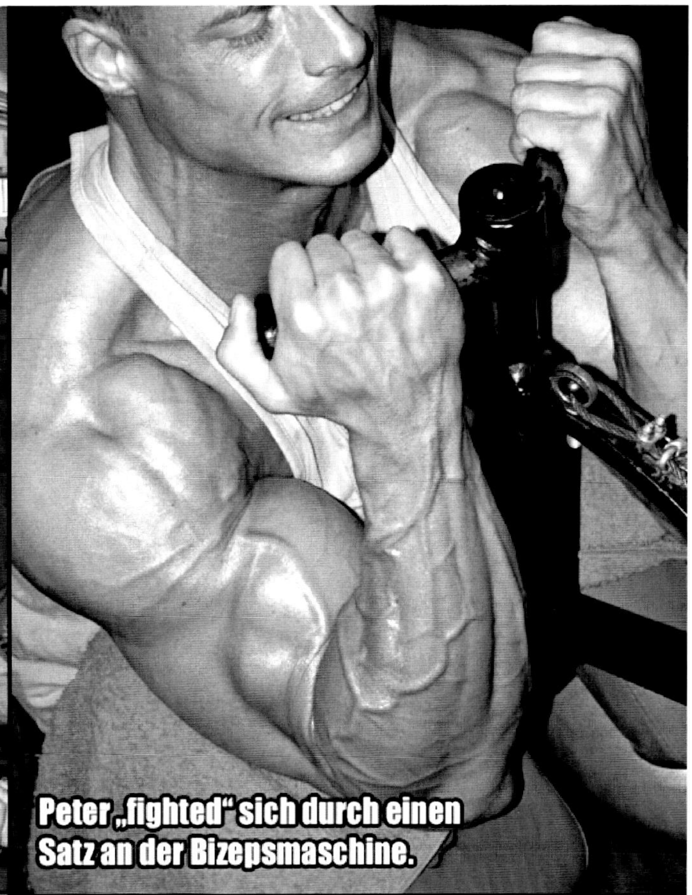

Peter „fighted“ sich durch einen Satz an der Bizepsmaschine.

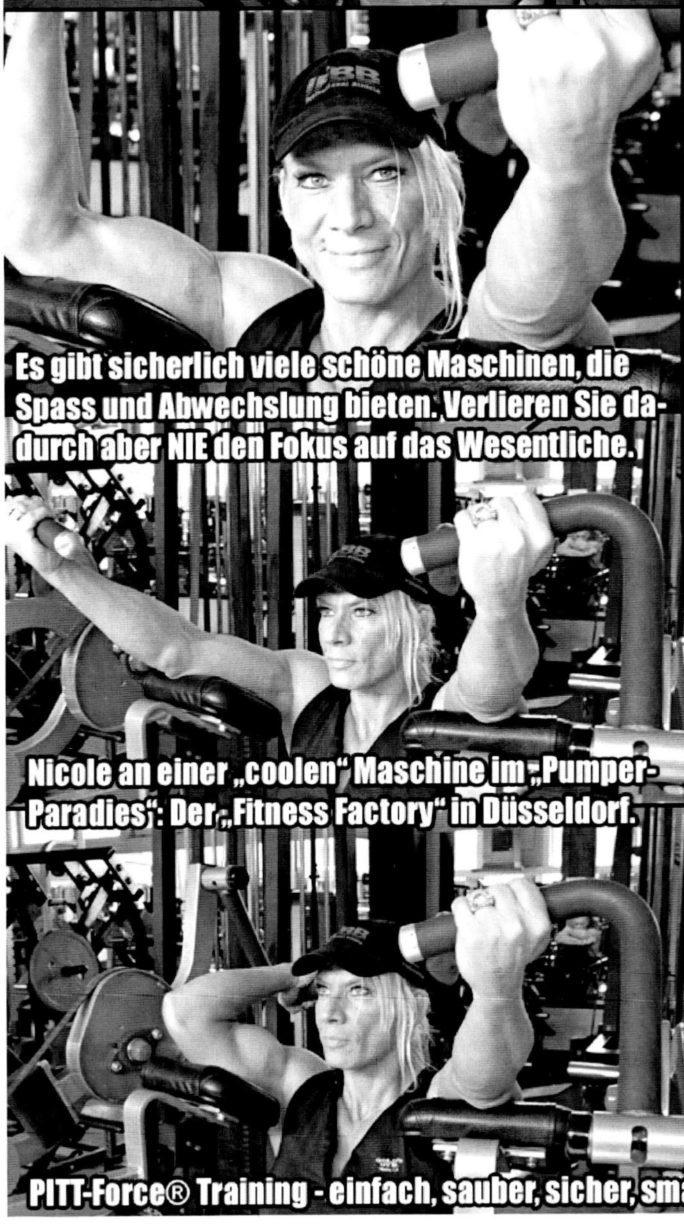

Es gibt sicherlich viele schöne Maschinen, die Spass und Abwechslung bieten. Verlieren Sie dadurch aber NIE den Fokus auf das Wesentliche.

Nicole an einer „coolen“ Maschine im „Pumper-Paradies“: Der „Fitness Factory“ in Düsseldorf.

PITT-Force® Training - einfach, sauber, sicher, smart!

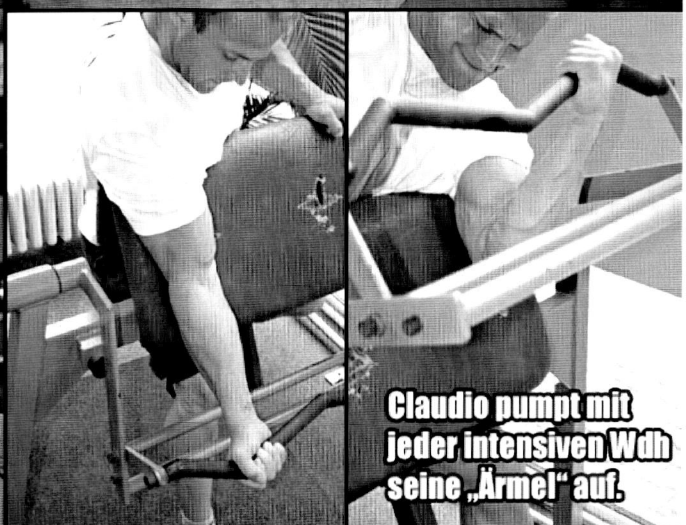

Claudio pumpt mit jeder intensiven Wdh seine „Ärmel“ auf.

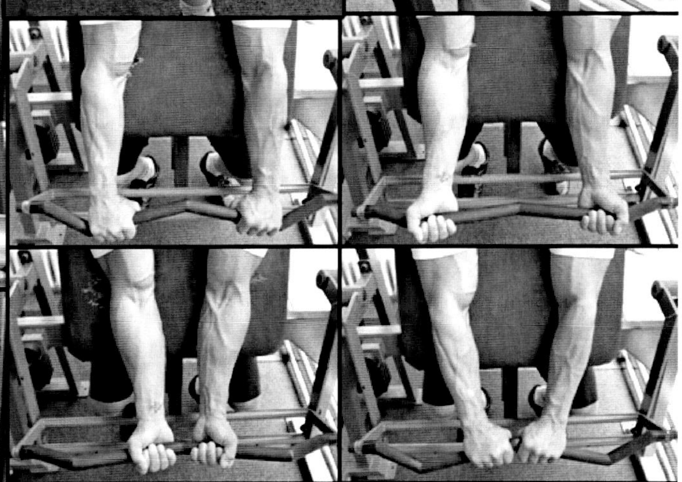

Tipp:

Packen Sie während der Kontraktion fest zu. Dies trainiert die Griffkraft, die Unterame und unterstützt die Fortschritte.

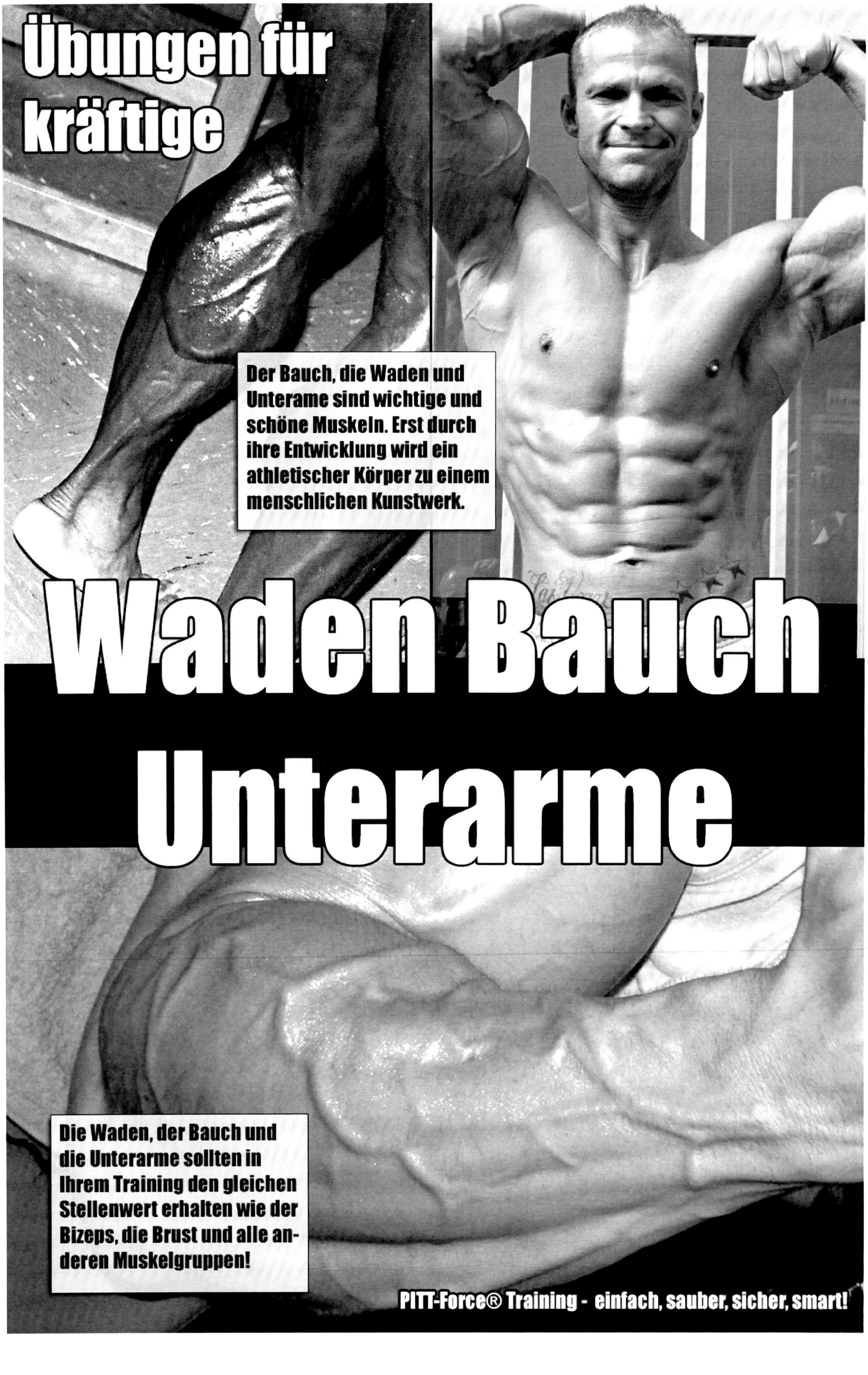
Übungen für kräftige
Der Bauch, die Waden und Unterame sind wichtige und schöne Muskeln. Erst durch ihre Entwicklung wird ein athletischer Körper zu einem menschlichen Kunstwerk.
Waden Bauch Unterarme
Die Waden, der Bauch und die Unterarme sollten in Ihrem Training den gleichen Stellenwert erhalten wie der Bizeps, die Brust und alle anderen Muskelgruppen!
PITT-Force® Training - einfach, sauber, sicher, smart!

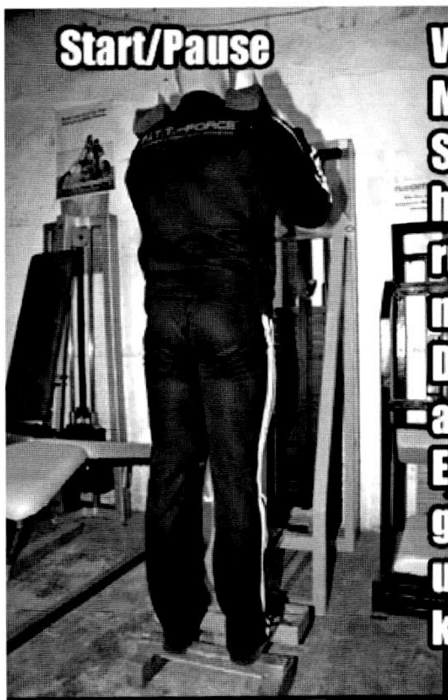

Start/Pause

Waden stehend an der Maschine:
Stehen Sie aufrecht und halten Sie die Schultern ruhig. Wippen Sie NICHT mit dem Nacken nach. Die Beine sind gestreckt aber NICHT überstreckt. Es wird gerade über den grossen Zeh gedrückt und NICHT seitlich über kleinen Zeh abgerollt.

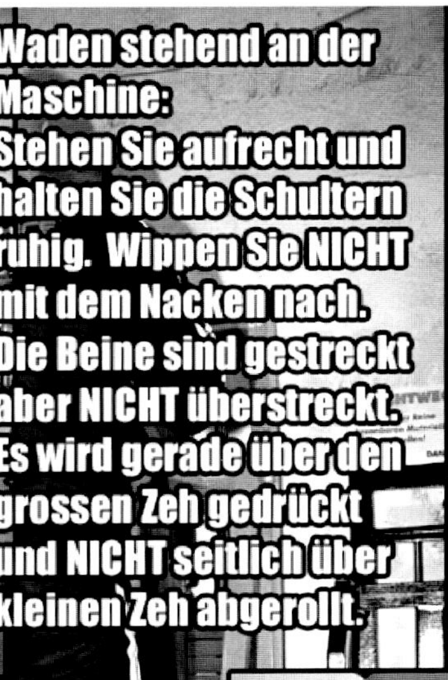

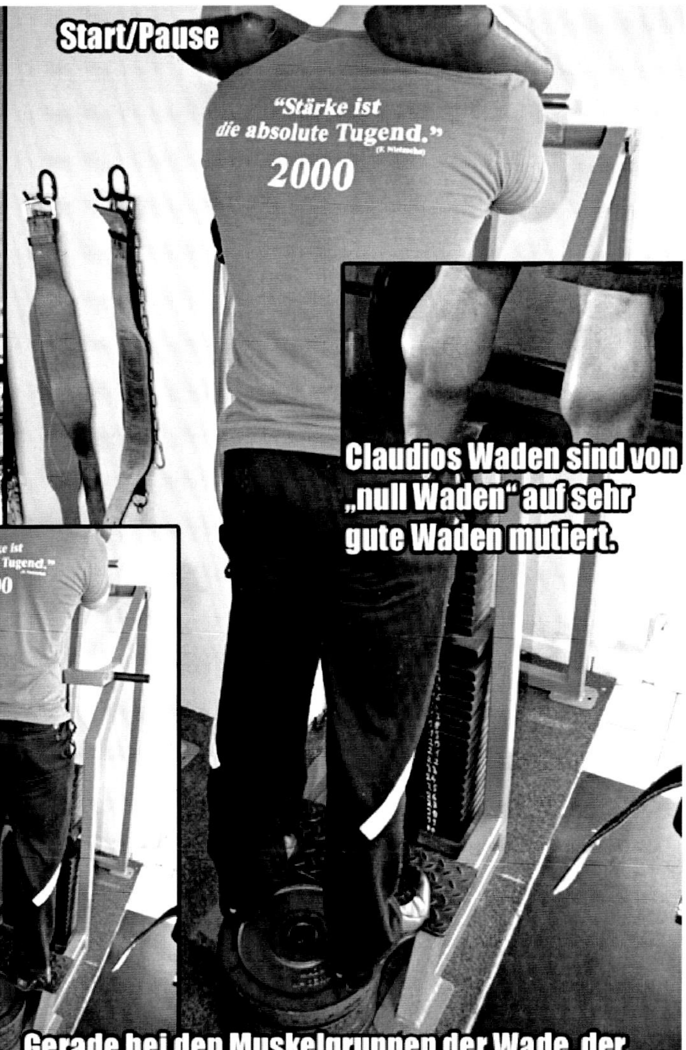

Start/Pause

Claudios Waden sind von „null Waden" auf sehr gute Waden mutiert.

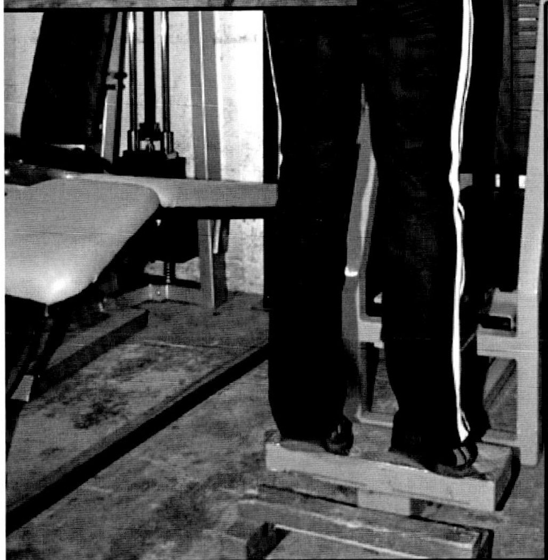

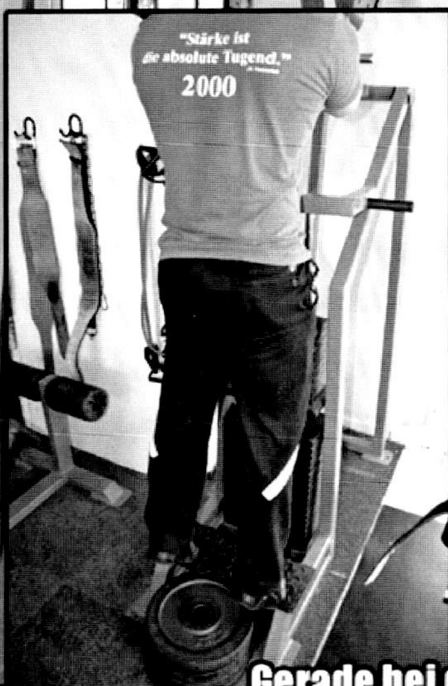

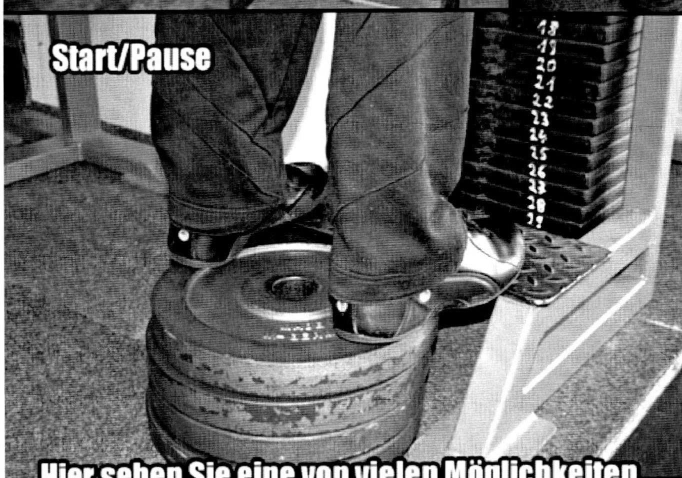

Start/Pause

Hier sehen Sie eine von vielen Möglichkeiten sich eine Ablage zu bauen, auf der pausiert werden kann. Achten Sie darauf, dass Sie NICHT „überstrecken"!

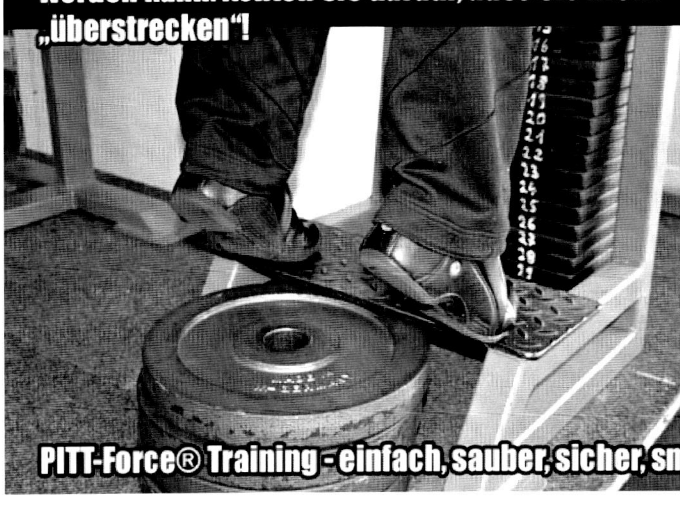

Gerade bei den Muskelgruppen der Wade, der Unterarme und der Bauchmuskeln zeigt sich wie sehr das Thema Genetik (z.B. Faserart, Faserlänge, Faseranzahl usw.) eine Rolle beim Training spielt. Wer nicht von Mutter Natur aus eine hohe Anzahl der richtigen Fasern mitbekommen hat, der muss in der Regel gerade für die Muskeln der Waden und Unterarme verdammt hart und smart trainieren. Es gibt zwar seltene Fälle, wo manche Trainierende sie aufgrund guter Gene gar nicht trainieren brauchen, aber die überwiegende Mehrheit sollte sich vor allem das Wort „Beständigkeit" dick und fett in das Trainingstagebuch schreiben. Diese Muskeln sind auch sog. „Haltemuskeln". Aufgrund ihrer vielen „roten" Anteile und hohen Kapillardichte sind sie für lange andauernde und oftmalige Aktivitäten vorgesehen. Machen Sie somit immer hohe Wiederholungszahlen. Zu schwere Gewichte bringen hier rein gar nix.

Bei Waden kann die Pause einen Unterschied zwischen Tag und Nacht ausmachen. Durch PITT-Force® Training ist es möglich, dass echt JEDER seine Wadenmuskeln gewaltig verbes-

PITT-Force® Training - einfach, sauber, sicher, smart!

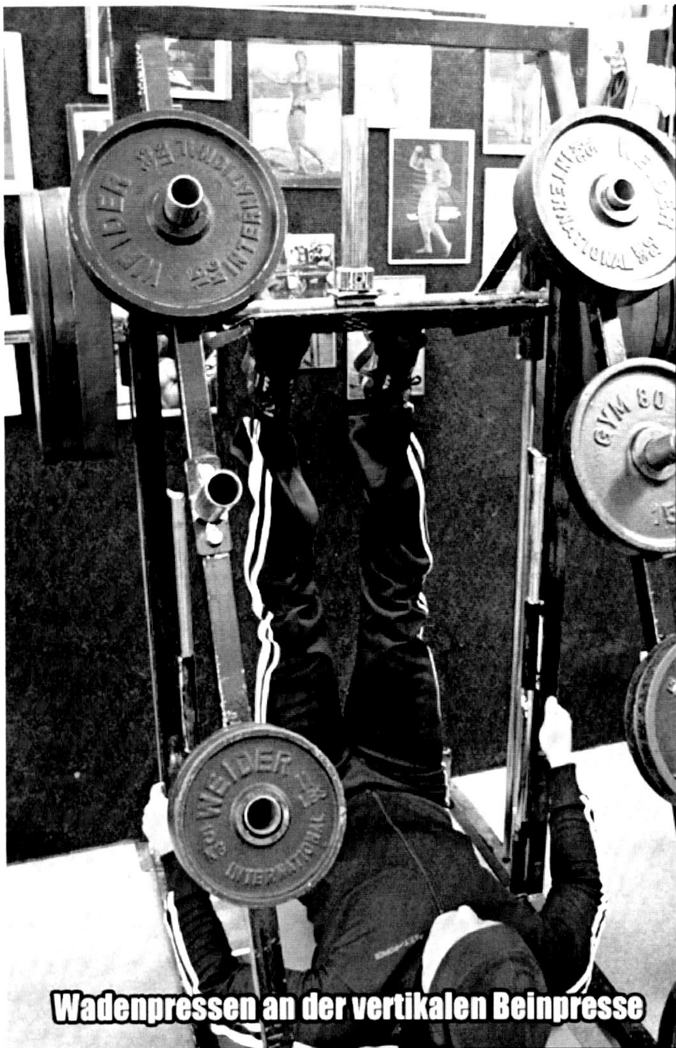

Wadenpressen an der vertikalen Beinpresse

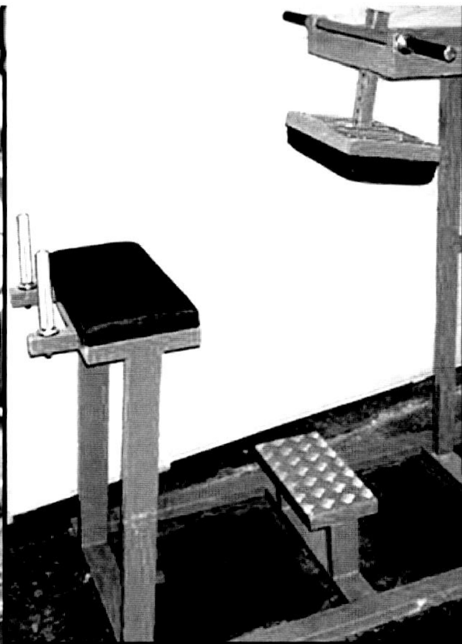

Die beste Wadenmaschine ist heutzutage leider genauso selten wie kostbar geworden. Falls Sie diese Maschine zur Verfügung haben: „Verlieben Sie sich in sie!“

Übungen für die Waden wie die „Donkey Waden Maschine“ (Waden vorgebeugt - siehe obiges Bild) und Waden an der Beinpresse, bieten den Vorteil, dass der untere Rücken nicht so sehr belastet wird, wie bei der stehenden Version. Zudem sind die Waden bereits einer Vordehnung ausgesetzt. Dadurch erreichen viele Trainierende ihre Waden besser. Schauen Sie mit welcher Version Sie bessere Resultate erzielen. An der Beinpresse empfiehlt sich die Version „PITT-Hardcore“ und vor allem „PITT-Pure“.

Auch hier gilt: Gestreckt heißt NICHT überstreckt!

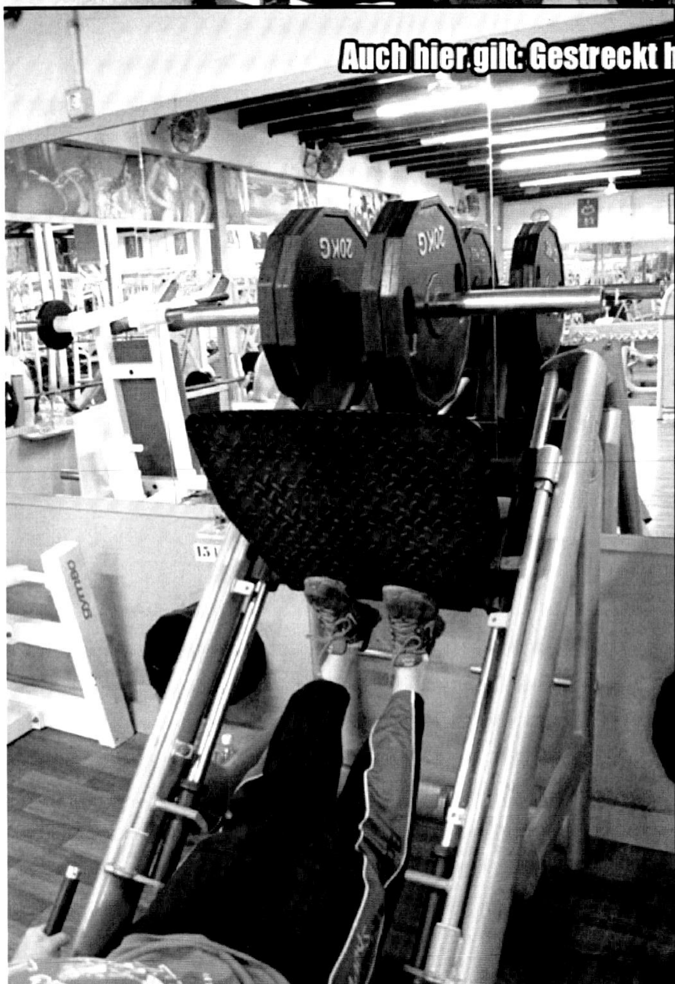

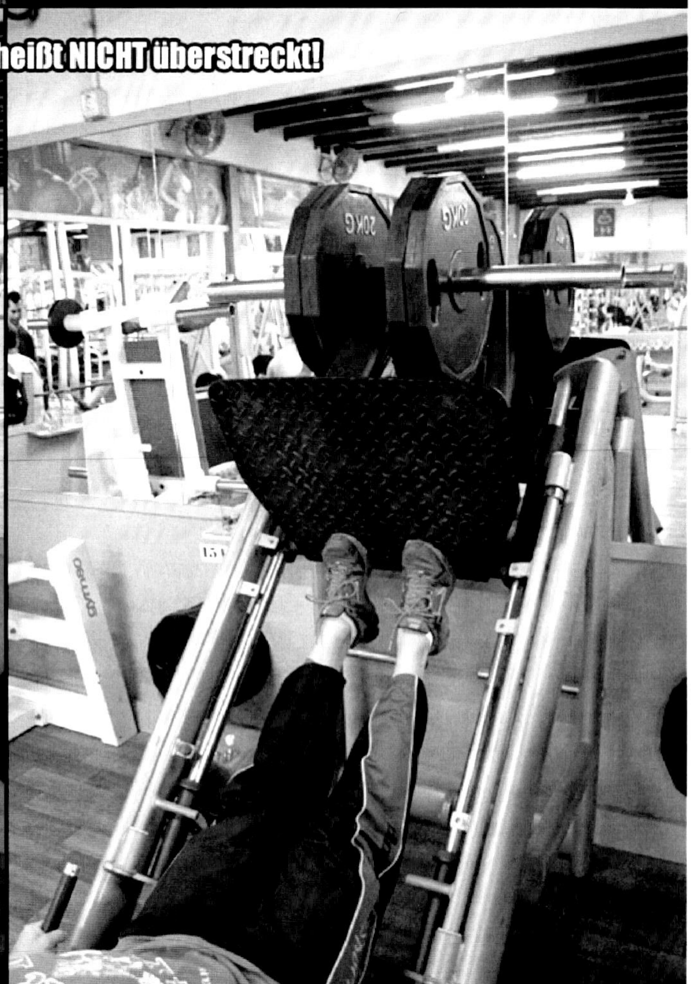

PITT-Force® Training - einfach, sauber, sicher, smart!

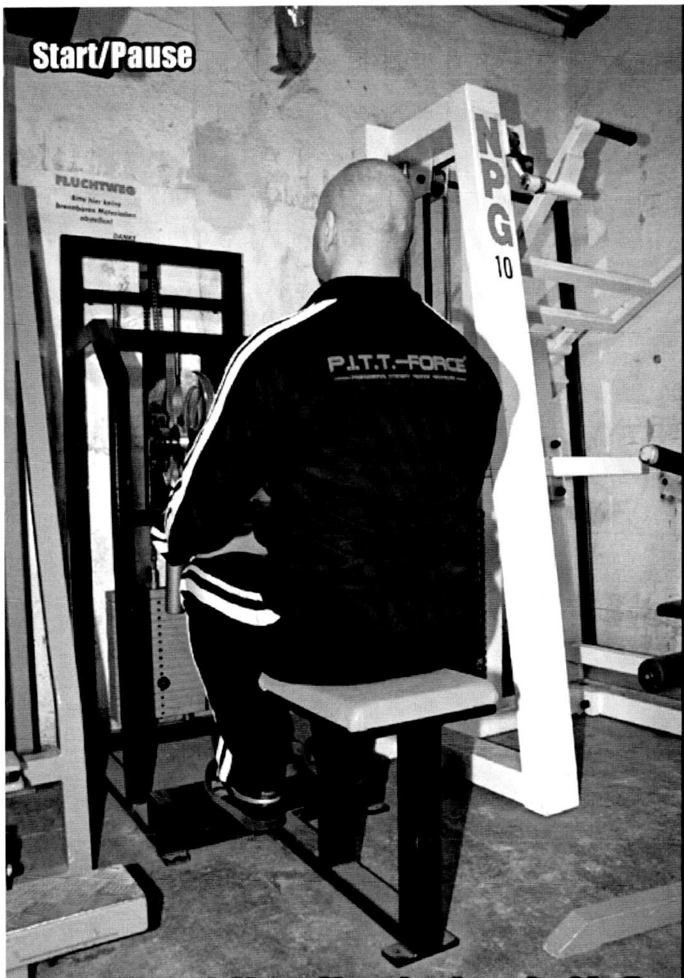

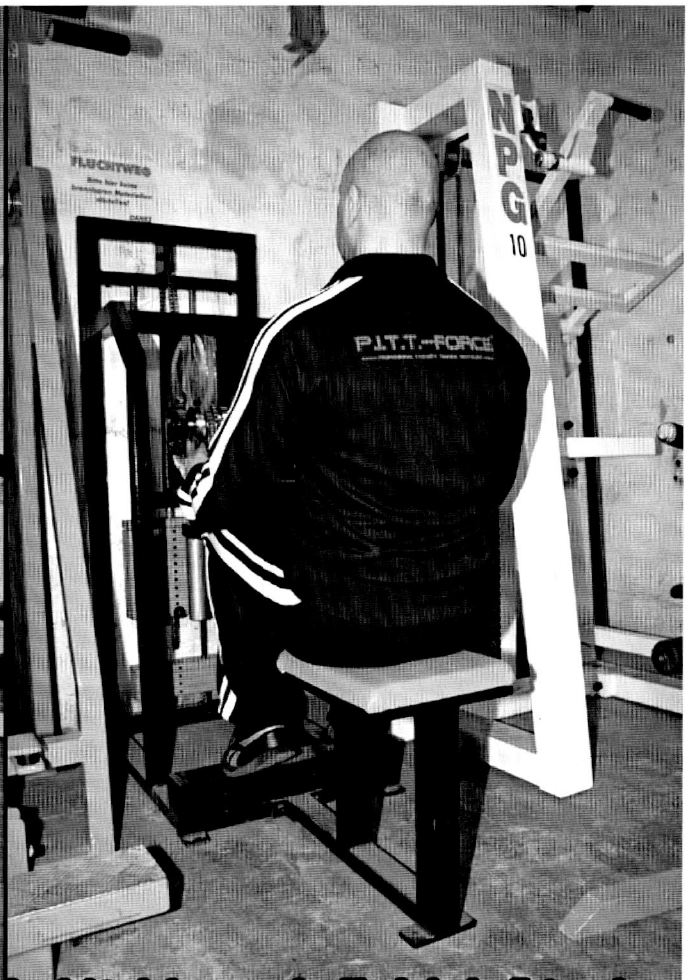

Waden sitzend: Sitzen Sie aufrecht und ruhig. Das Gewicht wird nur von den Muskeln der Unterschenkel bewältigt. Lehnen Sie sich also NICHT vor und zurück, um sich Vorteile verschaffen zu wollen.

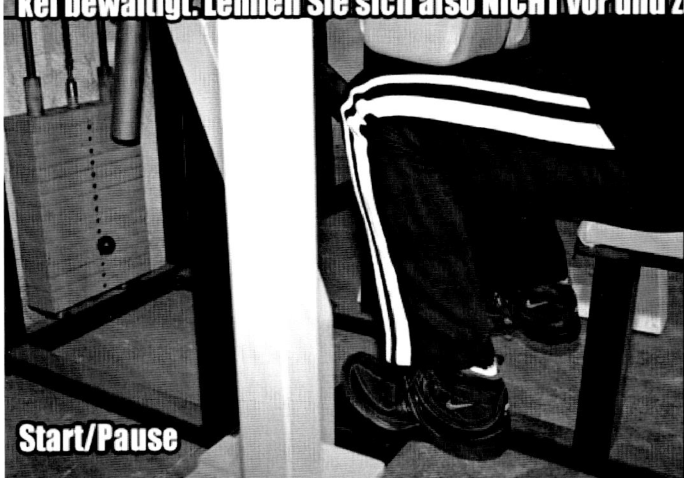

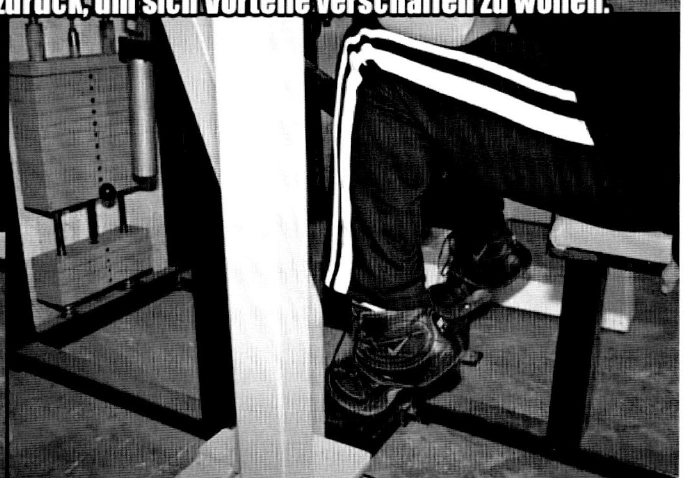

Waden sitzend ist eine Übung, welche den sog. „Schollenmuskel" (M. Soleus), welcher sich unter dem Wadenmuskel befindet, isoliert belastet. Dadurch das die Beine stark angewinkelt sind, kann der Wadenmuskel (M. Gastrocnemius), welcher bei Wadenübungen mit gestreckten Beinen trainiert wird, mit Hilfe dieser Übung NICHT entwickelt werden. Wer jedoch generell Probleme mit Massezuwächsen an den Unterschenkeln hat, sollte diese Übung ruhig mit in sein Programm für die Waden aufnehmen, da der Schollenmuskel mit dazu beiträgt, den Wadenumfang stark zu erhöhen.

Waden sitzend gibt es als Maschine in vielerlei guten Ausführungen. Auf unterem Bild sieht man IFBB Profi Nicole an einer „plate loaded" Version.

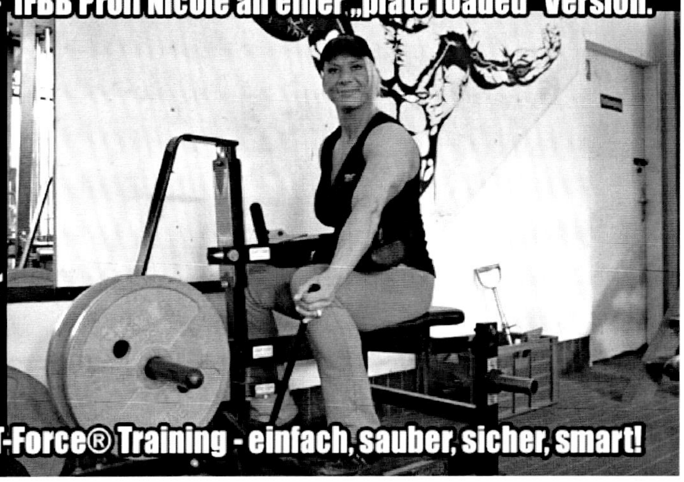

PITT-Force® Training - einfach, sauber, sicher, smart!

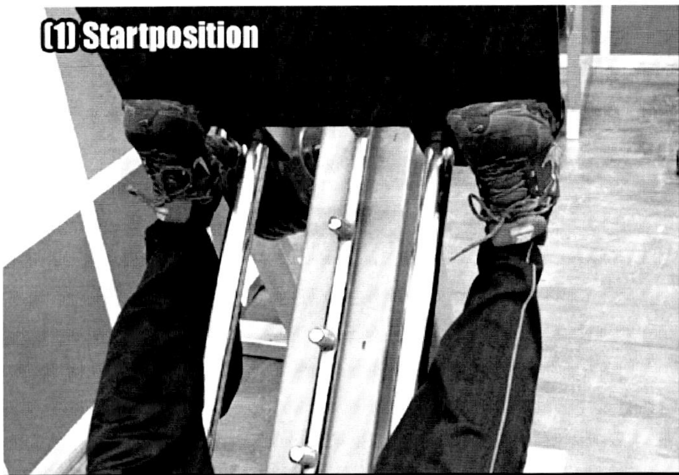

(1) Startposition

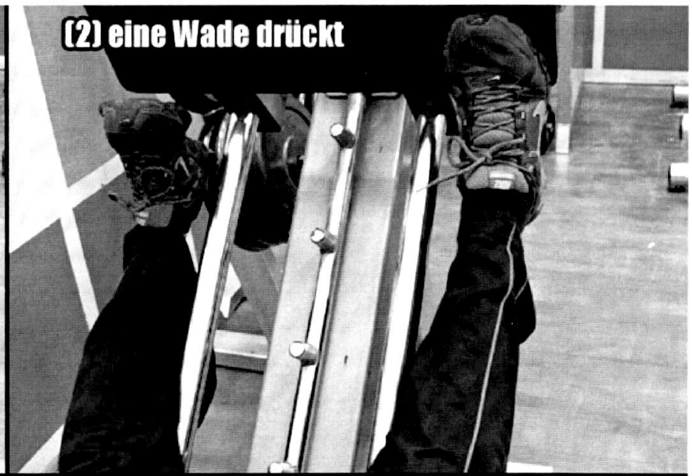

(2) eine Wade drückt

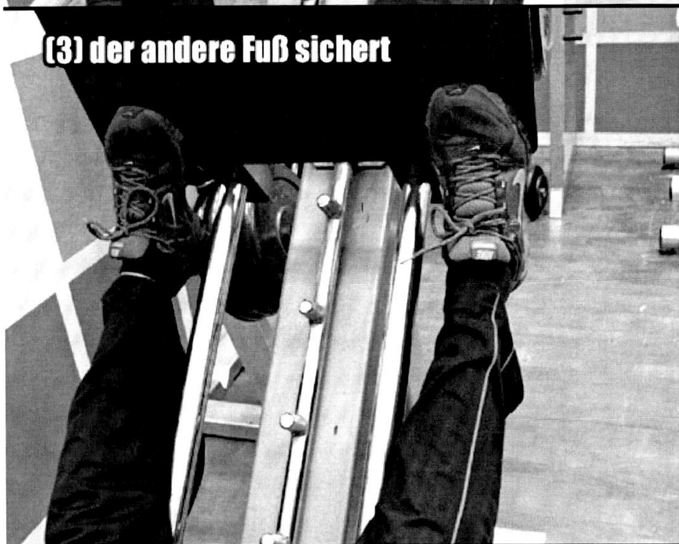

(3) der andere Fuß sichert

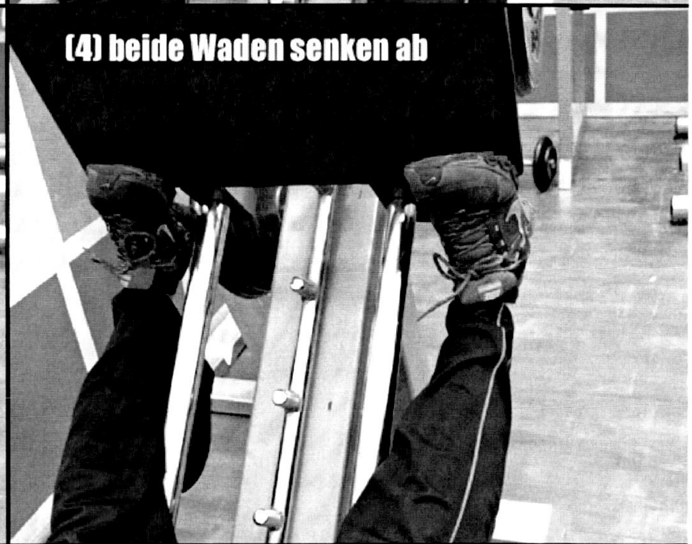

(4) beide Waden senken ab

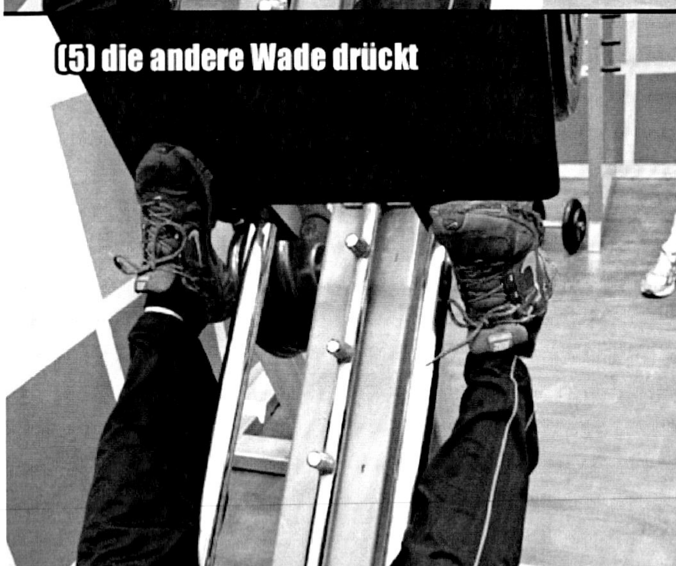

(5) die andere Wade drückt

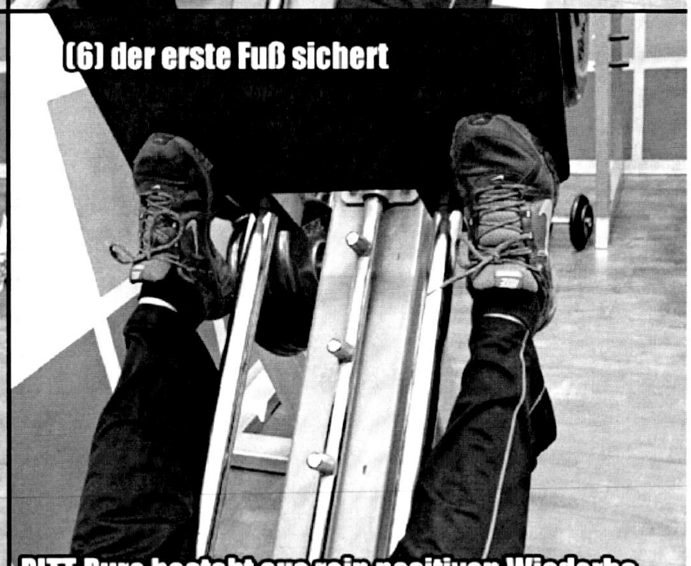

(6) der erste Fuß sichert

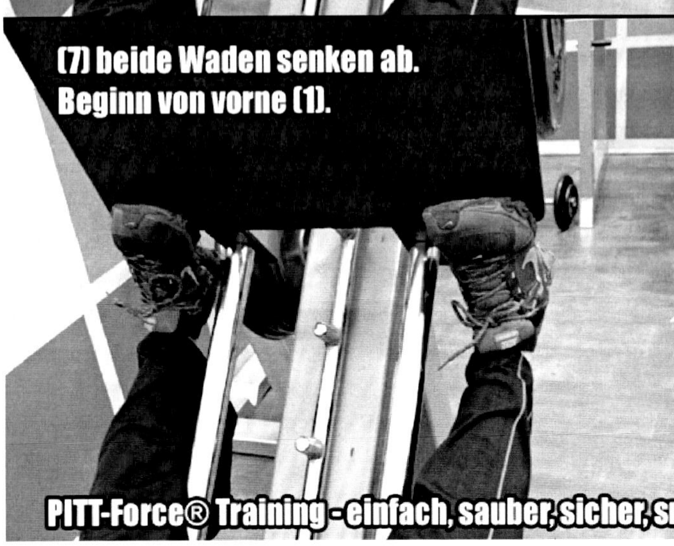

(7) beide Waden senken ab.
Beginn von vorne (1).

PITT-Pure besteht aus rein positiven Wiederholungen. Damit ist das Problem des sog. „zeitlich verzögerten Muskelkaters“ gelöst. Eine überflüssige und wachstumshemmende Überlastung aufgrund der negativen Phase wird sich bei dieser Technik einfach gespart. Sollten Sie bei Waden trotz regelmässigen Trainings weiter Muskelkater haben, trainieren Sie wahrscheinlich noch zu schwer und/oder mit zuviel Schwung. Waden können jeden Trainingstag trainiert werden. Achten Sie auch hier auf den Wechsel von leichten und schweren Einheiten.

PITT-Force® Training - einfach, sauber, sicher, smart!

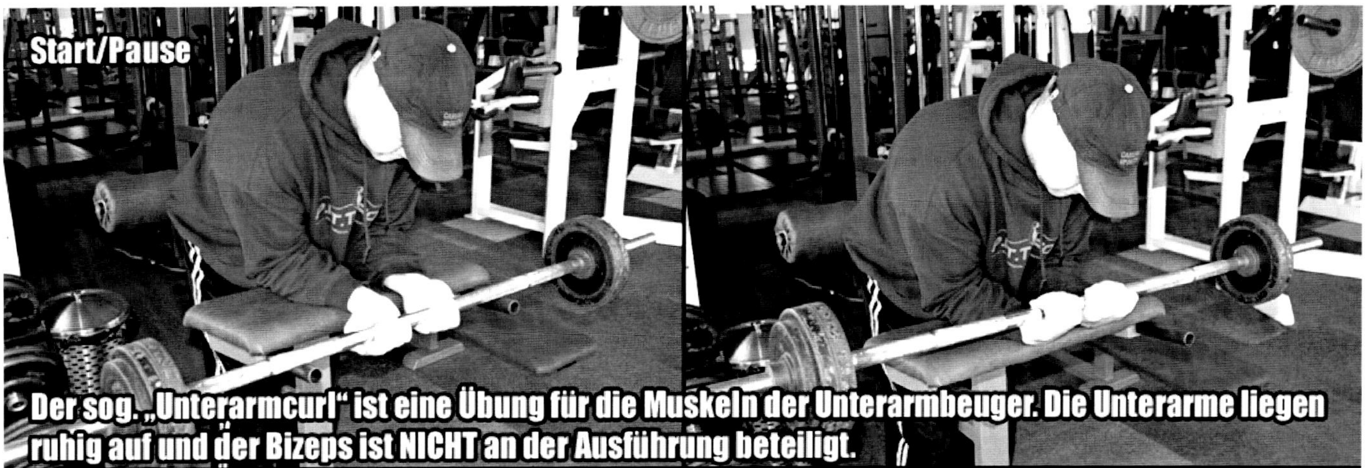

Der sog. „Unterarmcurl“ ist eine Übung für die Muskeln der Unterarmbeuger. Die Unterarme liegen ruhig auf und der Bizeps ist NICHT an der Ausführung beteiligt.

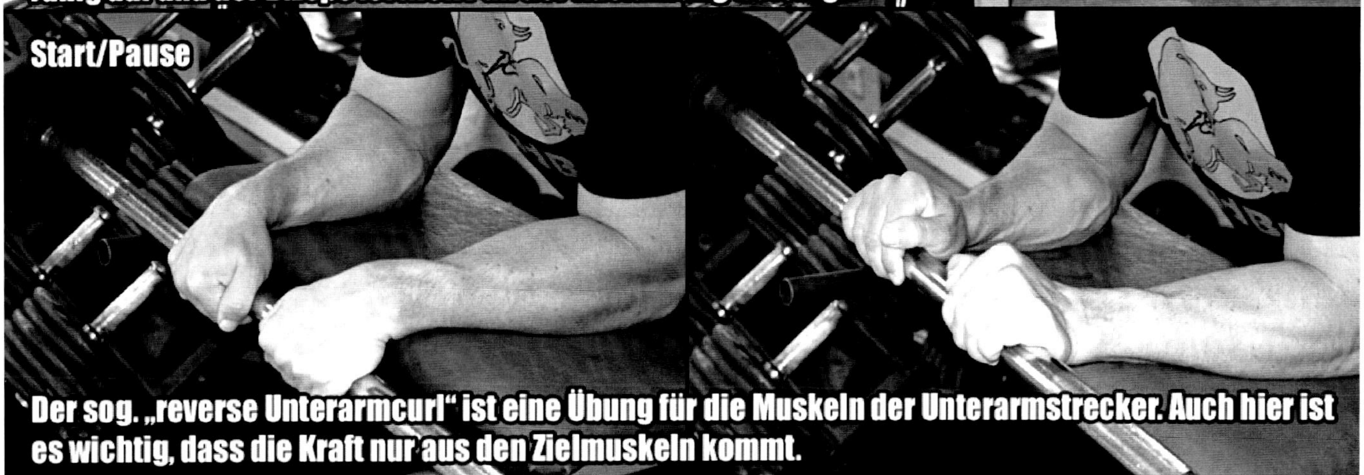

Der sog. „reverse Unterarmcurl“ ist eine Übung für die Muskeln der Unterarmstrecker. Auch hier ist es wichtig, dass die Kraft nur aus den Zielmuskeln kommt.

Es gibt viele schöne Unterarmübungen in den unterschiedlichsten Variationen. Schauen Sie, dass sie die Versionen wählen, welche Sie in Ihrer Trainingseinrichtung problemlos machen können.

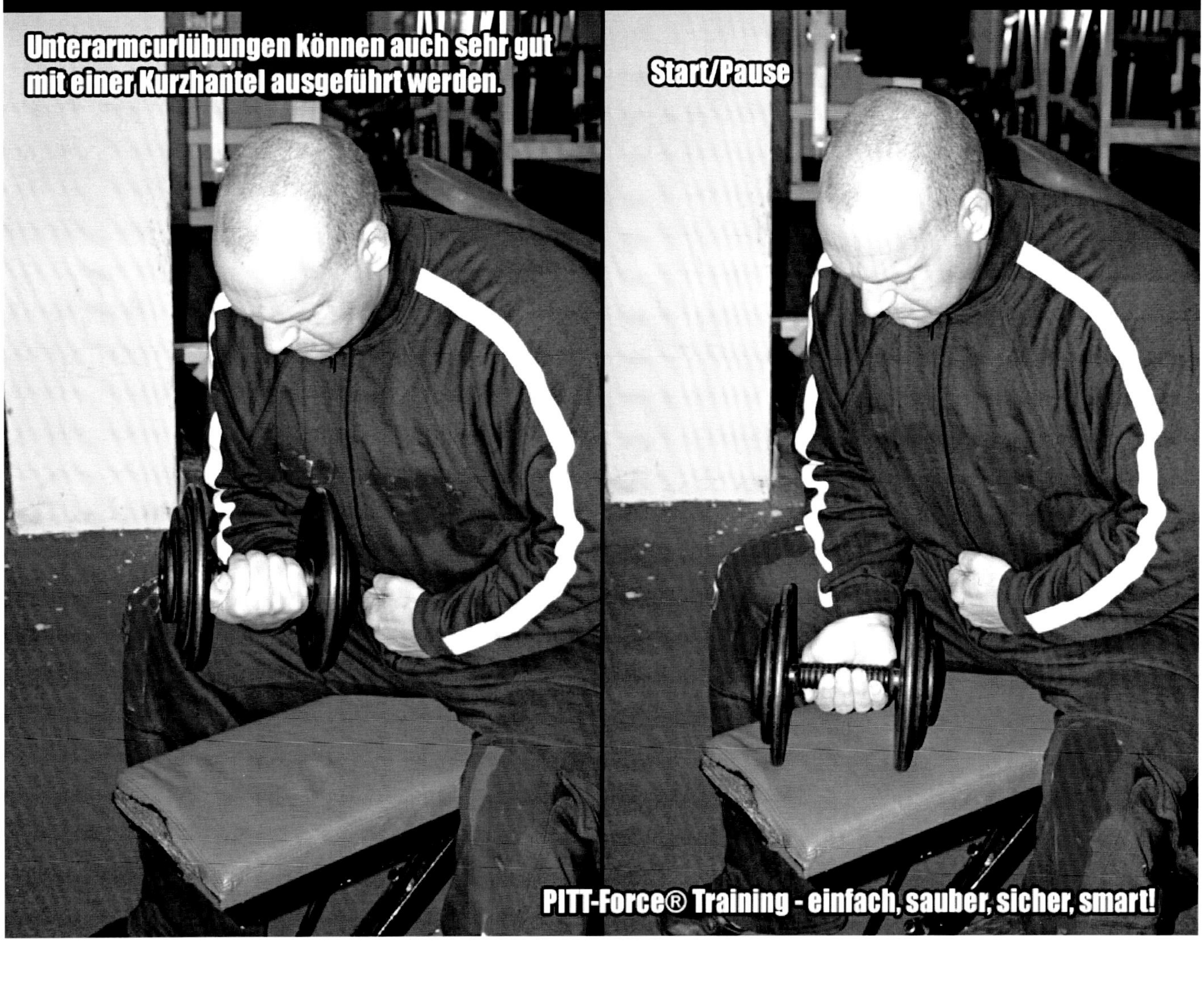

Unterarmcurlübungen können auch sehr gut mit einer Kurzhantel ausgeführt werden.

PITT-Force® Training - einfach, sauber, sicher, smart!

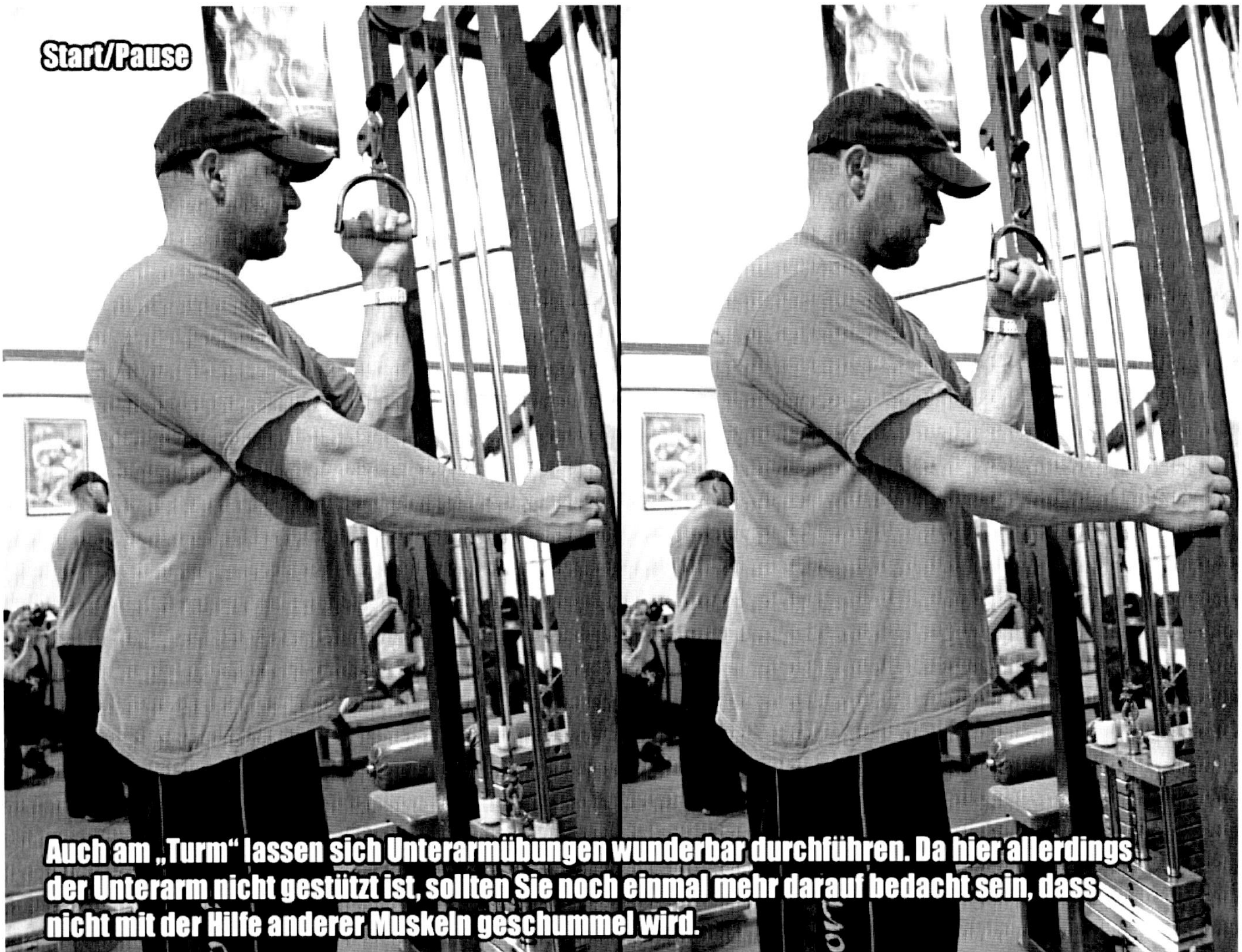

Auch am „Turm“ lassen sich Unterarmübungen wunderbar durchführen. Da hier allerdings der Unterarm nicht gestützt ist, sollten Sie noch einmal mehr darauf bedacht sein, dass nicht mit der Hilfe anderer Muskeln geschummel wird.

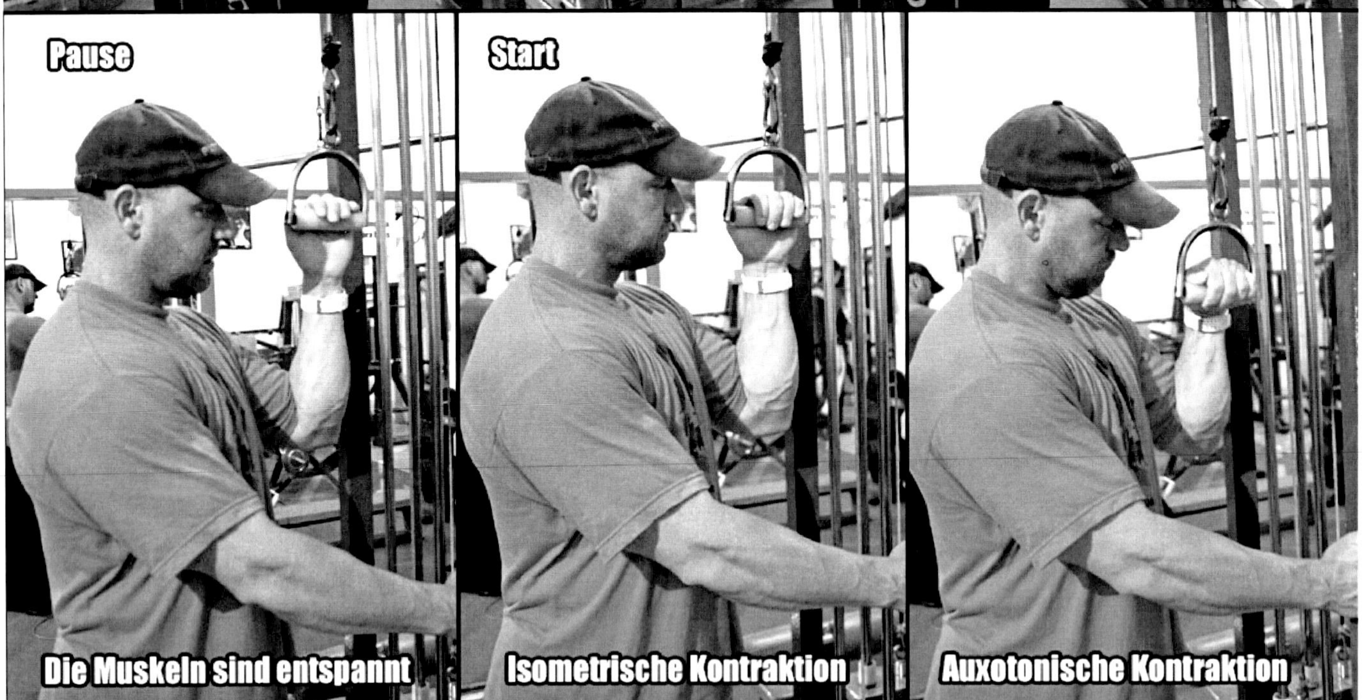

Die Unterarme können wie der Bauch und die Waden an jedem Traininstag trainiert werden. Alle drei Muskelgruppen sollten mit vielen Wiederholungen und kurzen Pausen zwischen den Kontraktionen trainiert werden. Die Mindestzahl liegt hier bei (15-)20 Wdh pro Satz. Versuchen Sie sich aber ruhig auch mal in höheren Wdh-Bereichen, um herauszufinden ob Ihnen diese Bereiche evtl. persönlich mehr bringen. Mehr als 40-50 Wdh pro Satz sollten es aber trotzdem nicht sein. Das Bauchtraining empfiehlt sich zu Beginn eines jeden eigentlichen Trainings. Praktisch als Teil des Aufwärmens. Waden und Unterarme bilden dann den Abschluss eines Trainings.

PITT-Force® Training - einfach, sauber, sicher, smart!

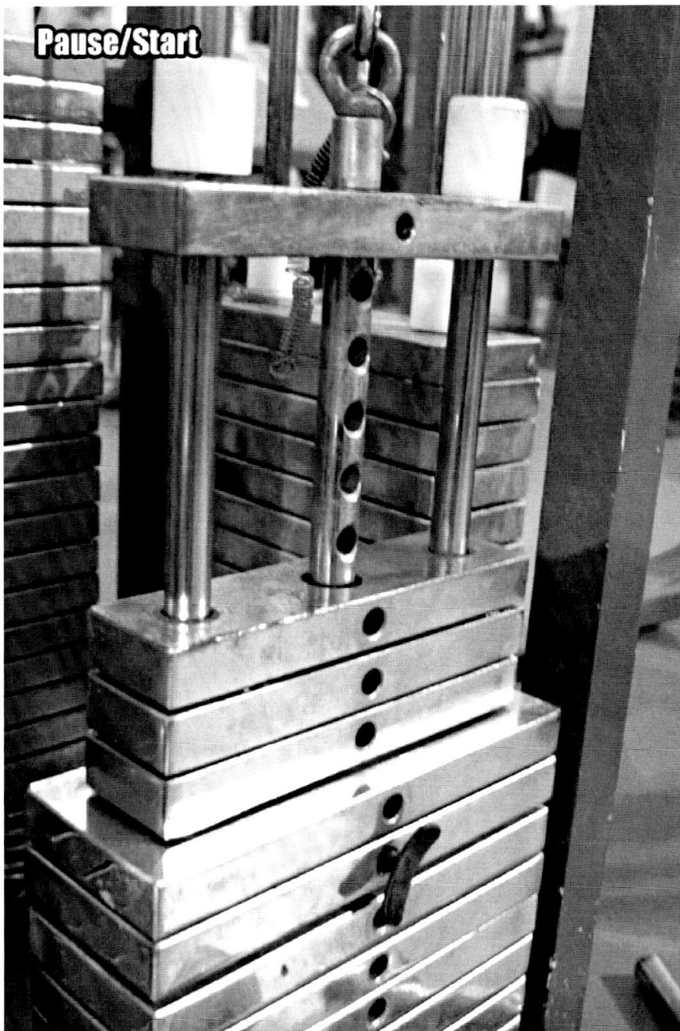

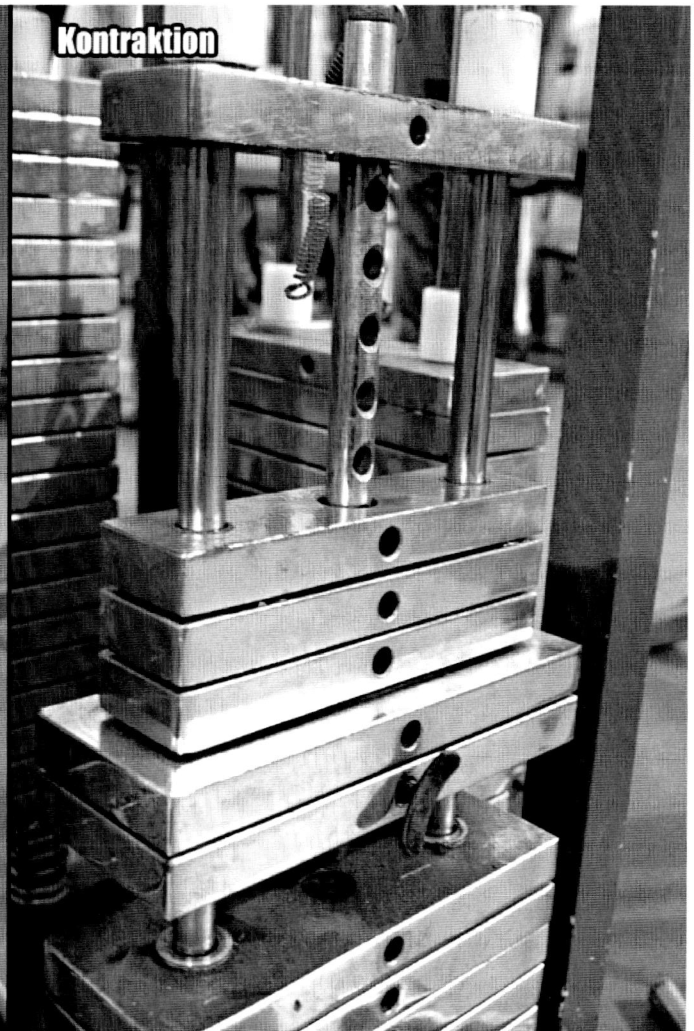

Hier nochmal etwas deutlicher und größer abgebildet, wie man den „Steckstift“ bei Kabel (oder aber auch Maschinen-)übungen am besten platziert. Ziehen Sie das „Schwert “ des „Gewichtschlittens“ soweit hinaus, dass der Stift an der optimalen Stelle (Pause) platziert werden kann.

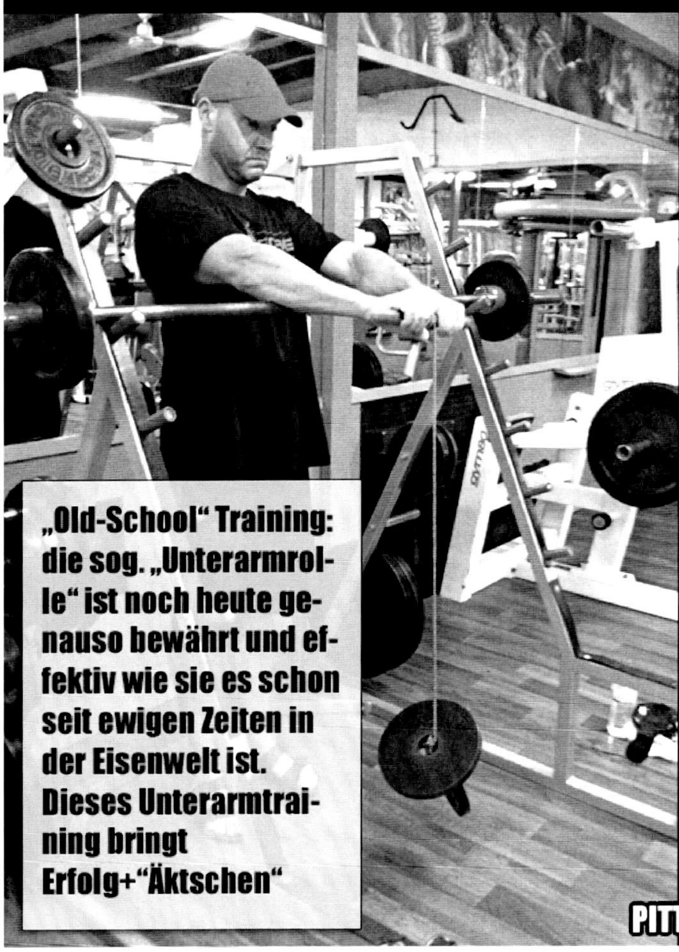

„Old-School“ Training: die sog. „Unterarmrolle“ ist noch heute genauso bewährt und effektiv wie sie es schon seit ewigen Zeiten in der Eisenwelt ist. Dieses Unterarmtraining bringt Erfolg+“Äktschen“

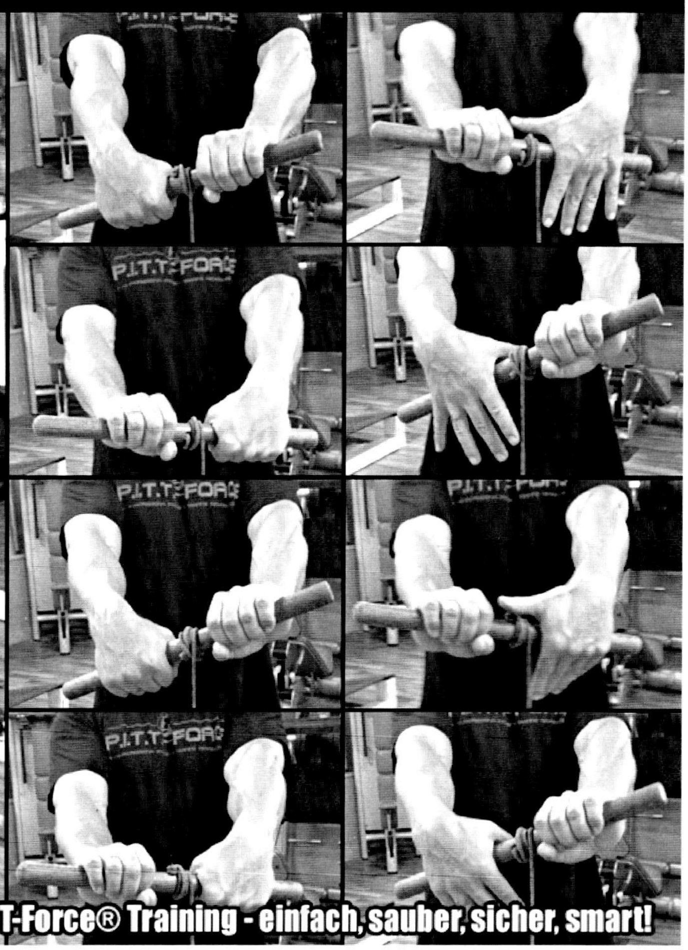

PITT-Force® Training - einfach, sauber, sicher, smart!

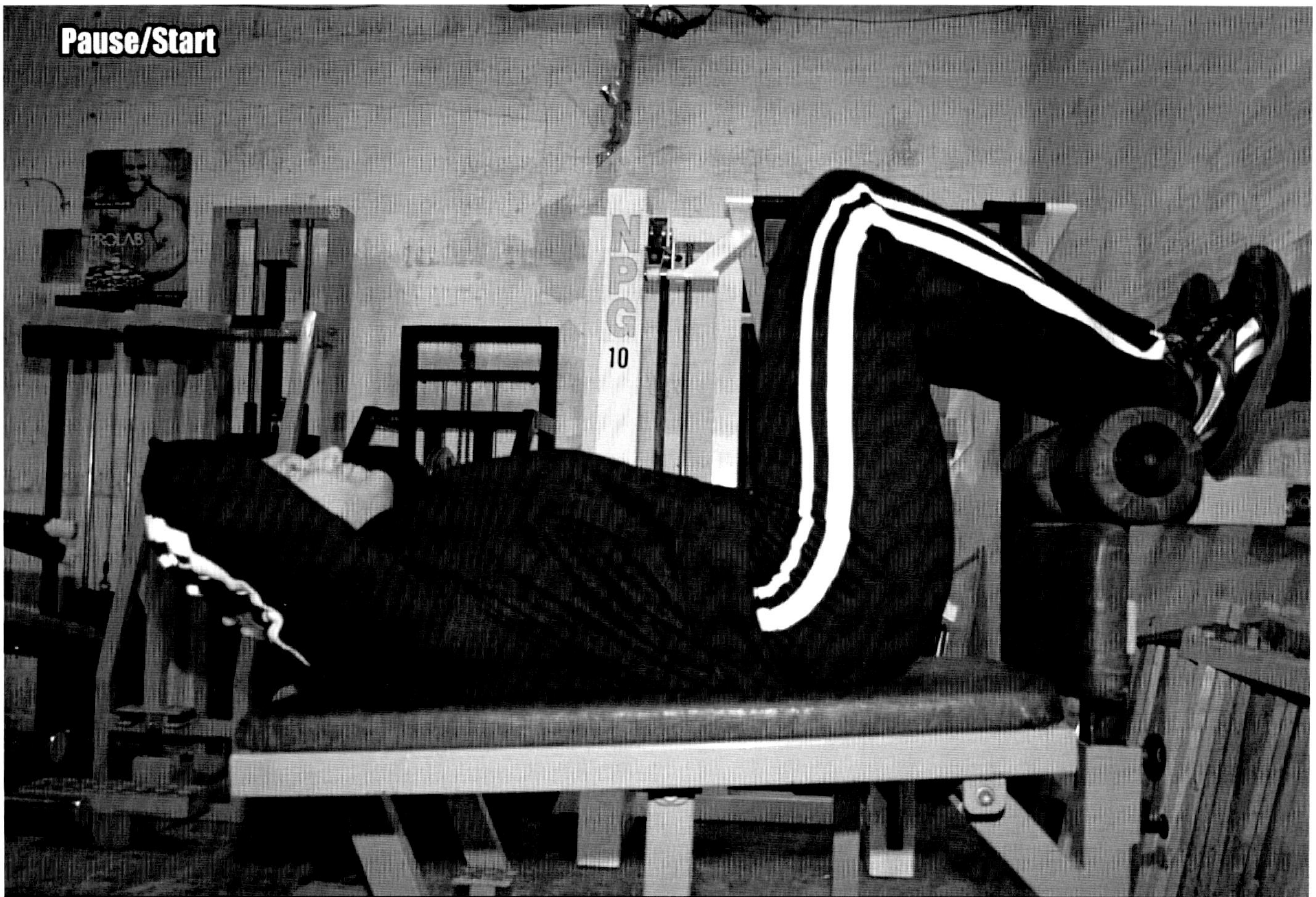

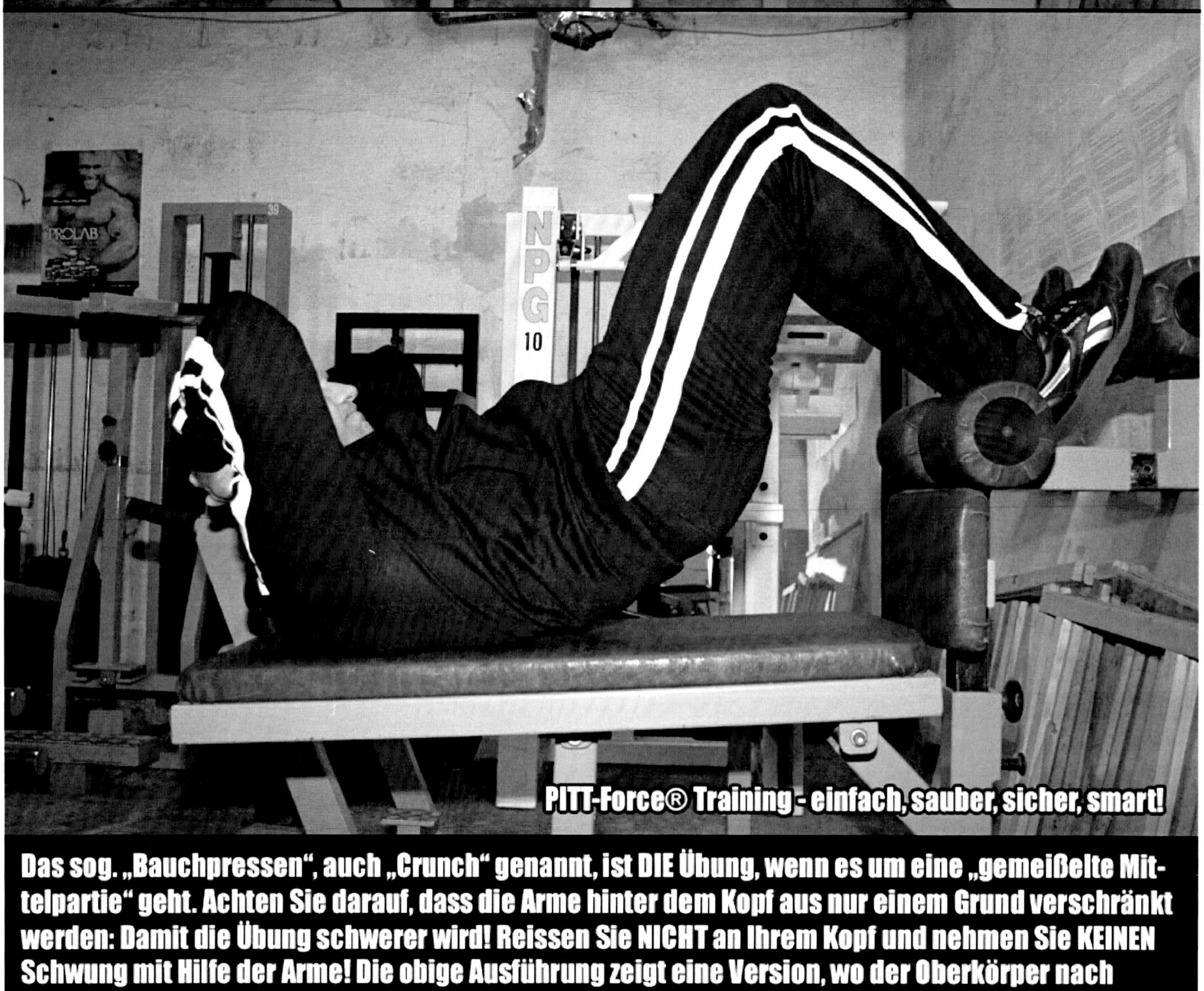

Das sog. „Bauchpressen“, auch „Crunch“ genannt, ist DIE Übung, wenn es um eine „gemeißelte Mittelpartie“ geht. Achten Sie darauf, dass die Arme hinter dem Kopf aus nur einem Grund verschränkt werden: Damit die Übung schwerer wird! Reissen Sie NICHT an Ihrem Kopf und nehmen Sie KEINEN Schwung mit Hilfe der Arme! Die obige Ausführung zeigt eine Version, wo der Oberkörper nach vorne kontrahiert wird und gleichzeitig auch die unteren Bauchmuskeln trainiert werden.

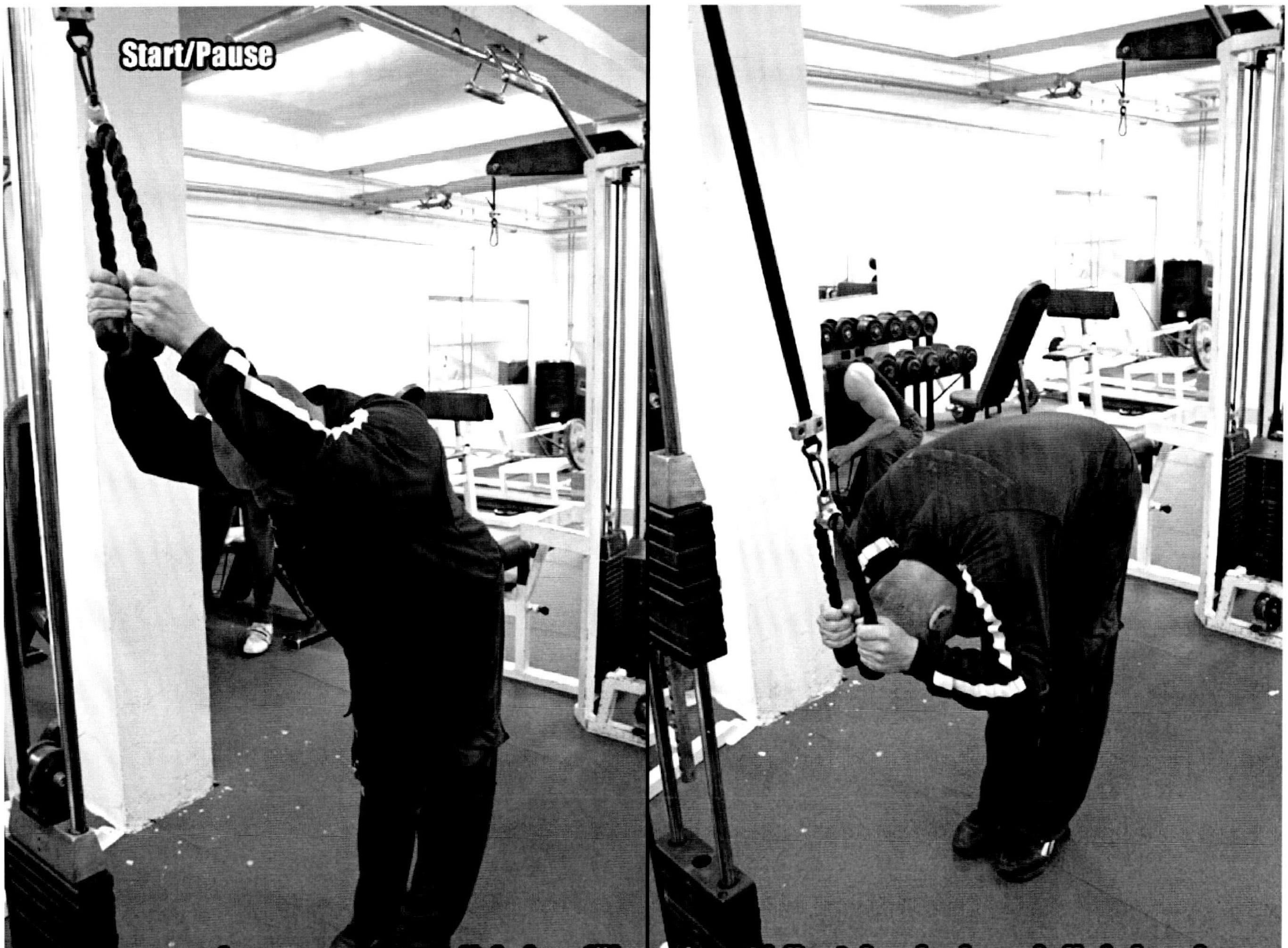

Bauchpressen kann man auch am Kabel ausführen. Sowohl die stehende als auch die knieende Version sind effektive Übungen. Schauen Sie welche Optionen Sie besser spüren. Bei beiden Ausführungen ist eine gesunde Portion Schwung einzusetzen. Die Arme dienen jeweils nur als „Haken“. Atmen Sie während der positiven Kontraktion lang und tief aus. Das maximiert das Bauchtraining.

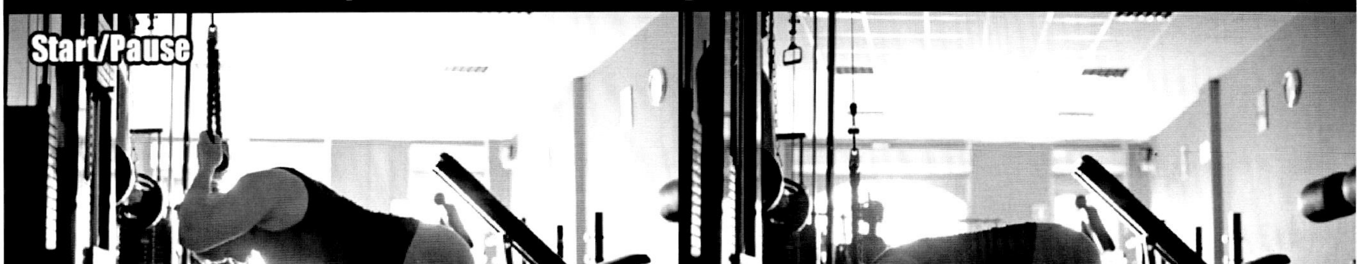

Nicole bei einer intensiven Kontraktion in „slow motion“. Man sieht deutlich die „Crunch“bewegung.

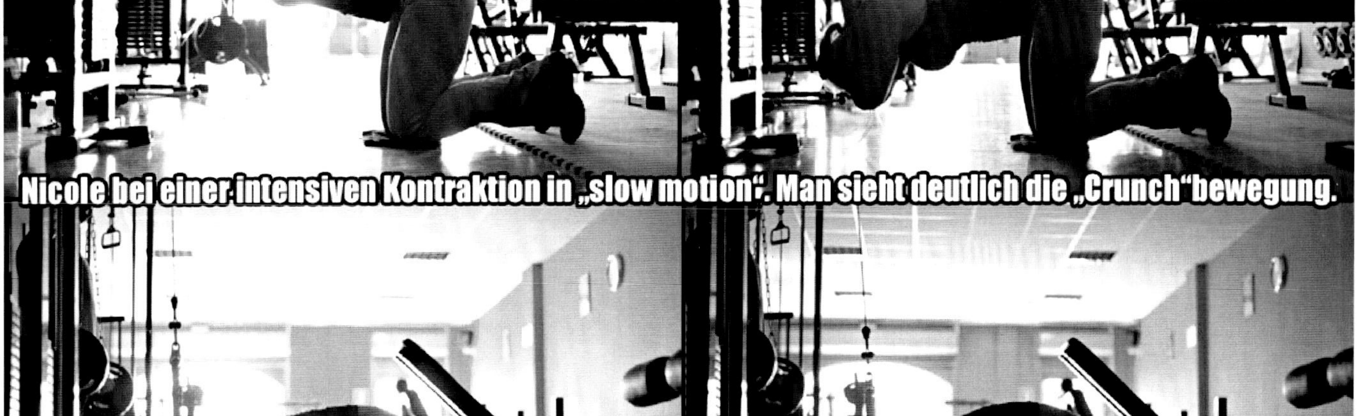

PITT-Force® Training - einfach, sauber, sicher, smart!

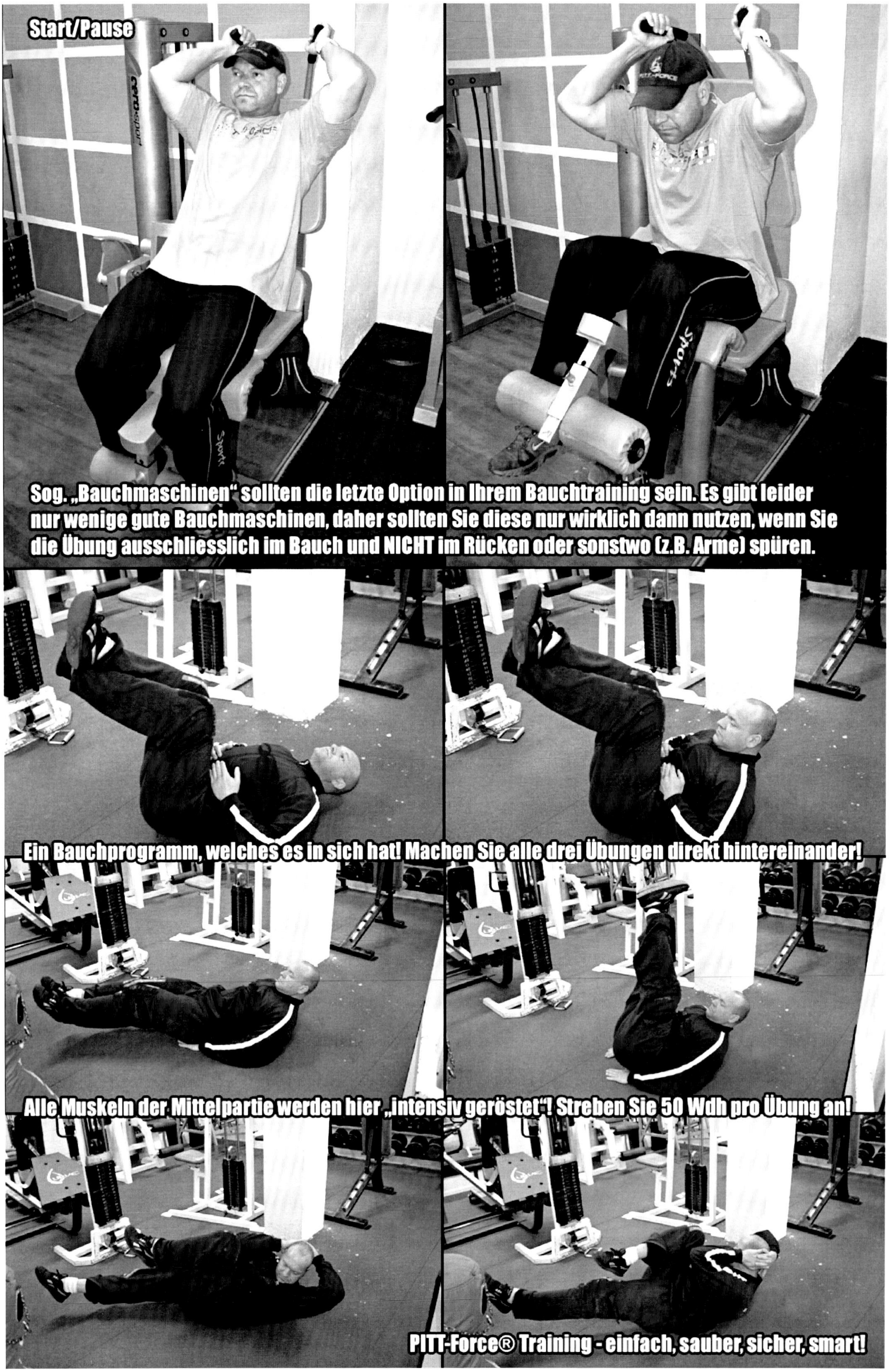
Start/Pause
Sog. „Bauchmaschinen" sollten die letzte Option in Ihrem Bauchtraining sein. Es gibt leider nur wenige gute Bauchmaschinen, daher sollten Sie diese nur wirklich dann nutzen, wenn Sie die Übung ausschliesslich im Bauch und NICHT im Rücken oder sonstwo (z.B. Arme) spüren.
Ein Bauchprogramm, welches es in sich hat! Machen Sie alle drei Übungen direkt hintereinander!
Alle Muskeln der Mittelpartie werden hier „intensiv geröstet"! Streben Sie 50 Wdh pro Übung an!
PITT-Force® Training - einfach, sauber, sicher, smart!

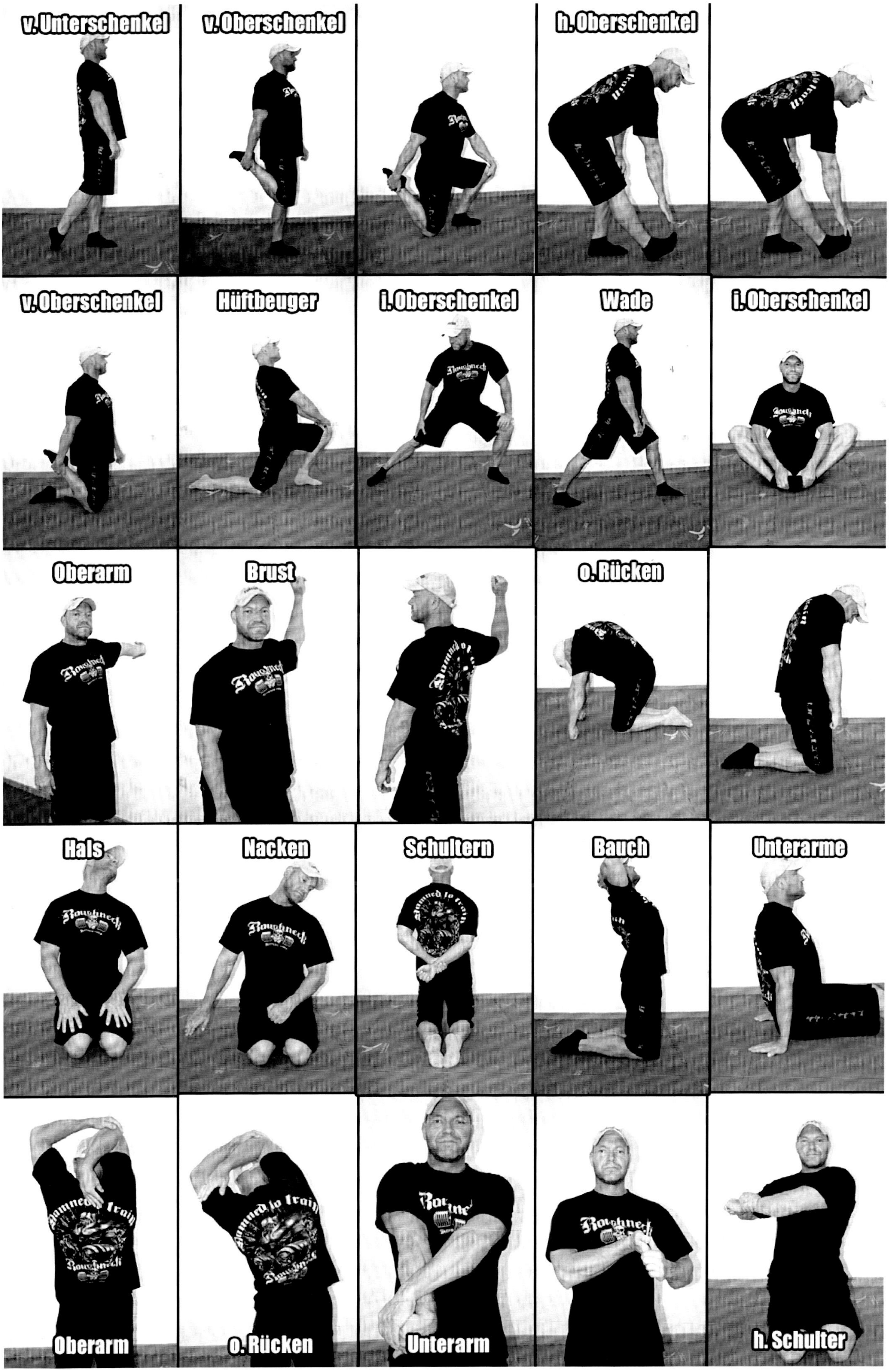
v. Unterschenkel
v. Oberschenkel
h. Oberschenkel
v. Oberschenkel
Hüftbeuger
i. Oberschenkel
Wade
i. Oberschenkel
Oberarm
Brust
o. Rücken
Hals
Nacken
Schultern
Bauch
Unterarme
Oberarm
o. Rücken
Unterarm
h. Schulter

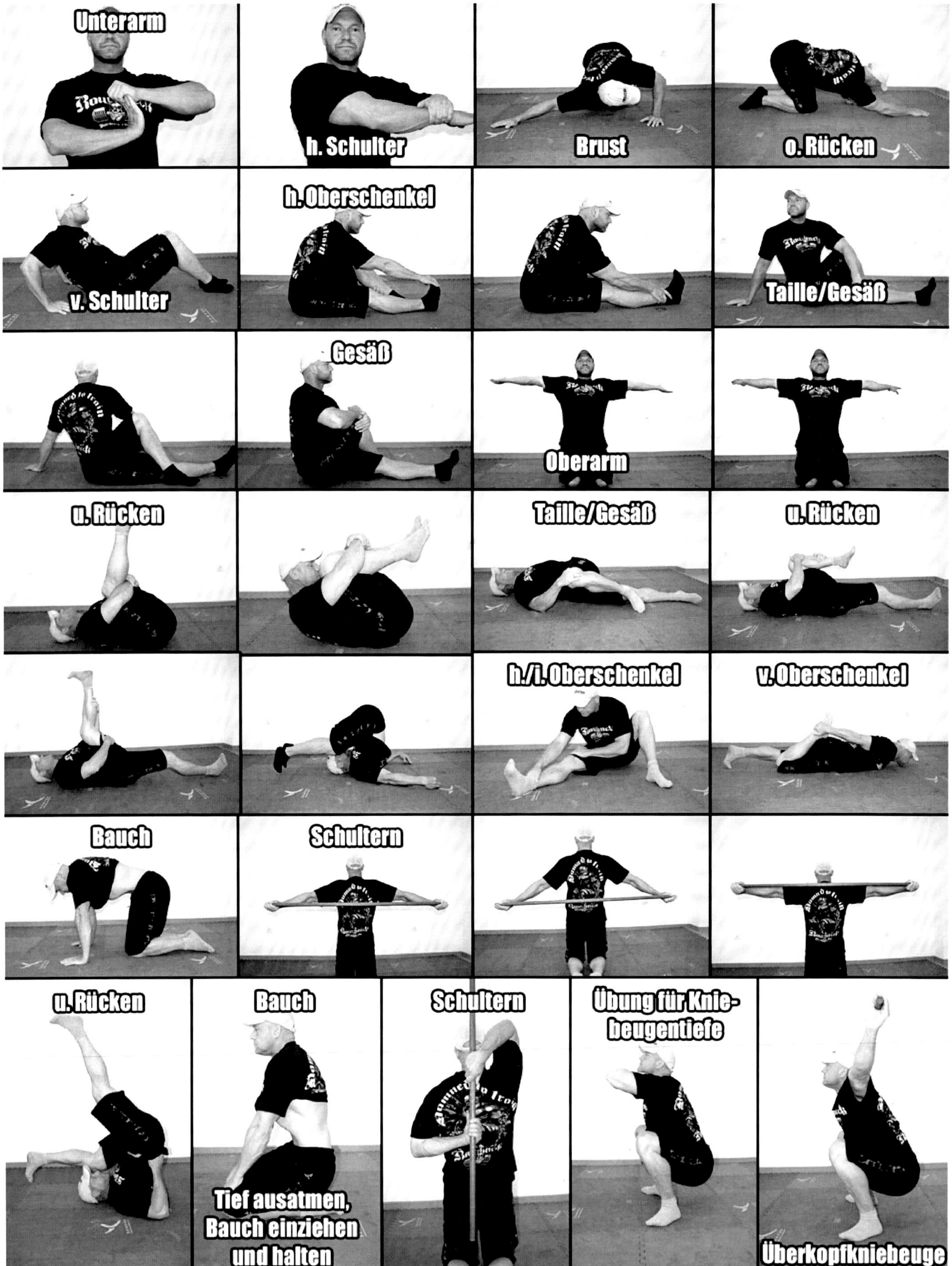

Ein muskulöser Körper, der steif und unbeweglich ist, wird zu seiner eigenen Karrikatur. Beim Training mit freien Gewichten ist es eine wichtige Voraussetzung, dass man über eine hohe Beweglichkeit verfügt. Es ist kein Zufall, dass viele der besten Athleten in dem Sport (D. Yates, R. Coleman, T. Platz, K. Greene, R. Winklaar uvm.) auch sehr beweglich sind. Man kann diese Übungen zum Auf- oder Abwärmen nutzen. Ich persönlich führe sie an trainingsfreien Tagen aus. Machen Sie alle Übungen immer langsam und konzentriert und verharren Sie mehrere Sekunden lang in der Endposition.

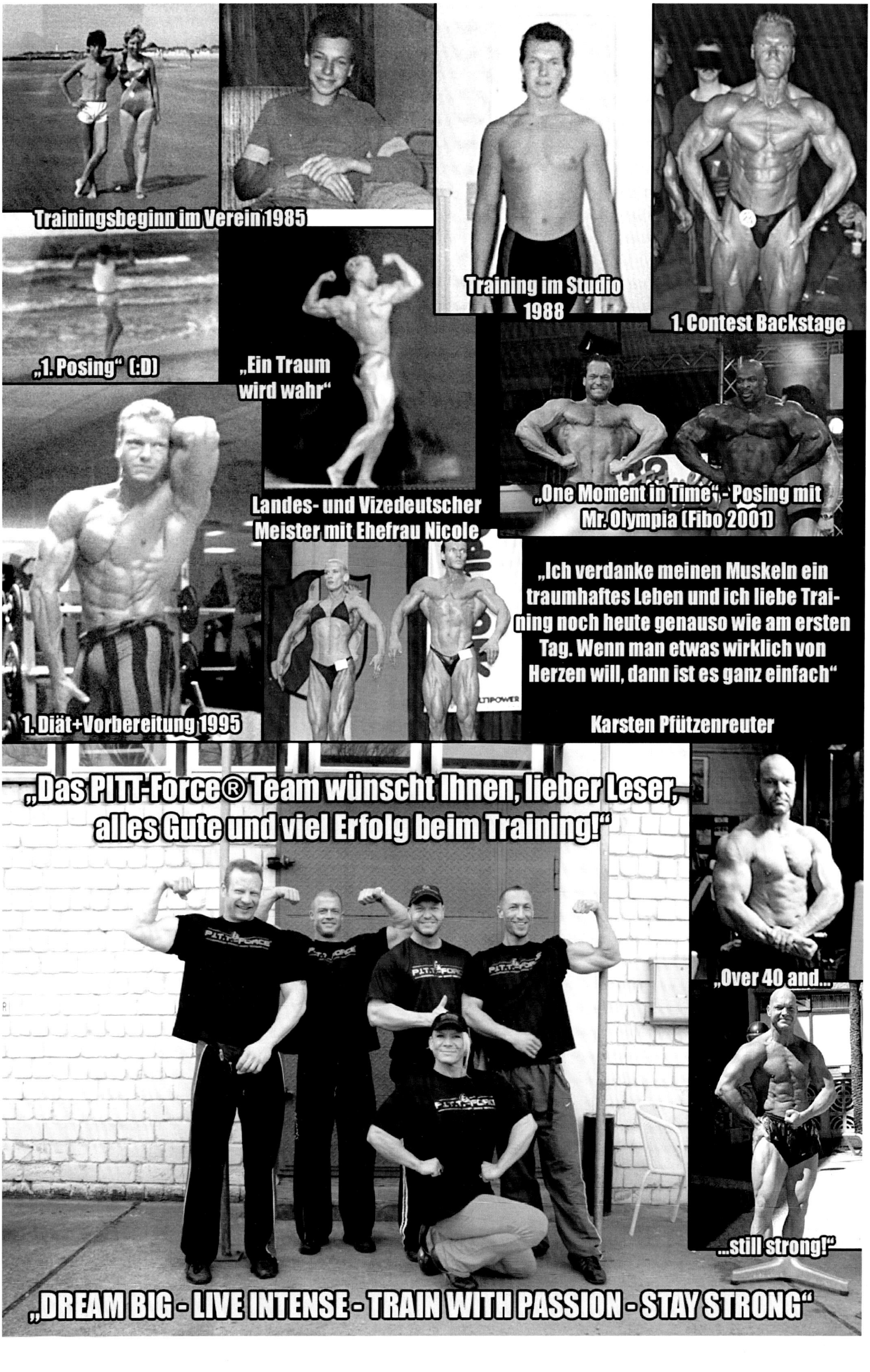
Trainingsbeginn im Verein 1985
Training im Studio 1988
1. Contest Backstage
„1. Posing“ (:D)
„Ein Traum wird wahr“
„One Moment in Time“ - Posing mit Mr. Olympia (Fibo 2001)
Landes- und Vizedeutscher Meister mit Ehefrau Nicole
„Ich verdanke meinen Muskeln ein traumhaftes Leben und ich liebe Training noch heute genauso wie am ersten Tag. Wenn man etwas wirklich von Herzen will, dann ist es ganz einfach“
Karsten Pfützenreuter
1. Diät+Vorbereitung 1995
„Das PITT-Force® Team wünscht Ihnen, lieber Leser, alles Gute und viel Erfolg beim Training!“
„Over 40 and...
...still strong!“
„DREAM BIG - LIVE INTENSE - TRAIN WITH PASSION - STAY STRONG“

Übungsverzeichnis:

Haney, L.: Totalee Awesome – A complete Guide to Bodybuilding Success, Georgia 1987

Oliva, S./Wayne, R.: Artikel "Sergio`s Arme", Sport Revue Dezember 1985, Heft 204

Ross, D.: Artikel "Der Weg zu Schultern wie Kanonenkugeln", Ironman Europe, Ausgabe Nr. 5, 1990

Schwarzenegger, A.: Karriere eines Bodybuilders, München 1984

Yates, D.: Blood and Guts – The ultimate Approach to building maximum Muscle Mass, Woodland Hills 1993

Unverbindliches Angebot:

Falls Sie, lieber Leser, noch Fragen zu diesem Buch, zur Ausführung der Übungen oder dem Training allgemein haben, können Sie mich in meinem Forum, welches Sie über meine Internetpräsenzen (u.a. PITT-Force.com) erreichen, diesbezüglich kontaktieren. Ich helfe Ihnen gerne bei Ihren persönlichen Erfolgen. Voraussetzung ist hierfür der Besitz eines meiner Bücher. Alle weiteren Informationen erfahren Sie bei der Anmeldung im Forum.

Mit sportlichen Grüßen

Karsten Pfützenreuter,

unabhängiger Autor, Athlet, renommierter Trainings- und Ernährungsexperte und professioneller Trainer und Betreuer von national und international erfolgreichen Amateur- und Profi-Athleten seit beinahe 25 Jahren

Anmerkung des Verfassers:

Ich musste bei der Gestaltung dieses Buches zwischen einem Buch mit Seitenzahlen und einem Buch mit maximal großen Fotodarstellungen wählen. Ich habe mich für Letzteres entschieden, da mir dies persönlich wichtiger erscheint. Ich hoffe das Sie, lieber Leser, sich trotzdem in diesem Werk zurechtgefunden haben und die für Sie relevanten Informationen zu Ihrem persönlichen Vorteil nutzen können.